U0278415

第3版

疾病

Frederick F. Cartwright

【英】弗雷德里克·F.卡特赖特 —— 著

Michael Biddiss

迈克尔·比迪斯 —— 著

改变

Disease
And History

陈仲丹 —— 译

历史

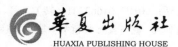
华夏出版社
HUAXIA PUBLISHING HOUSE

图书在版编目（CIP）数据

疾病改变历史/（英）弗雷德里克·F.卡特赖特，（英）迈克尔·比迪斯著；陈仲丹译. --2版. --北京：华夏出版社有限公司，2020.8

书名原文：Disease and History

ISBN 978 - 7 - 5080 - 9955 - 2

Ⅰ. ①疾… Ⅱ. ①弗… ②迈… ③陈… Ⅲ. ①疾病－医学史－世界 Ⅳ. ①R-091

中国版本图书馆 CIP 数据核字（2020）第 095081 号

DISEASE AND HISTORY: THIRD EDITION By FREDERICK F. CARTWRIGHT AND MICHAEL D. BIDDISS

北京市版权局著作权合同登记号：图字 01-2015-0924 号

疾病改变历史

作　　者	［英］弗雷德里克·F.卡特赖特　［英］迈克尔·比迪斯
译　　者	陈仲丹
责任编辑	杨小英
责任印制	刘　洋

出版发行	华夏出版社有限公司
经　　销	新华书店
印　　装	三河市少明印务有限公司
版　　次	2020 年 8 月北京第 2 版　　2020 年 8 月北京第 1 次印刷
开　　本	710×1000　1/16 开
印　　张	18.5
字　　数	230 千字
定　　价	58.00 元

华夏出版社有限公司　地址：北京市东直门外香河园北里 4 号　邮编：100028
网址：www.hxph.com.cn　电话：（010）64663331（转）
若发现本版图书有印装质量问题，请与我社营销中心联系调换。

目录 · Contents

华夏版前言

时光匆匆又过去了十余年，在此期间，医疗社会史在国内已由一个冷门的史学分支成为热闹的显学，研究者在各地不乏其人。前两年，我去西安参加陕西师大主办的一次学术会议，正值该校在会议上宣布成立医疗社会史研究中心，并请了不少国内医学史的研究专家来共赞盛典，连带我译的这本小书也在会上被提及，说明还有人记得它。2014年该书的原作者之一比迪斯教授又将之修订一番，再次出版。他的修订工作主要是重写了结论部分，补充了不少新材料（如关于"非典"的内容），增添了新的统计数据，以求与时俱进，并具有新的视野。我作为初版的译者有幸根据新版修订了译稿，并对原译稿做了润色，还更换了一些图片，借此将新的译本奉献给读者，以求为医学史或医学社会史的热火添一小把柴。

陈仲丹

书于南京港龙园寓所

2015 年 7 月

中文版序

　　这是我的合作者弗雷德里克·卡特赖特所写的最后一本书。他于2001年11月去世，享年92岁，结束了他作为医生和医学史家漫长、出色的一生。我知道，假如他现在仍健在，他会与我分享我们合著的《疾病改变历史》的中文版出版所带来的极大喜悦。这一翻译工作是由陈仲丹教授做的。1997年，我作为历史学教授访问南京大学时曾有机会与他见面。感谢他为我与卡特赖特医生合作的成果能与中国读者见面所做的所有工作。

迈克尔·比迪斯

英文版序

　　本书是一位医生和一位历史学家不断探讨和合作的结果，我们每人都注重向一般读者介绍他们能够理解的内容，讲述疾病对历史常会产生重要影响的一些主要方式。本书第一版出版于1972年，并多次重印，还被译为法文和日文。2000年再版，做了增补，并进行了全面修订。当时我还想为4年后出平装本做进一步更新，但我的合作者弗雷德里克·卡特赖特去世了，结束了他漫长而又出色的职业生涯。他不仅是一位麻醉顾问，还是一位在医学思想和实践方面有开拓精神的作者和教师。他先前就已将我们的书出第二版以及增加外文译本的事宜请有经验的安德鲁·劳尼安排。最近劳尼建议将本书出第三版列入蓟草出版社的事项，我欣然同意，并在他及其同事大卫·哈维兰的帮助下进行这一工作，他们给我提了不少有益的建议。

　　本书新版对主要各章只做了一些不大的文字修订，但对结论部分进行了较大内容更新，主要着眼于那些从过去到现在和未来都已成为关注焦点的论题。修订工作还得益于我与詹姆斯·威利斯医生的探讨，他对相关问题的知识和智慧主要来源于其医疗实践的丰富经验，我最为感激的是他对跨学科合作的有益见解，正是这样的一种精神当初鼓励我们写作《疾病与历史》（中译本书名《疾病改变历史》——译者按）。最后要感谢的是露丝·比迪斯，她的清丽文风在本书各版都留有印记。我还要表达谢意的是，近年来她的编辑才能对本领域两种主要学术刊物的出版提供了帮助，这对新一代医学史家写出优秀著作提供了更为丰富的材料。

迈克尔·比迪斯

2014 年 5 月

疾病与历史

　　历史学家与医生有许多共同之处。他们都承认人类主要的研究对象　　**IX**
是人，也都特别关注那些影响到人的生存的因素。编写本书的目的，就
在于要研究历史学家和医生不可避免地共同面临的一个领域，即疾病对
历史所产生的影响。在医学诊断中，引起疾病的原因常是单一的，而在
探讨历史时原因就可能是复杂的。认为疾病是引起某种历史巨变首要原
因的说法显然荒谬可笑，但在特别强调历史的社会学因素时，有必要审
视那些疾病曾经产生重要影响的时段，尤其是在其重要性被大多数传统
历史学家忽视或误解的时候。

　　我们从曾给世界带来苦难的众多疾患中选出一些案例进行研究，目
的就是要说明疾病不仅对历史上的重要人物造成影响，也对普通大众产
生影响。因此，这一研究与历史有关，不管历史是被当作伟大人物的史
诗，还是被当作有关社会条件和人类整体发展的故事。那些危害文明人
的病痛与对它的预防、治疗一样，都是文明的组成部分。假如疾病本身
在历史上是重要的，那么征服疾病的重要性也不会低。诚如我们所见，
尽管这种征服只是部分的征服，其本身也会带来不小的让人困惑的问
题，但同样都与我们研究的论题有关。

人是一种群居的动物，有关原始人在洞穴中独居的描述是在误导人。家庭单位逐渐发展成为过着共同生活的部落。藤蔓缠绕、杳无人迹的森林使得交往很不方便，这些小规模的部落坐落在人工廓清的空地上，而且各住地之间极少甚或没有联系。至今在遥远的丛林地区还有少数几个这样的部落。每个部落都自给自足，依赖天然生成的食物资源生活。例如，在中非，香蕉和木薯是他们的主食，间或吃少量的棕榈油，很少有肉吃，无论是人肉还是动物肉。这些部落社区的少数敌人是蛇、食肉动物以及善用毒箭的矮人。生育时的产褥热、婴儿的高死亡率以及像昏睡病和雅司病（yaws，**由感染雅司螺旋体而得的一种病，皮肤损害像梅毒，主要流行于热带地区——译者按**）这样的流行病，也使得人口不能快速增长。人的寿命短，部分原因是对已有的病症没有可靠的治疗方法，部分原因是碳水化合物含量高的饮食使得脂肪渗入主要器官而过早肥胖。因而，部落的发展几乎是静态的，在有利健康的季节出生数目超过死亡数目时，人口就增加，在死亡率高时，人口就减少。这就是原始部落缓慢发展的自然过程，食物足以果腹，并能抵御大的灾害，但不能对付生育和疾病的风险。

饥荒、战争或是疫病这样的灾难只是从外部打击土著居民。蝗虫落在谷物上会造成饥荒；来自北非和东非的阿拉伯奴隶贩子会突然攻击某个村子，把人带走当奴隶。后来，白人带来了对他们自己无害但对先天或后天缺乏抵抗力的土著居民却是致命的新疾病。

数千年前，埃及、美索不达米亚、印度和中国的民族开始从这些自给自足的社区中产生出来，但遭遇大灾难的机会也随之成倍增加。较高程度的文明使人们拥有较高的生活水准和较全面、丰富的精神生活，但也带来了灾难。当更多的人从中心地区迁往开化程度较低的地区时，与陌生疾病接触的机会也增加了。小径变成了道路，旅行更方便、快捷，新的疾病也会通过这些道路传播开来，侵袭那些对入侵病菌还未产生出

抵抗力的居民。城市建立以后，由于城市居民必须依靠外来的食物供
应，当食物供应不上时，饥荒就无法避免，因为没有天然资源可以取而
代之。饥饿、扩展生存空间或仅仅是某一酋长对权力的要求，都会使一
个部落对另一个部落开战，因此人类有三个规模不断扩张的大敌：瘟
疫、饥荒和战争——《启示录》中的三骑士，在他的灰马上有一连串
的死神。（此处用典可参阅《圣经·启示录》第六章第七节有关内容：
"我就观看，见有一匹灰色马，骑在马上的，名字叫做死，阴府也随
着他，有权柄赐给他们，可以用刀剑、饥荒、瘟疫、野兽，杀死地上
四分之一的人。"——译者按）

　　瘟疫、饥荒和战争相互作用，造成一连串后果。战争使农民离开土
地并毁了他们的谷物；谷物被毁造成饥荒；挨饿体弱者又很容易成为瘟
疫肆虐的牺牲品。这三种都是疾病：瘟疫是人体的失调；饥荒是由作物
和牲畜的失调造成的——或是由恶劣天气导致，或是更直接因病虫害侵
袭所致；而战争一般被认为是一种大众精神的失调。在下面的几章中，
有关饥荒和战争的疾病肯定会提到，但我们主要关注的还是那些直接影
响人类种族命运的身体疾患。

第一章
古代世界的疾病

　　与文明有关的疾病的出现要早于成文历史，因为这种文明在保存下来的最早文献之前就已经存在。考古学家研究骨骸遗存给我们提供了数量可观的人类早期发展阶段有关疾病的记录，而最早的文字文本只能追溯到约公元前 1500 年的时代。有关这一时期最有名的材料是纸草文书，它是格奥尔格·埃伯斯教授 1862 年在底比斯的一座墓中发现的。这一纸草列举的埃及治疗方法特别丰富，我们可据此推测，或许它包含着一些更零碎的古老医学文献，也就是说其中肯定有些是现已散失文本的片段，所探讨的疾病和疗法即使在记述时也常是已存在了数百年。在以色列人出埃及时，据记载有一种疫病在公元前 1500 年肆虐埃及，杀死了这片土地上所有的头生孩子，从在位法老的头生子到地牢中囚徒的头生子，以及所有的头生牲畜。这是疾病影响历史的一个例子，是上帝为劝法老同意让以色列奴隶离开而施于埃及人身上的最后一个可怕的天谴。在荒原上经过 40 年的流浪和磨难之后，以色列人终于回到了他们的应许之地。

　　战争—瘟疫的先后关系在《圣经·撒母耳记》上卷中有很好的记述。我们知道大约在公元前 1140 年，以色列人起而对腓力斯丁人开战，被打败。以色列人带着他们神圣的约柜再次对腓力斯丁人开战，又被打败。腓力斯丁人掳获了约柜，把它抬到亚实突，那里立刻爆发了疫病。于是应公众要求，约柜被移到迦特，然后又送到以革伦，这两个地方都立即遭受疫病袭击。在经受了七个月的苦难后，腓力斯丁人得出结论，他们唯一的希望是把约柜送还以色列。约柜被送到伯示麦人约书亚的田里，受到杀牲迎接的礼遇，但好奇的伯示麦人观看了约柜，因而遭到惩罚，大瘟疫爆发。疫病传遍了以色列，死了大约五万人。

公元前 430 年在雅典爆发的瘟疫提供了疾病影响历史的一个明显例证。公元前 5 世纪初，雅典帝国正处在权力的巅峰。在马拉松和普拉提亚的陆战及萨拉米斯的伟大海战中，这个希腊小国打败了力量强大的波斯人大流士。伯里克利的开明统治开始于公元前 462 年。在他治下，被波斯人毁掉的雅典和依洛西斯的神庙靠着建筑师伊克提努斯和艺术家菲迪亚斯的天才被恢复了，但希腊的这一黄金时代太短暂。公元前 431 年，伯罗奔尼撒战争爆发，这是雅典和斯巴达两个古希腊强国的内部斗争。斯巴达是有优秀陆军但没有舰队的尚武国家，雅典则是有强大海军但陆军较弱的海上强国。由于雅典的陆上防御几乎无法攻克，又能通过海运获得充足供应，这样它就可以不必因陆上的交战或是因挨饿而屈服。在陆地打防御战，在海上打进攻战，它就能不费多大力打败斯巴达。在战争的头一年，结果似乎是不言而喻的，雅典在陆上和海上都取得了成功，但它在陆上的防御政策必然导致雅典人挤在城墙里，受到包围。

灾难在公元前 430 年降临。瘟疫被认为开始于埃塞俄比亚，从那里传到埃及，再由船经地中海传到比雷埃夫斯和雅典。它只肆虐了很短时间，但死了很多人。可能至少有三分之一的人死亡，或许是三分之二。更可怕的是灾难使得人们精神崩溃，在瘟疫大流行时出现这种现象不足为奇。修昔底德描述了这一恐怖时期的雅典人："……对神的畏惧和人为的法律对他们已没有了约束力。对神，他们认为敬不敬神都一样，因为他们看到所有人都会同样死去。对于人为的法律，没有人会预料到能够活到为犯的罪受审判的时候。"修昔底德还提到，即使是最稳重、受人尊敬的公民也终日沉湎于暴食、酗酒和淫乱之中。

3

当瘟疫看来已被制止时，伯里克利派出一支强大的舰队去攻打斯巴达人占领的波提狄亚据点。但在海军刚扬帆时——准确地说是刚划桨时——瘟疫就在船上流行，来势迅猛使得舰队被迫返回雅典。在伯里克利本人率舰队去埃皮道鲁斯时发生了类似的灾难，"瘟疫不仅夺走了他手下人的命，还夺去了与他们有交往的所有人的命"。伯里克利这时可能也被传染，他被认为在公元前429年死于疫病。

这次天灾的性质不明。在名医希波克拉底留下的著作中没有提到这件事。据修昔底德描述，病情来势凶猛，病人发热，极度口渴，舌头和喉咙"充血"，身体皮肤的颜色红中泛灰，最后长出脓疱溃烂。各阶层的人都会得这种病，无论贫富。医生无能为力，他们自己也大批死亡。大多数人认为这是一种非常凶险的猩红热，可能因为这种传染病第一次在地中海海域出现，所以极为致命。其他被推测有可能的病包括斑疹伤寒、天花和麻疹，甚至是一种已消失了很久的疾病。但不管它属于何种病症，这种传染病都来自另一产生了这种疾病类型的人口聚居中心。因为地中海的民族尚未有机会产生出免疫力，所以这一病症也就特别有爆炸性。当这一传染病再次出现时，幸存下来的人已逐渐增强了抵抗力，所以也就不再那么致命。

无疑，雅典流行的瘟疫对雅典帝国的垮台有影响。瘟疫害死了这么多人，使都城居民士气消沉，尤其是破坏了海军的战斗力，这就使雅典不能对斯巴达进行决定性的打击。战争拖延了27年，到公元前404年以雅典战败告终。雅典的海军和海外属地都被剥夺，陆地上的防御工事被夷为平地。对后人来说，幸运的是这座城市及其文化完整地保存了下来。

无论就其范围还是影响的久远，在历史上最惊人的事件之一是罗马帝国的覆灭。对帝国覆灭的原因，历史学家争论了许多年。我们在这里只探讨与疾病及其预防有关的前因后果。

公众健康和卫生条件在公元 300 年已有了较大改进，后来直到 19 世纪中期才重新发展到这一水平。罗马浩大的引水系统大排水渠（Cloaca Maxima）在公元前 6 世纪开始动工，发挥着现代下水道的作用。帝国的许多地方都有这类工程。在公元 79 年被维苏威火山爆发毁掉的庞贝和赫库兰尼姆废墟上，人们发现了一个连接喷水柜的完善供水工程系统。约在公元 70 年韦伯芗皇帝统治时，在罗马建造了一座配有大理石便池的建筑，人们进去要付费。与之相比，伦敦直到 1851 年大博览会时才有公共厕所。这一年，在贝德福德街为女士、在舰队街为男士作为尝试建造了"公共等候室"（public waiting rooms），收费为"如厕"（lavatory privileges）2 便士，一条热毛巾 4 便士。建造费用花了 680 镑。尽管这些厕所离海德公园的博览会有段距离，但在 5 个月内厕所收的钱有 2470 镑。

清洁要依靠有足够的水供应，罗马早在公元前 312 年就有了第一条将洁净水送进城的水道。在公元纪年开始时有 6 条水道，100 年后有 10 条水道每天供应 2.5 亿加仑水。公共浴场用去一半的水，剩下的供应 200 万居民每人 50 加仑。这一数字是今天伦敦或纽约一个市民的用水量。1954 年这些水道有 4 条得到维修，被用来满足现代罗马的需要。卡拉卡拉时的浴场从公元 200 年起就可一次供 1600 名浴客使用，80 年后戴克里先建的浴场房间超过 3000 个。这些浴场很像现代的桑拿浴室，伴随着罗马文明的渗透而传播，有些地方因其温泉或矿泉水的治疗功效而闻名。有几个地方如英国的巴思和德国的威思巴登今天仍以温泉疗养享有盛名。

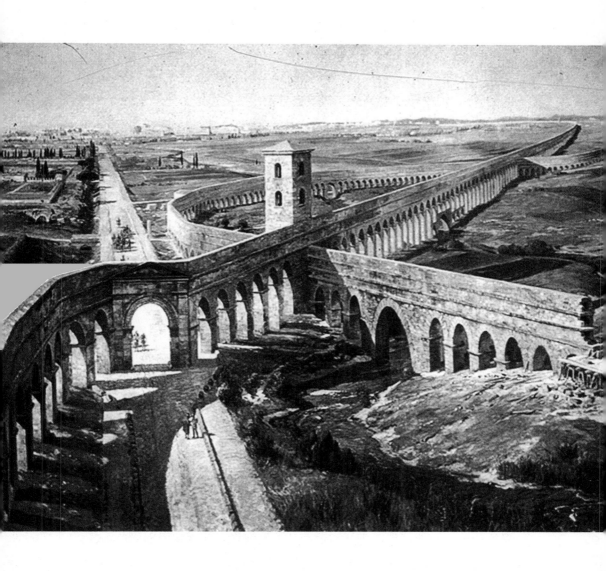

古罗马的水道桥

巨大的罗马城杂乱无章地发展成为街道曲折、狭窄和房屋肮脏的城区，其中几乎有三分之二在尼禄统治时被大火烧毁。比 1666 年大火后的伦敦幸运的是，罗马按照一个杰出的计划被重建为一座有着笔直、宽敞街道和宽阔广场的城市。市政官监督清扫公共道路，他们还负责控制食物供应，制定条规以确保易腐食物的新鲜和优质。其他有关公共卫生的规定还有禁止在城墙内掩埋死者，这就使罗马人普遍采用更卫生的火葬。直到基督教传播肉体复活的信仰被普遍接受时，火化才被墓葬完全取代。

与中世纪的巴黎或 18 世纪的维也纳相比，在洁净、卫生和供水方面，罗马与 20 世纪的伦敦和纽约更为相似。罗马人是第一个大规模在城市居住的民族。他们或许是通过痛苦的亲身经历，很快就认识到，没有洁净水的供应、清洁的街道和有效率的排水系统，大量的人不能在一起密集地生活。一个公元 1 世纪的罗马人会无法容忍一个 17 世纪的伦敦人的生活条件，但他们有一点是一致的，即都不知道生病的原因。在罗马水道中流淌的看来是洁净的水，假如恰巧来自一个被污染的水源，那么罗马人就会与从混浊的泰晤士河直接取水的伦敦人冒同样的风险。在罗马帝国长期遭受瘟疫肆虐的衰败年代，这种缺乏基本知识的状况使其出色的卫生措施全然无效。

可以把罗马想象为坐在丝网中央的一只臃肿蜘蛛。在罗马扩张的鼎盛时期，这具网从南面的撒哈拉伸展到北面的苏格兰边境，又从东面的里海和波斯湾伸展到西班牙和葡萄牙的西海岸。北面和西面濒临海洋，南面和东面邻近广阔的未知大陆，在那里居住着不太开化的民族：非洲人、阿拉伯人和亚洲的野蛮部落。在远方，印度和中国的古老文明处在熹微不明的影迹之中。漫长的陆上边境由驻在战略要地的军队控制。如同蛛网细丝反转回去，从这些边境驻地经军团修筑的笔直的道路，从非洲和埃及经海路，条条路径都通向罗马。

灾难也就因此而生。在广阔的偏僻地区隐藏着未知的秘密，其中就有人所未知的致病微生物。攻入偏僻地区的军队也遭到那里居民的进攻，他们或乘船或通过陆路调遣，这些路是为人们快速通行而特地修建的。密集的人群过着高度文明的生活，但却没有最起码的防治传染病的手段。假如环境是这样，强国罗马最后几个世纪的历史成为一个有关瘟疫的漫长故事也就不足为奇。

公元前 1 世纪，一种异常危险的疟疾在罗马附近的沼泽地区出现，并在公元 79 年维苏威火山喷发后不久大规模流行。传染范围局限于意大利，在城市中肆虐，使罗马的蔬菜供应地坎帕尼亚死了许多人，整个地区全部抛荒，直到 19 世纪末都是名声不佳的疟疾流行区。

虽然也有其他原因，但主要是因为疟疾，一度在整个被征服地区出生率不断上升时，意大利 – 罗马人成活胎儿的比率却在急剧下降。而且，因难以治疗疟疾造成人们长时期患病，身体虚弱，缩短了人的寿命，使得国力衰退。到公元 4 世纪，有强大战斗力的军团不再由意大利人组成，不单是士兵，连军官也来自日耳曼部落。可能是疟疾而不是传说中的从东方进口的堕落奢侈品，造成了罗马晚期典型的精神不振。

疟疾可能源自非洲，但另一个危险却来自遥远的东方。公元 1 世纪末，一个残忍好战的民族出现，他们来自蒙古地区，横扫大草原直至东南欧。他们从中国以北的地区出发，可能是被疾病或饥荒驱使，抑或两者兼而有之。这些骑马的入侵者是匈奴人，他们压迫居住在欧亚大陆中部的日耳曼人部落（阿兰人、东哥特人和西哥特人），发动了一场不留情的西迁运动，最终倾覆了罗马，将帝国分解为一批相互征战的国家。匈奴人带来了新的传染病，造成了被历史学家称为"瘟疫"的一系列疫症流行。有趣的是，很可能匈奴人也遇到了一种他们不知道的欧洲疾病。451—452 年，在阿提拉的率领下，他们向西远至高卢和北意大利，但在入侵罗马城前就退了回来，其原因显然是遇到了传染病而不是防御战。

安东尼疫病，也称盖伦医生疫病，164 年初次在共治皇帝卢西乌斯·维鲁斯驻扎在帝国东部边境的军队中流行。在两年中这种病局限于东方，给阿维狄乌斯·克劳狄麾下的一支军队造成很大损失，这支军队被派去镇压叙利亚的叛乱。这种传染病被这个军团带回来，传遍乡村，166 年传到罗马，很快又波及世界各地，死亡人数如此之多，从罗马和其他城市不停地运出一车车的尸体。

这次天灾很有名，因为它使罗马的防御出现了最早的裂缝。罗马帝国直到 161 年一直都在继续扩张并确保其边境的安宁。在那一年，一支日耳曼游牧部落进攻意大利东北部屏障，畏惧和涣散使得罗马军队在八年内都未反击。169 年一支强大的罗马军队被派去对付入侵者，入侵者被打退，看来是军团带来的疾病起了作用，许多死在战场上的日耳曼人身上没有伤。瘟疫一直蔓延到 180 年，最后一批受害者中有高贵的罗马皇帝马可·奥略留。他在得病的第七天死去，他拒绝见儿子以免儿子被传染。在短时间的缓解后，189 年这一瘟疫又再次发作。这场病的第二次流行范围没有那么广，但对罗马城的影响更烈，高峰时一天就死了两千多人。

医生盖伦的名字与 164—189 年瘟疫相连不仅是因为他躲过了这场瘟疫，还因为他留下了对瘟疫的描述。瘟疫起初的症状是发高烧，嘴和喉咙发炎，口渴异常，腹泻。盖伦还描述道，到第九天出皮疹，有些是干燥的，有些化了脓。他推测许多病人在出皮疹前就死了。这些症状与雅典瘟疫有相似之处，但无疑疾病源自东方，且使人的皮肤化脓，这就使许多历史学家认为，这种病是天花最早的记录。

有一种观点认为，匈奴人西迁是受出现在蒙古的天花驱使，这种病传染到日耳曼部落，再传给罗马人。但与这一观点不合的是，后来罗马人发病的后期症状与 16 到 19 世纪欧洲人得天花的后期症状毫无相似之处。但正如我们要在后面一些章节看到的，一种疾病第一次出现的情况和过程常与人们熟知的大不相同。

自 189 年至 250 年，不再有什么严重的"瘟疫"。到 250 年出现了无疑是改变西欧历史进程的西普里安大瘟疫，不过这种传染病的病因不明。迦太基的基督教主教西普里安描述了它的症状：剧烈腹泻，呕吐，喉咙肿痛、溃烂，高烧热得烫手，手脚溃烂或是生了坏疽。另一种描述说，这种病很快就发遍全身，口渴难忍。没有人提到出皮疹，除非从"迅速传遍全身"这样的字句推测其有明显的体征。与雅典的瘟疫一样，其发源地据说也来自埃塞俄比亚，从那里经埃及和罗马在北非的殖民地传来，这些地方是罗马的粮仓。在这方面，西普里安瘟疫颇像 125 年的奥罗西乌斯瘟疫，后者是饥荒—瘟疫接踵而来的一个例证，在其之前先爆发了一场毁了北非麦田的蝗灾。西普里安提到，手脚坏疽让人想到可能是因为得了麦角中毒症。麦角中毒流行是因吃了被麦角真菌感染的黑麦做的面包引起的，这肯定会经常发生，但很少有材料表明，黑麦这种北方而不是南方的谷物在罗马被大量地用来做面包。西普里安瘟疫传播范围广且延续时间长，也使这种看法站不住脚。保险一点的做法是对这种病的病因存疑。

西普里安瘟疫很像 1918—1919 年间大流行的"西班牙感冒"，也就是说它影响了西方世界的各个地区。它迅速蔓延，不仅靠人与人的接触，还靠病人穿过的衣服和用过的物品传播。先是出现一场灾难，继之缓和下来，然后又来了一场同样猛烈的疫病。其传播有季节上的变化，秋季开始爆发，延续了整个冬天和春天，到夏季天热时渐渐退去。这一周期表明这种病是斑疹伤寒。据说死亡率超过以前有记载的任何瘟疫，被传染的死者数目超过得病的幸存者。西普里安瘟疫的猖獗延续了 16 年，在此期间引起极大恐慌。成千上万人逃离农村涌入城市，这又导致瘟疫再次爆发，大量农田荒废；有些人甚至认为连人类都有可能无法生

9

存。尽管在东部边境的美索不达米亚和高卢还有战事，罗马帝国仍然克服了这场灾难，但到 275 年罗马军团被迫从特兰西瓦尼亚和黑森山撤退到多瑙河和莱茵河。形势看来如此危险，以致奥雷连皇帝决定必须加强罗马城自身的防守。

很有可能，这种传染病在猖獗过后还一直存在，但不是那么严重。在以后的三个世纪，当罗马在哥特人和汪达尔人的压力下逐渐崩溃时，一种类似的瘟疫一再出现。当黑暗降临罗马，强大的罗马帝国解体时，疾病的迹象渐渐变得更加模糊不清，变为总是在讲述战争、饥荒和疾病。日耳曼民族涌入意大利和高卢，并越过比利牛斯山进入西班牙，甚至还进入了北非。在北非，480 年的一场瘟疫削弱了汪达尔人，使他们无法抗击后来摩尔人的入侵。有传言说，467 年在罗马以及 455 年在维也纳附近都死了很多人。

让人特别感兴趣的是 444 年在英国的一场天灾，这显然是某次瘟疫大流行的一部分，对盎格鲁－撒克逊人的历史有很大影响。据比德记载，英国死亡的人数之多，以致几乎都没有健康的人来掩埋死者。这场瘟疫使罗马裔不列颠酋长沃蒂根的军队受到严重削弱，使得他不能对付蛮族皮克特人和苏格兰人的入侵。传说在与手下的酋长们商量之后，沃蒂根决定向 449 年到达的撒克逊人寻求帮助，由他们的首领亨吉斯特和霍萨指挥，用他们当雇佣军。可能确实有一场传染病削弱了不列颠人，使得撒克逊人得以成功进入。

与此同时，一个新的罗马帝国出现在东方。公元前 1 世纪小亚细亚并入罗马。330 年君士坦丁大帝在拜占庭（君士坦丁堡，今伊斯坦布尔）建立了东都，连为一体的东部和西部帝国维持了约 150 年。随后，西罗马帝国解体，但东部的拜占庭帝国一直延续到 1204 年被第四次十字军东征的拉丁军队推翻。公元 6 世纪，查士丁尼这位或许是拜占庭历史上最伟大的统治者，几乎就要成功地收复罗马，将旧帝国两部分合并的理想变为现实。532 年他对西方发动了一次进攻，夺回了迦太基和北非沿海大部分地区，重新攻占了西西里并渡海进入意大利本土。那不勒斯落入他的将军贝利撒留手中，帝国军队还攻占了不设防的罗马以及意大利中部和南部的大部分地区。540 年日耳曼人的抵抗看来已被粉碎。在征服了部分西班牙后，查士丁尼制订了一个大胆的计划，要去征服高卢甚至征服不列颠。

他的胜利没有延续下去，摩尔人把拜占庭人赶出了他们新获得的大部分非洲沿海地区。541 年哥特人杰出的年青首领托提拉重新攻占了意大利大部分地区。托提拉愿意与查士丁尼媾和，但拜占庭皇帝决心重新

拜占庭皇帝查士丁尼与随从

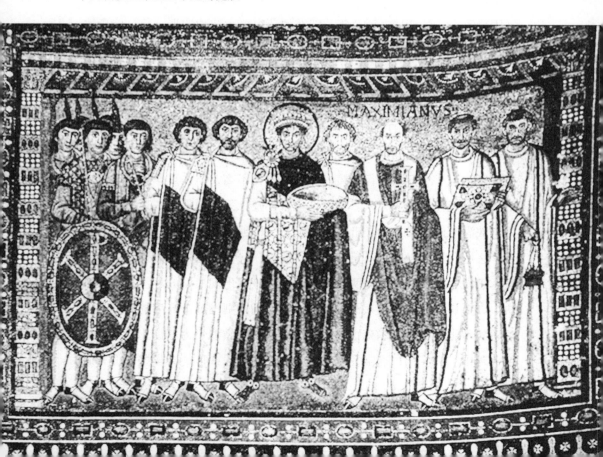

征服所有地区。艰苦的战事又延续了 11 年，罗马被围攻了五次。在其中一次围城战中，哥特人为迫使对方投降，切断了水道。中世纪肮脏和邋遢的生活习俗与这次行动有点关系，因为有着壮丽建筑和历史声望的罗马从来也没有完全失去对欧洲人生活方式的影响。假如罗马继续发挥这一作用，大量供应洁净水，其他欧洲城市也会以它为榜样。

查士丁尼统治时是帝国的辉煌时期。他用一连串设防城堡和碉楼环绕在其属地四周，还建造了许多宏伟的建筑，包括圣索菲亚大教堂。他的法典收录了古罗马的法律条文，成为以后许多世纪欧洲法制的基础。他还征召了由名将贝利撒留和纳西斯指挥受过良好训练的军队。然而在其长期统治时期，匈奴人几乎攻下他的首都，斯拉夫人攻占了阿德里安堡，波斯人洗劫了安条克。他的统治开始时处于极度的荣耀之中，之后慢慢地衰败。查士丁尼 83 岁去世时，留下一个比他在 527 年登基时要贫困衰落得多的帝国。540 年，就在他获得最大成功的那一年，一个比哥特人或汪达尔人更可怕的敌人来到他身边。

查士丁尼瘟疫是曾袭击过世界的最致命的疾病之一。从查士丁尼统治时的书吏或档案官普罗科匹阿斯所写的叙述中，我们知道了一些它的情况。最早被记录的病例出现在下埃及的佩卢西乌姆，瘟疫从那里传遍埃及，还传到巴勒斯坦，显然再从这里传到世界其他地区。542 年春天，君士坦丁堡开始流行瘟疫。死亡率起初不高，但在夏季来临时迅速升高到每天死大约一万人。挖坟坑已来不及，只好把堡塔的顶掀掉，在塔里放满尸体再盖上顶。船上装满死人，开到海上扔掉。

这是我们第一次可以正确使用"瘟疫"一词，这种病无疑就是腺鼠疫。患者突发高烧，头一两天在腹股沟或腋窝出现典型的淋巴结腺状肿块。许多病人很快就陷入深度昏迷，其他病人则发展为高度的癫狂，他们看到幻影并听到预示死亡的声音。有时淋巴结溃烂为脓疡，病人在极度痛苦中死去。死亡通常发生在得病的第五天，或许还会早些，但有时会拖延一两个星期。医生不能判断哪个病例病情不重，哪个病例必然会死。因为不知道治疗方法，他们也无能为力。到这场瘟疫结束时，大约40%的君士坦丁堡居民都死了。普罗科匹阿斯谈到引人注意的两点：第一，这场瘟疫总是先起于沿海，再传到内地；第二，与预料的情况不同，医生和照料病人、抬出死者的护理人员似乎并不比其他人更容易得病。

瘟疫不断地反复发作，大约一直延续到 590 年。它没有放过任何城镇、村庄，即使是最偏远的居住区。假如有一个地区庆幸自己逃脱了，瘟疫肯定会在适当时候出现。西普里安瘟疫发病有季节的高低，一般是在冬季到达高峰。查士丁尼瘟疫也有季节变化，在盛夏的几个月死人最多。许多城市和村庄被毁遭弃，土地荒芜，恐慌使整个帝国陷入了混乱。吉本记述道，全国从未恢复到以前的人口密度。普罗科匹阿斯从许多有关瘟疫的记录中注意到，在一次天灾爆发期间以及以后出现的堕落和淫乱中，只有最邪恶的人活了下来。

传染病对罗马覆灭以及阻碍查士丁尼的事业到底起了多大作用，还有待研究。无法治愈的传染病对任何人都没有偏私，不加区别地折磨有教养的和没有教养的人。城市居民要比农村人冒的风险大，遇到致命的传染病，一个紧密结合的组织要比一个松散的联合更快瓦解。最重要的是，生活舒适的人要比了解生活艰辛的人更有可能丧失勇气。因此，尽管瘟疫肯定严重影响了野蛮部落的战斗意志，但对罗马人和拜占庭人生活的影响要大得多。我们在考虑帝国衰落过程中打击帝国的瘟疫的可怕后果时，可不必去注意导致灾难的更重要的原因。

除了毁灭罗马帝国，公元头三个世纪的瘟疫还产生了两个范围广泛而深远的影响，不过这些影响尚未得到普遍的认可。首先，假如罗马帝国不是在基督诞生后的一些年中受到无法治愈疾病的打击，基督教就不能成功地成为一种世界性的力量，也肯定不会成为现在的样子。再者，

12

假如医学不是落入基督教会的控制之下，那么从 4 世纪到 14 世纪一千年间的医学史就会完全不一样。为了理解这些事，我们需要回溯到欧洲文明的开端，那时祭司和医生是同一个人。

在希腊传说的早期岁月，阿波罗神杀死了一条毒蛇，蛇是疾病的一种象征。因为这一行动，阿波罗被看作健康之神，但他同时也是瘟疫的传播者，用箭把疾病传给世人。所以人们必须不仅要崇拜他，也要安抚他。阿波罗把他有关治病能力的秘诀传给了半人半马的客戎（Chiron），客戎又把这些知识教给了埃斯科拉庇俄斯。后者可能又与公元前 1250 年一个治病的人混在一起，被尊为神在古希腊各地的庙中受到供奉。

13　　　　对埃斯科拉庇俄斯的崇拜不断发展成为一种庙眠（temple-sleep）仪式。病人给医神献上祭品，并沐浴净身，然后他在露天长廊躺下睡觉，埃斯科拉庇俄斯会在梦中出现指点他，或者神的圣蛇会来舔其患处为他治病。在后来的岁月中，神奇的庙眠还被加上实际的疗法，如健身、食疗、按摩和洗浴。许多病人在庙里待上几周或是几年，很像 19 世纪的"水疗"。治疗无疑在两个方面都同样成功。

希腊人创造了"科学的方法"。毕达哥拉斯（公元前 530 年左右）是数学之父，但他也建立了一套医学体系。他的学生阐述了四元素（土、气、火、水）理论，并提出了有关呼吸、视觉、听觉和大脑作用的理论。他们的教学内容被记述在科斯（Cos，**古希腊小亚细亚的一个岛屿，此地以名医著称——译者按**）医生或"科斯学派"编的文集中。被称为"医学之父"的希波克拉底（约公元前 460—前 377 年）传说是这一学派的创立者。《希波克拉底文集》从元素理论中发展出气质理论，并趋向于否定疾病是神的惩罚的说法。

到公元前 4 世纪中叶，希腊医学不再只是魔法，而开始有了理性的基础，但这种"科学的方法"对实际有多大影响显然仍有争议。科斯学派不只是一些理论家，他们还记录了已被确定的疾病以及对症治疗的效果。不过埃斯科拉庇俄斯崇拜在整个希波克拉底时代肯定都还存在。值得注意的是，这位伟大的医生以其是埃斯科拉庇俄斯的直系后代享有盛名。所谓"科斯学派"很可能仅是一个医生团体而不是教学组织，他们的理论不大可能广泛传播，而产生多少直接的影响。

在罗马医学史上还有一点也很重要。按照老普林尼的说法，罗马人有600年没有医生也过得很好。那里只有一种治病方法，一家之长用民间疗法或是向特定的神献祭来给家人治病。阿波罗和埃斯科拉庇俄斯都有崇拜者，罗马还从世界各国引入神灵，公民们认可不少地方小神，其中许多就与疾病或身体功能有关。神的数目很多，以致据说罗马人对身体各个部位和各种疾病都有一个特定的神，每个神都必须以他或她特定、恰当的仪式来安抚。这就使医生碰到的问题要比今天简单得多。假如治疗不起作用，那就是求错了神或是仪式不对头。

行医有损罗马公民的尊严。罗马早期的医生是希腊血统的奴隶。大约在公元前220年，这些人中最早的一个阿卡加索斯（Archagathus）出现在罗马，其他许多人步其后尘，他们感兴趣的是金钱而不是病人的幸福。尤利乌斯·恺撒给了这些奴隶医生自由。他们的地位在奥古斯都统治时得到改善，但据说行医权仍控制在外邦人手中。当大瘟疫袭击罗马时，公民们只能去求古代的神或是希腊的医生。显然两者都没有效果，因而罗马人向别处求助也就不足为奇。

因为与外国有接触，帝国中囊括了许多民族，罗马庇护并容忍了众多宗教。罗马不但有自己的神，而且还尊重希腊和东方的神。比如，在军团中最常见的神密特拉就来自印度或是波斯。在被征服的民族中，犹太人的宗教很有影响力。犹太人的小社区分布在整个地中海沿岸，在公元66年的战争造成大流散之后，犹太社区的数目大大增加。

这些犹太社区以其道德法则著称，他们买卖公平，乐善好施，关心病人、穷人。许多非犹太人发现自己被他们的生活方式吸引，但讨厌他们的诸如割礼、不食祭肉这些具体的做法。比较自由的犹太社区接受非犹太人，不坚持要他们遵守这些习惯。他们被允许进犹太会堂，组成被称为"敬神者"的外围。最早的基督教教士包括使徒保罗在内最初都是由"敬神者"改教的，正是从这些犹太教外围的教众中，罗马帝国的基督教开始建立起来。这就是为什么当皇帝强调他们独有的神时，一神教的犹太人和基督徒被看作是一回事而遭受迫害。

在公元 1 世纪的大部分时期，基督的亲近门徒还活着，以口头传播他的故事。最终基督教教义的基本类型在教义和圣经新约中开始得到总结。《福音书》中记载了一些"奇迹"，其中 20 件被圣路加记载下来。分析表明，其中只有 3 件与医学无关。其余的 4 件是驱逐污鬼，2 件是死者复生，11 件是疾病或残疾得到治疗。另外，路加还明确写道："他把 12 人召集到一起，给他们战胜一切恶魔、治愈疾病的力量和权柄。"后来这一权柄又传给了七十门徒，基督由此把带有神性的治疗力量授予其信徒。

我们知道，公元 2 世纪是传染病流行的时代。对那些极度恐慌的受害者来说，基督教给予他们在任何其他宗教信条中都找不到的新希望。允诺人死后肉体能复生，还保证给予真诚改悔的罪人以永久的喜乐。可能更重要的是，基督的奇迹以及授予门徒的神奇力量代表神最真诚的干预，能够治愈疾病甚至战胜死亡。因而在多次瘟疫流行时，专门的行医布道促进了基督教会的发展。到公元 3 世纪中期，分散的小基督教社团合并为一个固定教会，西普里安瘟疫以及西普里安的说教大大加快了这一过程。在饥荒、地震、瘟疫频仍的年代，皈依者就特别多。在西普里安瘟疫肆虐到达高峰时，西普里安及其教士同人在北非每天要为两三百人洗礼。

人们就这样形成了对医者基督的崇拜。戴克里先在公元 3 世纪后期镇压基督教失败，313 年君士坦丁大帝以皇帝的名义允许基督教存在。

公元 4 世纪末，狄奥多西在颁布法律禁止信仰异教后，将基督教定为帝国的国教。行医的权力落入教会手中，在拜占庭皇帝统治时，教士与医生再次合二为一。继犹太人之后由基督徒来照料病人，护理病人成为基督徒的七种义务之一。在社区承担起这样的职责时，教会施药所成为它生活的一个基本组成部分。早期的教会和早期的医院都按同样的规划设计：有一个中心圣坛，再有两个或四个通向圣坛的殿堂或病房，还有许多不大的侧厅病室或壁龛，每个由一位圣徒资助。医院的治疗由教士来做，并得到世俗兄弟姐妹的帮助，所有人差不多都是靠诉诸超自然力量来对付疾病。

16

拜占庭和中世纪"医生"的看法与近代基督教科学家的看法基本一致，疾病是因背离基督徒纯洁生活的罪孽所致。如果神决定治病时，治

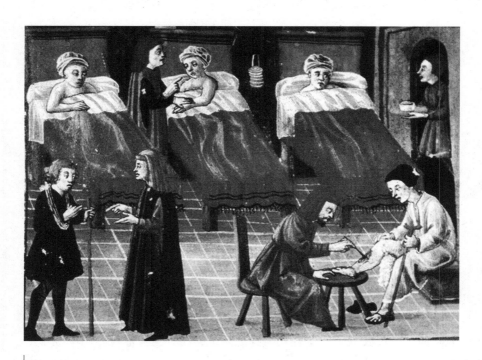

┊ 欧洲古代的医院

疗是通过行神迹的干预来进行，但治疗并不是只由神单独来做。就像罗马早期异教的神干预治病一样，基督教会的小神或圣徒也会被请来行奇迹。实际上，许多罗马的神和早期基督教圣徒都是一回事，有些连名字都几乎没改。就这样，罗马的寒热女神费布瑞斯（Febris）成了基督徒圣费布罗尼亚（Febronia）。其他的神则被列入基督教死亡、复活以及再死的观念之中。两位"医学"圣徒科斯马士（Cosmas）和达米安（Damian）是这种特定安排的著名代表。他们被看作是移植手术的提倡者，因为他们成功地为一个人接上一条新腿以代替伤腿。人们指控他们行巫术，用石头砸死他们，但他们又奇迹般地复活了，只是在被杀头之后才再次死去。

虽然现在被看作是神话，有关圣塞巴斯蒂安的传说仍让人特别感兴趣。据说他指挥着戴克里先皇帝的一队近卫军，但他秘密地成为一个基督徒。他还让其他人也皈依基督教，其中包括两个年轻贵族，马可和马塞林努斯。这两个年轻人受到指控，在被折磨后坦白。他们被判处死刑，父母恳求他们放弃信仰，但塞巴斯蒂安却坚定他们的信仰。在这样的坚定信念影响下，看守他们的卫兵和审判他们的法官都在 288 年改信了基督教，也都被处死。戴克里先本人要塞巴斯蒂安放弃信仰，遭到拒绝，于是判决将他用箭射死。在受刑被弃后，他被那两个年轻人的母亲艾琳发现，照料他恢复了健康。尽管有人恳求他离开罗马，塞巴斯蒂安仍守在城门，请求戴克里先饶过他的基督徒伙伴的性命。戴克里先下令把他送到斗兽场用鞭子抽死。他的尸体经大排水渠流出，在被人发现后埋在地下墓穴里。圣塞巴斯蒂安教堂就在那个位置。

将圣塞巴斯蒂安作为控制传染病的神崇拜大约始于 680 年。他最早的形象是一个蓄须老人，身着盛装，斗篷的夹缝挡住一支箭。后来则把他画成一个仪表堂堂的年轻人，身上除了腰布外全身赤裸。画中经常出现一支箭射穿了他的腹股沟，以暗示鼠疫。由此可以推断塞巴斯蒂安与美貌的阿波罗已是一致，都同样有箭的象征。阿波罗的箭带来了疾病，而塞巴斯蒂安的箭则表明他逃过了疾病。因此作为一个奇迹般挡住疾病之箭的人，圣塞巴斯蒂安有力量保护其他遭受疾病攻击的人，让他们康复。

有关他的传说表明，基督教治病的方法是从希腊—罗马学来的。向神献祭变成了对圣者的还愿奉献。庙眠也没什么改变，但热心这样做的人祈愿在梦中出现的是治病的圣者。净身仪式仍是基督教疗法的基本组成部分，但也随之从对人有益的清洁身体蜕变为一种洒"圣水"仪式。这一习俗在罗马天主教和东正教会中还能见到。一种不大引人注意的变化是古代的收放（binding and loosing）疗法，这原本与作为生育保护神的卡尔纳女神有关。在罗马时代，收放疗法包括按摩和人工催眠。基督教士接受了这种仪式，但把它改为将手平放。现在它仍被那些自称"精神治疗者"的人采用。

于是，对医者基督的崇拜也就成了早期教会的基本工作和信仰。显然，把耶稣基督尊为是一种医学新体系最伟大、最成功的建立者并没有什么亵渎之处。他的门徒更多是精神和信仰的治疗者而不是医生。在一千年内，他们主要依靠超自然的干预，只是在次要方面依靠尘世的疗法。这种治疗大多显然是魔法：吞下祈祷文或圣骨碎片、悔罪、斋戒和还愿奉献。不过这在具有心理医学坚实基础的同时，也还有医学理论、解剖学和草药治疗的理性基础。

如果基督是基督教医学学派的奠基者，那么盖伦就是这一学派公认的权威和不容挑战的导师。这样说有些奇怪，因为他不是基督徒，尽管他维护基督教并赞同一神教，而不赞同罗马人的神。盖伦129年生于小亚细亚的佩尔加莫斯，他先被任命为给城里角斗士治病的外科医生，后来移居罗马。他在那里行医并教人看病，从事科学实验，写了一大批"书"。据说在以他的名字命名的瘟疫流行时，他逃离了罗马，但马

18

可·奥略留又把他召回罗马，216 年在罗马去世。作为一个有能力的学究教师，他享有盛誉，声名远播，在医学思想传之后世方面一点也不亚于希波克拉底。在解剖学和生理学方面，他都有许多成就，但他也用大量有害无效的疗法糟蹋了以前较为简单的草药疗法。于是出现了荒唐的合剂，经常内含多达 50 味药，由此人们很不公正地记住了中世纪的行医者。

在差不多 1200 年间，以至整个中世纪，希腊医学的灯火在分散的寺院和那些文化小岛上闪烁，这些文化小岛成功地抵制住了罗马帝国覆灭后普遍的衰退。在地中海另一侧的亚历山大里亚，所谓的阿拉伯医师学派给医学技艺增添了一些内容，这些医生有许多是犹太人和基督徒。他们也向基督的门徒学习，因为他们承认自己的知识来自于在耶路撒冷的基督教主教聂斯托利（Nestorius，**此处有误，聂斯托利是驻君士坦丁堡的主教——译者按**）的会众，431 年聂斯托利被当作异端流放。阿拉伯人敬重盖伦，但他们比基督徒更自由，质疑、验证并改造了盖伦的理论。最终这两个学派合二为一，但这一合并是在 15 世纪初文艺复兴使得思维方式大解放时才完成的。到这时，教会对医学的统治开始让人感到压抑，盖伦的影响已大为减弱，以致对他的权威提出疑问不再被视为异端。

第二章

黑　死　病

在欧洲历史上最具毁灭性的瘟疫出现在 1348—1361 年。这是一场 腺鼠疫天灾，后来一般称为黑死病。我们要继续沿用这一为人熟悉的叫法来称呼 14 世纪爆发的鼠疫，而保留"瘟疫"一词称呼后来曾在 1665 年袭扰伦敦的这类疫症。

腺鼠疫的"腺"指的是典型的腹股沟腺或肿大的淋巴腺。腺鼠疫主要是啮齿类动物的一种病，通过那些通常寄生在老鼠身上的跳蚤在老鼠中传播。跳蚤叮咬被感染的老鼠，通过血咽进鼠疫病菌。这些病菌能够停留在跳蚤肠道中长达三周，在跳蚤叮咬别的老鼠或人时又重新泛出。在原型腺鼠疫病例中，只有当跳蚤从老鼠身上跳到人身上，或从被感染者身上跳到未被感染者身上时才会让人得病。腺鼠疫不会通过人的呼吸或直接接触传播。

通常的传染源是黑鼠，有时又被称为老英国鼠（Old English Rat）。这种动物与人关系密切，是一种有着黑绒毛的很漂亮的小家伙。与棕鼠不同，它喜欢住在房屋、船上，而不是住在农庄、下水道里。与人关系亲近使得跳蚤很容易就从老鼠身上跳到人身上，也就会传播鼠疫。这种病不管是对鼠还是人，一旦传染上就有很高的死亡率。据记载，有些地方得病的死亡率为90％，60％的死亡率则被认为是"正常"。致病菌巴斯德鼠疫杆菌（Pasteurella Destis），现在叫耶尔森氏鼠疫杆菌（Yersinia），迅速在血管里成倍增殖，致使病人发高烧并死于败血症（血液中毒）。因为传播需要有大批跳蚤，所以原型鼠疫流行时患病的人相对较少。

可见这是一种非常危险的病，但并不常见，只是出现一些孤立病例，或是偶尔爆发。但在有些情况下，出现了一种肺炎类型的鼠疫，不需要跳蚤叮咬就传给人，可能是靠呼吸或接触直接在人与人之间传播，其情形尚不清楚。在鼠疫大流行时，这两种类型都存在，但肺鼠疫的传播速度快，范围广，发病率高，就像肺炎通常是致命的一样，肺鼠疫的死亡率也很高。

1348—1666年，在欧洲一直有腺鼠疫流行，但在一个更长的时段我们只知道有四次世界范围的腺鼠疫大流行。这四次是540—590年的查士丁尼瘟疫，范围可能远及英国；1346—1361年的黑死病，1348年传到英国；17世纪60年代的"大瘟疫"；1855年最早在亚洲大流行的一场疫病，在广州、香港和俄国死了很多人，1900年传到英国，在格拉斯哥、加的夫和利物浦死的人不多。在最后这次大流行中，奥加塔·马萨诺里记述道，由于老鼠的死亡数目多，他给鼠疫起了"鼠害"（rat-pest）的名字。肺鼠疫在中国蔓延，也许还在俄国蔓延，但鼠—蚤—人类型的鼠疫则主要在欧洲流行。

在查士丁尼瘟疫和"大瘟疫"期间，其流行开始是鼠—蚤—人的传播类型。从沿海向内陆传播，照料病人的人并不比不照料的人冒更大的风险。在16世纪的君士坦丁堡，开始得病者不多，但人数迅速增加，直到来不及以常规方式埋葬死者。类似情况还见于1665年的伦敦瘟疫。塞缪尔·佩皮斯写道，6月7日在德鲁雷街有两三幢住宅标上了红十字架。从 6 月的第一周周末到 7 月 1 日，死亡簿上记录死于瘟疫的人数分别为 100 人、300 人、450 人，然后不断增加，在 7 月的最后一周达到 2000 人，8 月底为 6500 人，9 月的第三周高峰时超过 7000 人。估计 1665 年伦敦的人口是 46 万人，这年瘟疫一直在城里流行。一个星期死亡人数上升到两三百人可以归罪为带菌老鼠的增加，但数千人的死亡则表明有人与人的直接传染。因此，在查士丁尼瘟疫和伦敦瘟疫中，有些发病类型肯定已由原型鼠疫变为肺鼠疫。同样的情况也出现在黑死病中。

21

基本可以肯定黑死病源于蒙古。一个被传染了的鞑靼人部落把病菌带到克里米亚地峡，在那里的卡法（Caffa，现在称西奥多西亚 Theodosia）商站，鞑靼人围攻一小队意大利商人。根据文献记载，这种病无疑是老鼠传播的。1346—1347 年冬，瘟疫在卡法爆发。还有一种说法，这是鞑靼人把感染的尸体扔进墙内故意传播的。双方都死了不少人，鞑靼人不得不撤围。这个部落四处星散，把瘟疫传到里海沿岸，再从那里向北传到俄罗斯，向东传到印度和中国，1352 年中国开始有人被传染。活下来的意大利商人乘船逃往果阿。编年史家加布里埃尔·德米西宣称，航行中没人染上瘟疫，但在船靠码头后的一两天内，瘟疫以致命的形式爆发。他的叙述表明这是通过鼠—蚤—人的方式传播的。

通过在果阿的欧洲人，瘟疫经意大利、法国、德国和斯堪的纳维亚呈半圆形向西向北流行开来，1532 年到达莫斯科，破坏性极大。历史学家估计，大约有 2400 万人死亡，约占欧洲和西亚人口的四分之一。这里应该提及的是，这场恐慌在斯堪的纳维亚国家对世界历史造成的影响最终要超过其他事件。船只把疫病带到格陵兰居住地，这些居住地最早是红胡子埃里克在 936 年建立的。这些殖民区受到瘟疫打击，又不能从遭到削弱的挪威运来补给，以致在遭受因纽特人进攻时被消灭。最后一个维京定居者在 14 世纪后期消失，直到 1585 年约翰·戴维斯重新发现格陵兰，这里都是不为人知的荒原。据说维京人定居点与"文兰"（Vinland）不时保持着联系，而"文兰"是加拿大沿海的一部分，或许就是纽芬兰，因而黑死病可能完全改变了北美的历史。

22 　　黑死病约在 1348 年 6 月 24 日传到英国，可能是通过停靠在梅尔科姆（现在是多塞特郡韦茅斯的一部分）小港的一条船从加斯科尼传播开来的。直到 8 月初，传染看来还局限在当地，属于原型鼠疫。从梅尔科姆开始，瘟疫通过陆路和海路传播，海船把病菌带到位于西南海岸和布里斯托尔海峡的港口。在陆上，瘟疫经多塞特郡和萨默塞特郡迅速传播，到 8 月 15 日经海路或陆路传到了重要港口布里斯托尔。格洛斯特的居民得知布里斯托尔的疫情后，企图断绝一切联系来防止传染，但已无济于事。瘟疫从格洛斯特又传到牛津，11 月 1 日传到伦敦。向西经人烟稀少的德文和康沃尔郡，瘟疫传播得要慢些，直到圣诞节还没传到康沃尔中部的博德明。此时包括多塞特和萨默塞特在内的巴思及韦尔斯整个主教区都被传遍了。1349 年 1 月 4 日教区主教写道，死了很多人，许多教堂辖区连一个主持葬礼的教士都没留下。

　　黑死病在冬天得到短时间的缓解，这时老鼠、跳蚤以及 14 世纪人的活动都不太多。牛津在 1348 年 11 月遭到传染，直到 1349 年 3 月死亡率都未达到高峰。伦敦在冬季只死了几个人，但到 3 月迅速增长，4 月、5 月达到高峰，然后逐渐下降。从伦敦开始，传播的主要路线是人口密集的东部各郡。1349 年 3 月传到诺里奇，5 月底传到约克。这时英格兰的整个南部、东部和中部都遭受侵袭。在人口较少的北部和最西部，疾病传播的速度慢了下来。1349 年，经海路爱尔兰受到传染，但威尔士和苏格兰直到 1350 年才受到侵袭。在 1349 年秋英格兰北方各郡死亡率到达高峰时，苏格兰人决定利用英格兰遇到的困难发动进攻。如果不是这样，苏格兰可能会躲过这场瘟疫。瘟疫在驻扎在塞尔扣克附

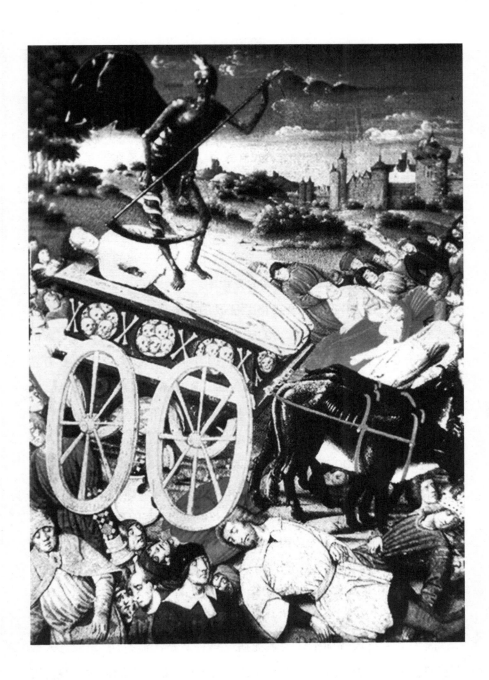

死神肆虐的黑死病

近的苏格兰军队中爆发，当士兵们回家时传遍了苏格兰。

　　没人知道在恐怖的 1348—1349 年间到底死了多少人。这里没有像
1665 年瘟疫时的登记簿，也没有末日审判书（**英格兰在 11 世纪末进行**
23　　**人口、财产调查后编制的登记册——译者按**）和人口调查。在 14 世纪
没人通过随机取样调查，算出个大概数字。使情况更复杂的是，黑死病
并不是只出现一次的天灾。到 14 世纪末，这一一再出现的疫症已流行
了四五次。其中最糟糕的一次在 1361 年传到英格兰、法国和波兰，也
传到其他国家。从这次发病的名称"儿童瘟疫"（Pestis puerorum）或
许能发现一点线索，表明在 1361 年儿童出现了不正常的高死亡率，而
在 13 年前所有年龄组都有相当高的死亡率。

　　另一线索是 1377 年对全英格兰征收的人头税提供的。与此相关的
材料表明其人口在 250 万到 300 万之间。而在 1347 年对人口最可靠的
估算在 450 万到 600 万之间，看来在 30 年间人口数减少了 200 万左
右。从诺曼征服（**1066 年法国诺曼底公爵威廉率军征服了英格兰，并**
在英国称王，即威廉一世——译者按）至 1300 年，人口在缓慢增长。
从 14 世纪末开始，人口又开始持续增长，到 16 世纪中期，英格兰和威
尔士的人口达到 300 万左右。在这两个例子中，人口能够得到增长说
明，出生率一定超过死亡率。包括传染病在内的普通疾病在 1066 年至
1550 年间整个时期都会造成人员死亡，但随着正常的死亡进程，正常
的生育过程也同样在进行。因此在黑死病爆发至征收人头税的大约 30
年间，人口至少减少了 200 万，这只能归咎不正常的高死亡率。由于
育龄成年人大大减少降低了出生率，可以认为死亡的高峰出现在这一
时期开始时。

　　因为近来有人倾向于认为黑死病"只是又一次流行病"，死亡人数
至多只占人口的十分之一，也就有必要强调一些很枯燥的数据。很有可
能，黑死病造成的死亡人数超过了英国三分之一的人口。这本身肯定就

足以造成一场社会变革，正是这种特定的死亡类型以及死亡总数导致了14 世纪后期的社会大动荡。虽然缺乏统计数字，但有几家教堂有数字记录。坎特伯雷的基督教堂 80 人中只有 4 人死亡，肯定都死于其他原因而不是疫病。克罗兰修道院是另一个完全逃脱的例证，尽管它的庄园损失严重。卢菲尔德修道院是完全不同的另一种情况，所有修士和见习修士都死了。桑顿的圣玛利亚修道院没有一个人活下来，沃尔索普的一家女修道院只有 1 名修女幸存。在这两个极端之间，有 11 家修道院损失了 75% 的人，是这一系列统计数字中最多的一组，9 家死亡率在 50%至 75% 之间，只有 3 家记录死于瘟疫的人数低于 50%。虽然这一证据不很充分，但仍可公正地推测，在教堂与城市及村庄社区，死亡率的变化有某些相像之处。

24

这一模式与已知肺鼠疫的情况相合。在英国和整个欧洲，染病和死亡的情况有很大差异。有城墙的拥挤城镇显然危险较大。人口密集以及交通方便使得患病容易，传播迅速。在人口稠密的英格兰东部各郡，那里村庄靠得很近，路上马车络绎不绝，死亡人数肯定就高。内陆水道和沿海航运都有助于鼠疫迅速传播。在人口稀少的北部和西部，甚至是南部一些郡，肯定有广大地区彻底逃脱了劫难，原因只是交通不便。在1348 年的英格兰，富庶而人口多的地区都集中在东部和中部各郡。那里的高死亡率造成了严重的影响，以致人们可能都不相信，部分是森林和荒地的大片土地会很少受疫病波及。

在我们考虑这一惊人的死亡率对英国历史的影响时，必须记住死亡类型的这一变化，其对英国的影响要超过对欧洲其他国家的影响。原因在于，英国的社会制度已经显示出紧张状态，黑死病大大加快了它的崩溃。而在欧洲，这一制度在被严格地加强而维系了许多年。14 世纪初，英国仍受封建制度统治，这一制度规定任何东西最终都属于别人。大领主占有的土地来自国王，骑士占有的采邑来自领主，乡间地主的土地来

25　自骑士，农民或农奴的土地来自乡间地主。租金以劳役支付。因此，男爵向国王提供了许多骑士，骑士向他的领主提供了许多武装兵丁。在耕自己的田之前，农民被迫在领主田里干很多天。这当然是一种过于简化的说法，实际上这一制度比这远为复杂，也没有这么完善。其中复杂的一点是，有货币存在。在货币供应极为短缺并只局限于统治阶级使用时，这些基本原则还能广为施行。但当钱币普遍流通时，就会出现以货币折抵劳役的趋势。领主会待在家里而不是去统率骑士，骑士也会发现，让他的农民留在田里耕作，再拿钱去雇一小队职业士兵更加有利可图，甚至农民有时也会把他服的劳役折抵成货币租金，或是出工钱去雇其他的劳力。越来越多的人组成了庞大的无地劳工阶层，雇主要用货币去支付他们的工钱。

　　不断增加的货币流通削弱了封建制度。13世纪农业有了很大发展，谷物的产量超过了全国人口生存的需要，有了积余。社会上层尤其是教会这时成为国内最大的地主，他们把精力和才智都用于农业经营。自诺曼入侵时起，商业和工业就在发展，但农业仍是英国最有收益的主导产业。

　　从13世纪末开始，或许可以说是有史以来，与以前相比，英国从没有这么多的土地被开垦。英国开始成为一个粮食出口国，其商船队的小船不断向大陆提供粮食，从南部运出做面包的小麦，从北部运出大麦和燕麦。这些谷物在用马车送到港口之前必须被收集到中心地区、城镇和采邑的谷仓。负重的马车运输需要有维护良好的道路，因为这一原因，修建于罗马后期的英国道路网的状况在1300年要比18世纪末以前任何时候都好。农业繁荣使得人们的生活水平提高，进而又影响到出生率和人的寿命。从诺曼征服到13世纪后期，自罗马占领晚期开始下降的人口在稳步上升。

26　　谷物的出口使得英国不仅能进口奢侈品，而且货币流通也在增加。

因为农业繁荣，货币的流通范围更广，早在 13 世纪就有大量土地被自由农民买卖，供不自由的农民交换或租用。但一个农民拥有钱财这一事实并不意味着他就是自由人，他获得自由的机会要依当地的情况而定。一般来说，在北方要容易一些，那里离大陆市场更远，也较少有需要大量劳力的耕地。

到 13 世纪后期，相当简单的封建国家结构已经被多种变化弄得复杂起来。有碍稳定的最大弱点和危险在于这样一种反常现象：在耕地开垦较少的地区，比较穷的农民更有机会获得自由，而在以农业为主的郡，相对富裕的农民却发现对他们的束缚在不断加强。更大的危险潜伏在经济繁荣的事实背后。在人口不断增加、居民密集的耕作地区，出现了劳力过剩、耕地短缺的现象，结果使耕地扩大到不适宜谷物生长的边缘地段。接着，大约在 1290 年发生了一些事情，但人们对这些事情的实质存有分歧。这时，长期以来炎夏寒冬的大陆气候开始让位于较为潮湿、不那么酷烈的大西洋型气候。不断在边缘地段耕作，缺少足够的肥料或适当的轮作，可能耗竭了地力，使得种植谷物无经济利益可图。15 和 16 世纪在农业经济中占据首位的养羊业，在 13 世纪末已发展成一个相当重要的行业，这时缺乏劳力并未使耕作方式朝减少劳力的方向改变。无论背后有什么原因，14 世纪前期经济开始衰退，继之出现了生活水准的下降和人口增长的趋缓。

一场歉收导致四处饥馑，只有身体好的人才有希望挨过长时期的极度匮乏，活到新收成带来新的供给时。年幼者和老人会死于极度营养不良或不时发生的疾病，他们羸弱的身体对疾病已没有多少抵抗力。这时，湿病和寒病尤其是肺部传染病肯定夺走了许多老人和孩子的生命；整体抵抗力下降，使得整个社会更容易遭受传染病侵袭。在农业繁荣的 13 世纪，只有一次大规模的因饥荒引起的患病（可能是伤寒）记录，发生在 1257—1259 年，但在 1295 年以后却多次出现歉收，1315—1316

27

年爆发了严重的饥荒。

由于难以让牲畜过冬，所以转产乳品和肉食也不可能。农民的生活水平普遍下降，出生率也随之下降。农民的经济地位又遭到1296年对苏格兰战争和1337年开始的对法国的百年战争的进一步削弱。尤其是爱德华三世在大陆进行的战争不能靠征召封建兵员来维持，而征召付薪"契约"军队的费用最终都落在了种田人的头上。

因此，在1347年，表面稳定的封建制度结构中出现了一些漏洞，王国的经济不稳定，农民生存有赖于收成。良好的道路网将内地社区与海峡和北海的港口连接起来，络绎不绝的战斗人员来来往往，通过路程不远的海路去法国战场。假如欧洲大陆收成不好，百姓挨饿，暴发瘟疫，疾病随之传入英国就不可避免。

人们回顾震惊世界的事件时，一般都会记起此前已有重要的天象显现。据说在黑死病流行前夕，有地震、火山爆发甚至还有海啸，不过即使真有也都是巧合。在此之前，有记录可证，确实影响了瘟疫进程的是一种令人震惊的气候类型，似乎整个欧洲在1346—1348年都笼罩在这种气候下。连续三个夏天都不正常，潮湿凉爽，其中1348年夏最为明显。据记载，从仲夏季节到圣诞节雨一直下个不停，这意味着食物的长期匮乏，其结果是人们营养不良，疾病缠身，对传染病的抵抗力减弱。

在英国，黑死病的直接后果无疑造成了社会的普遍瘫痪。贸易几乎停顿，1349年5月2日签订停战协定，停止对法战争，协定一直维持到1355年9月。1350年，许多身强力壮者的死亡使王国处于危险之中，沿海城镇被要求从它们已耗竭的资源中提供兵员、船只和水手。当瘟疫势头正猛时，麦田已经播种或正在播种，1349年收庄稼的人要少得多。那些活下来的人则获得了原先想象不到的财富，每个人都有了更多的钱、牲畜和粮食。因为这是个买方市场，价格急剧下跌。一匹原来值40先令的好马现在只能卖16先令，一头肥膘公牛只能卖4先令，一头母牛 1 先令，一只羊 4 便士。小麦过去在好年景时价格低廉，每夸脱 16 便士，而在 1315—1316 年的荒年，价格昂贵，每夸脱 26 先令，现在卖每夸脱 1 先令。

1349 年秋，收割庄稼的急切需要迫使地主支付高工钱。在英格兰东部、中部和南部，各郡收割者据说得到了至少是通常两倍的工钱。由于物产丰富，活下来的干活者伙食都相当好。当时威廉·朗兰德写道，饥馑不再盛行，乞丐都不要豆制面包，而是要牛奶面包或是小麦做的优质白面包，还要最好的棕色麦芽酒。干活的日工过去满足于吃些不新鲜的蔬菜、一块冷火腿，喝上一点啤酒，而现在他们除了鲜肉、煎鱼、烤鱼，其他的都不屑一顾，还要供应热食，以免他们的胃着凉。

地主开始蒙受苦难。他们依靠农产品获得收入，但价格却急剧下跌。他们比农民使用更多的进口货，现在却要付更多钱。但劳工拿高工钱的时代也没多长，因为只有数目有限的牲畜和数量有限的田亩需要人数减少的劳力放牧、耕种。在 1348 年前的几年，人口的不断增长超过了可耕地数量。黑死病完全改变了这种状况，1347 年劳力过剩，土地不足，到 1350 年则变为劳力不足，土地过剩。

如果这场瘟疫引起的死亡在全国都属同一类型的话，那么困难也就能靠自身在短时间内解决。较少的人口可以在较少的地区内耕作觅食。但死亡情况不是同一种类型，麻烦也就随之而来。1350 年，在一些逃脱了黑死病流行的采邑，劳力过剩，土地不足，而就在几英里开外，在遭受瘟疫严重打击的地产上，却是土地荒芜，劳力短缺。我们知道在克罗兰修道院拥有的三块采邑上发生的事。1349 年秋，有 88 块农民租种的土地无人耕种。修道院的地产如此之多，于是立刻从未遭打击的采邑转来无地农民去耕种其中的 79 块土地。但这一劳动力转移用光了可用劳力，还剩下 9 块土地直到 1352 年都无人耕种。修道院不得不在几块地产上扩大租地面积，以使空着的农庄有佃户耕种。

29

正是由于这样的原因，英国农民在历史上第一次有了流动性。1349年秋，参加收获的需要使得现有劳动力有目的地动员起来。这一流动起初局限于当地，但未遭受打击的采邑上的富余劳力发现，他们可以在遭受打击的地产上得到工钱和土地，这就使流动变得更加广泛。大多数地主发现，出一份有吸引力的工钱来雇劳工更为方便，而劳工很快也发现他可以要更高的报酬。因此，有更高工钱的传闻诱使农民走得更远，去寻找新的主人。虽然这些主人更希望实行封建的担保，但他们发现，因为缺少劳力，不得不雇用流浪者而不问其来历。

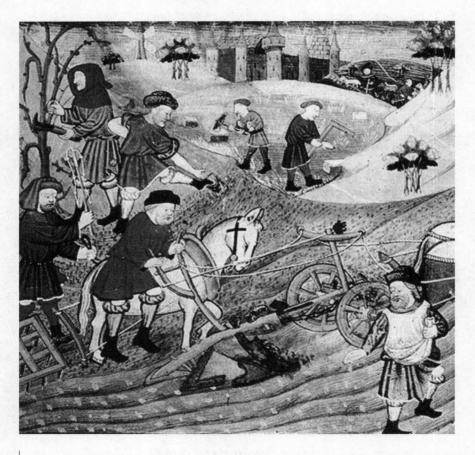

西欧中世纪农业耕作

中央政府很快就采取行动，1349 年的法规和 1351 年颁布的劳工法令，目的就是禁止一切形式的劳工将其要服的劳役由一个雇主转到另一雇主名下，针对的主要对象自然是农民。法令还试图将物价固定在 1347 年的水平上。这一法令对雇主和雇工有同样的影响。法令不但禁止雇工要更高的工钱，也禁止雇主出更高的工钱。这些法律不可能从根本上解决问题，但却不让工钱和价格完全不受控制，成功地恢复了一定程度的稳定。它们对雇人不多的小雇主压力最大，雇主并不总是大地主。许多农奴成了条件不错的小自耕农，耕种四五十英亩地。他们不是自由人，占有土地要向领主服劳役或是把劳役折成现金支付，但对他们雇用的劳工而言他们又是主人。那些被雇的人都来自无地或少地的"茅舍农和边地农"阶层，这些人在 13 世纪数量大大增加。

30

随着情况变化，政府有必要制定法律，虽然这些法律带来了苦难，并引起诸多怨愤，但全国的经济状况却开始恢复，甚至在 1355 年时有可能重开对法国的战争。工资和物价再也没有回落到 1347 年的水平，但至少已停止增长。劳力短缺的情况继续存在，因为所有年龄组的人在 1348—1350 年都遭受打击，通常的死亡率超过了到达劳动年龄的孩子数目。由于出生人数超过死亡人数，人口在缓慢增长。到 1360 年，了解国内情况的政治家可能会认为，最坏的时候已经过去。

在 1350 至 1361 年间，没有任何关于严重瘟疫流行的记录。1361 年的瘟疫名为"儿童瘟疫"，是因为儿童的死亡率特别高，这表明一场瘟疫过后人们会形成一些抵抗力，但儿童缺乏得自母亲即遗传所得的抵抗力。另一种说法认为，这次的病不是鼠疫，而是像白喉和脑膜炎这样儿童易得的病。不管真实情况如何，有一大批 13 岁年龄组以下的孩子死了。由于一个 14 岁的男孩已被看作是到了干活年龄，在以后一些年劳动力的供应又下降了。这时地主发现，自己面对着一种实际无法解决的困境：为他服劳役的佃农死了，他们的租地又回到他手中。假如他要自己种地就需要劳力；假如自己不种，唯一有利可图的选择是把地租出去。唯一愿意租地的是活下来的农奴，他们的职责就是种地主的地。土地所有者的政府企图以毫不留情推行封建义务的方式来解决这一困境。不仅用现金折算劳役的办法被完全禁止，而且那些已经折算过的人仍要服劳役。

在现有劳动力减少的情况下，显然这样的解决办法增加了新的苦难，同样显而易见，这又引起出卖劳力阶层的明显敌视，这些人已经尝到获得相对自由的甜头。敌视情绪在饱经苦难的 20 年中不断增长，具体表现为 1381 年的农民起义。这次起义的爆发受到 1380 年征收不得人心的人头税（是四年中的第三次）的推动，这基本上是一次农业方面的起事，主要目的是要把所有该服的劳役折算为每英亩交 4 便士的"公平地租"。起义没能实现其直接的目的，随后遭到严厉镇压，但最终地主还是明白了，他唯一能做的是与农奴达成尽可能有利的协议。他保留土地的所有权，但不再通过监工去耕种土地。以前监督雇工在领主地里干活的监工成了农庄向领主的佃户收租的管家。需要服劳役的雇工或农奴发展成为租地的农户。

因此，黑死病给已遭到削弱的封建占有制度以打击，使之在两代人的时间里失去其主要内涵，并在 150 年中完全消失。但租地农户本身也需要雇人，从能力欠缺的农奴以及茅舍农和边地农这些无地阶层中雇人。这一新类型在 15 世纪前期已很明显，到 16 世纪则完全形成。英国成为一个租地农场主的国家，他们的土地由无地的农业无产者耕种。在大多数欧洲国家，封建的地主和农民制度延续了四五个世纪。而在英国，农奴不再存在，自耕农与地主取而代之。

旧的贵族地主知道，他们只有一种财富来源——土地。在发现自己处于贫困时，贵族地主能想到的唯一解决办法就是获得更多的土地。而新的租地农户其生活贴近土地，他们知道大块土地只有使用较少的劳力才能在经济上有收益。因而，他们很快就开始减少耕地，增加牧场。即使是在主要种谷物的东盎格利亚，羊也成为农场的大宗产品，而在北部和西部，养羊实际上排挤了其他农业生产。都铎王朝的繁荣依靠的是羊毛。变化如此之快，以致劳动力的短缺又转为 15 世纪时的过剩。到亨利八世时代，有人抱怨羊吃人，没活干、饿肚子的庄稼汉在哼着如同蚊子般声音的催眠曲：

> 叭，叭，黑羊，你有毛吗？
> 有，先生；噢，不，先生；满满三口袋，
> 两袋给我的主人，一袋给他的夫人，
> 但什么也不留给街头啼哭的小男孩。

32

因此，在一个多世纪中，由农奴转变而来的自耕农发展成为羊毛贵族。英国 150 年几乎连绵不绝的战事造成日益严峻的社会紧张局势给了他们很大帮助，而这种局势对地主阶级造成很大压力。其顶点就是被称为玫瑰战争的 1455—1485 年王朝战争。封建贵族把战争转变为争夺土地的争斗，为此大开杀戒。租地农户利用这种混乱局面，购买他们已完蛋主人的地产，成为地主。绝大多数旧式的英国"乡村家族"都是在这时以这种方式产生的，他们最早出身于某个萨克森农奴世系，而不是出身于诺曼人血统。这些"新人"在都铎王朝时执掌权力。与诺曼贵族不同，他们与其下人有着同样的出身。虽然他们有时也有严厉和自大的表现，且经常怨恨不已，但他们从未发展成为一个像大陆上的贵族那样封闭、游离的阶层。英国社会结构的力量在于其不断的变动防止了在阶级之间形成一个僵硬的分野。

回眸英国海岸一侧，我们发现社会变动遍布四处，尽管其延续时间较短。对普通人来说，黑死病有其超自然的来源，是由更高的力量对未

知罪人所犯未知罪行所施加的一种惩罚。于是开始寻找罪犯，贵族、残疾人和犹太人相继遭到怀疑，尤其是犹太人，他们被怀疑有意用一种所谓毒药污染井水或是"涂抹"房屋和人来传播瘟疫。1348 年，迫害最早在日内瓦湖畔的奇隆开始，并迅速蔓延到巴塞尔、弗赖堡和斯特拉斯堡。在弗赖堡，所有被认出的犹太人被赶进一个大木屋烧死。在斯特拉斯堡，据说有两千多人被吊死在竖立在犹太人墓地的绞刑架上。迫害如此残酷，以致开明的教皇克莱蒙特六世颁布了两道诏书，宣布犹太人是无辜的。许多犹太人逃离西欧去德意志东部和波兰。在那里，他们受到宽容并建立了数量迅速增加的社区，这一现象可以部分解释为什么 19 世纪和 20 世纪前期在俄国西部、德国东部、波兰和奥地利东北会有大量犹太人。黑死病加强了中世纪时把犹太人当替罪羊的基督教传统，因为黑死病导致如此多的犹太人迁往东欧和北欧，这就为沙俄的集体迫害和奥斯威辛的毒气室提供了条件。

与试图寻找罪犯相伴而生的是道德价值观的普遍松弛以及世故的、不正当的寻欢作乐，这是一种自然的反应，这在历经第一次世界大战恐怖之后的 1920 年代也能看到。同时，还出现了一种愿意接受上天惩罚，且从中获得排遣的受虐狂欲望。这种欲望最戏剧化的表现是组织集体鞭笞的狂热。鞭笞派信徒的出现并不单单是由黑死病引起的，因为在 1258—1259 年间严重的饥荒—瘟疫流行时，他们在意大利和德国就有了一些恶名。1348 年鞭笞运动遍及整个欧洲，有上万名信徒。鞭笞派将信徒编成组，每组有一个首领，穿一种特殊服装，按规训生活，并按照固定仪式进行公开的和私下的自我鞭笞。按我们现在的想法，鞭笞的做法很可能是性变态，但他们如此怪异行为的理由却完全合乎逻辑。黑死病是神施加的一种惩罚，因此就试图要用鞭笞惩罚自己来转移神的惩罚。正是这一谣传而不是出现瘟疫，引出了这种引人注目的做法。鞭笞派要以在自己身上施加惩罚的办法，来防止对其同人的惩罚。

　　这一运动开始时受到教会欢迎，将其当做一种集体的悔罪苦行。教皇克莱蒙特本人就下令在阿维农公开鞭笞以制止瘟疫。但鞭笞派很快就不受教皇控制，将运动当做是针对犹太人、富裕阶层和教会本身的一场革命运动。1349 年 10 月，教皇颁布诏令，谴责鞭笞派。许多人被砍头、吊死、烧死，所有列队行进的活动都被禁止。教士们出于一种奇特古怪的心理，判决将许多鞭笞派信徒由牧师在罗马的圣彼得高坛前鞭打。

　　基督教会上升到统治地位部分是由于以前爆发的瘟疫。假如像黑死病这样大的灾难不会对一千多年前建立的宗教权威产生一些影响，人们会觉得奇怪。在欧洲占据统治地位使得基督教经受了暴风雨，但教会权威经过黑死病不会不受到伤害。

34

鞭笞派教徒

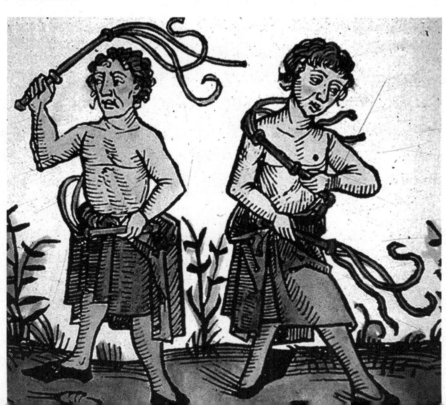

在某种程度上，教会的影响对公众是有益的。在纷争的时代，它确保有一定限度的和平，并试图实施有关人行为得体的规范，其作用像一个学校校长。教会利用并培育有才智的人，提供并指点行政官员、律师和医生，鼓励并维护文学、建筑和艺术。但是，虽然教会有时鼓励有创造性的工作，而更经常的是严厉压制有创见的思想。迫害之道成了中世纪基督教的一个有机组成部分，那些写出或说出其思想的人，不遵守教会允准的僵死教条，就有被当做异端迫害的危险。

在物质方面，教会深受黑死病之苦，损失大量人力，因无法耕种遍布各地的田产造成的贫困，使得教会在 1350 年要比 1346 年统治地位受到更大的影响。但更大的伤害还源自于在这一灾难岁月中教会所处的无能为力的状态，源自于损失了大批的教士和修士，源自于教会不能控制其继任者。教会牧工中最可爱、最有用的教区教士成百上千地死去，据威廉·朗兰德介绍，他们留下的圣职经常是匆忙地被"许多年轻人顶替，这些人任神职的准备只是剃个头"。假如朗兰德说的可信，那些以前以神圣和仁爱闻名的修士这时都沉湎于"欢乐和口欲"，而乡村牧师和教区教士则在伦敦度日，忙于谋求高位而不是照顾其教民。朗兰德还特地举了两个例子，说明这些不法行为"自瘟疫流行时起"成倍地增加。

再者，教会所具有的似乎带有国际或超国家的优势也对其权势构成威胁。在有些国家，比如德国和英国，民众与教会在许多年中都不能情意相投。教会在各国的分支机构大声疾呼，要求改革，但其自身没有改革的权力，因为它们缺乏自主权。实际上，它们是一个有着巨大力量与权势的外国组织的边远部分。

35　　由于上述这些原因，在黑死病流行后的这些年，出现了对教会的公开对抗。民众的反应可从对两位坎特伯雷大主教被害事件的不同态度中体现出来。1170 年，由于国王亨利二世出言不慎，托马斯·贝克特被处死。虽然贝克特的政策并未得到普遍认可，但民众对这一渎圣行为公开表现出的震惊情绪还是迫使国王接受羞辱的自我惩罚。而在1381年，一队反叛者抓住了性格温和的西蒙·萨德伯里，在大群人热烈的掌声中把他的头挂在伦敦的塔山上。G.M.屈勒维廉对此写道："自同样这些人的祖先跪在他们的犁前为神圣烈士托马斯·贝克特祈祷以来，民众与教会的关系已发生了深刻的变化。"

还有比萨德伯里遇害、朗兰德的不满以及鞭笞派的异端行为更为深刻的变化。约翰·威克里夫（约1330—1384年）是著名神学家，牛津巴利奥学院院长。他对神圣教会从未被挑战的权力提出了质疑，他认为这一权力来自于帝王，而不是来自于神。他要求做礼拜时使用民族语言，并把部分圣经译成了英语；他还攻击崇拜偶像和圣物，以及出售赎罪券和为死人做弥撒。威克里夫获得了大批被称为罗拉德派的信徒支持。他们不仅来自普通人，还来自贵族、托钵僧和一些下级教士，这些人有理由讨厌富裕的修士和主教。

威克里夫超前于他所处的时代。当教会重建其被动摇的权威时，罗拉德派遭到迫害，被迫转入地下，到亨利七世和亨利八世统治时才再次出现。随后他们再次受到迫害，等到再出现时，与马丁·路德的新教徒联合在一起。马丁·路德有些地方得益于波希米亚早期改革家约翰·胡斯的教义，胡斯承认自己是威克里夫的学生。因此，可以这么说，新教改革运动、1620年9月6日（**原文如此，实际应为16日——译者按**）在"五月花"号船中勃朗派（Brownist，**又称公理会，因英国人勃朗首创得名，主张教会应由公众治理——译者按**）圣徒从普利茅斯启航，以及贵格派信徒威廉·宾1681年建立宾夕法尼亚，都可能与黑死病灾难发生后对既定宗教的背离有联系。

人们或许会认为，在这样大的一场瘟疫中，医生和教士都同样显得无能为力，这肯定会深深影响到神性医术的发展。事实并不是这样。　36

黑死病引起的医学上的唯一进步是在公共卫生领域。1347 年威尼斯共和国任命了三名官员，职责是监督并驱逐所有受到感染的船离开港口。1377 年拉古萨城扣留从疫区来的旅行者 30 天（trentini giorni）。在这样做不见效果时，扣留的期限延长到 40 天（quaranti giorni），由此产生了我们现在用的"防疫"（quarantine）一词。

黑死病还为宗教纪念活动增加了一个圣徒。圣罗克是有关鼠疫的专门的守护圣徒。他是蒙彼利埃人，黑死病流行期间在意大利北部照顾病人，自己也成了牺牲品。罗克被丢在一旁等死时，被一条狗所救，得以康复。在伦巴第，他又被怀疑是外国间谍，被投入狱中死去。这又一次重复了受到致命伤、奇迹般康复、最终死去的顺序。

我们应该赞赏教会长期不懈地关心病人，但也应注意到其对医学和科学发展的影响几乎全是负面的。在欧洲，从罗马陷落至文艺复兴时期，教会对有创见思想上千年的压制给后人留下一幅因袭守旧的悲惨图景。这个时期虽建立了有影响的医学院——在意大利的萨莱诺和波伦亚，在法国的巴黎和蒙彼利埃，但在这些学院所教的内容是不加评判地复述古代的理论，其研究采用的形式是对某个文本的含义进行争辩。在这一漫长时期，大量医学文献包含了许多新颖的观察记录，却很少有创见的思想。其形式往往是一系列的材料汇编，内容来自公元 1 世纪的作者留下的拉丁文本以及伊斯兰学者所做的注释。当然偶尔也会有神圣的火花，因为压制的力量不可能完全窒息创造力。因此，波伦亚的芒丁努斯不顾教会对人体解剖的禁令，努力将解剖科学恢复到希腊学者公元前 300 年所达到的水平。另一簇黑暗中的火光来自牛津和巴黎的罗杰·培根（约 1214—1294 年），他不是医生，而是哲学家，并且肯定是一位有创见的思想家，但他的创见使他在监狱中度过了生命中的最后 13 年。

直到 15 世纪末，由神权的不宽容铸就的思想习惯窒息了医学的发

展。盖伦仍是不容置疑的权威。这种一人占统治地位的情况本身已经够 37
糟了，而盖伦著作的文本内容又减损到几乎没有价值的地步。盖伦真正
的学理是到 15 世纪末才被恢复的，那时一种新的思想方法拓展了学识
和审美的范围。文艺复兴这一让人称奇的现象不仅仅是恢复古典文化，
而且还是思想者整个观念的一种改变。这些思想者要求不受教条的专横
约束，不受教会对思想所做限制的约束。虽然直到 17 世纪威廉·哈维
否定盖伦血液往返流动的理论时，盖伦的鬼魂才最后消散，但正是文艺
复兴最终打破了教会对医学的抑制。

在黑死病流行之后的三个世纪，鼠疫仍是欧洲比较致命的疾病之一。
18 世纪前期，鼠疫在欧洲大部分地区消失了，但在地中海南岸和东岸地
区、亚洲、非洲和南美洲仍在流行，并且成为全国性的传染病。现在对
鼠疫的防治已经相当成功。1884 年，致病病原体几乎同时被日本细菌
学家北里柴三郎（Sharamiro Kitasato）和瑞士细菌学家亚历山大·耶
尔森（Yersin）发现。后者的名字现在还被用于鼠疫杆菌的命名。可用
的预防办法是接种疫苗，注射无毒性的活性耶尔森氏杆菌（Yersinia）
制剂。链霉素、四环素这类抗菌素被证明对控制病情很有效，还可以用
杀虫剂对付老鼠和跳蚤。但鼠疫尤其是肺鼠疫仍然相当危险，照顾病人
必须戴面罩、手套，穿保护外衣，就像在黑死病以及 1665 年大瘟疫流
行期间他们所做的那样。

没人能解释 17 世纪末瘟疫为什么会突然在欧洲消失。对此有不少
说法，其中"老鼠理论"流传最广。这种理论认为，在住宅和船上与人
关系密切的黑鼠被比较凶的棕鼠或是挪威鼠杀掉了。棕鼠据说在欧洲最
早出现在 18 世纪 20 年代，住在下水道里，它们身上寄生更多的是一种
很少会跳到人身上去的跳蚤。这一理论让人很感兴趣，但实际却站不住
脚。首先，棕鼠杀黑鼠的理论仅仅是一种假设。实际上，这两种老鼠不 38

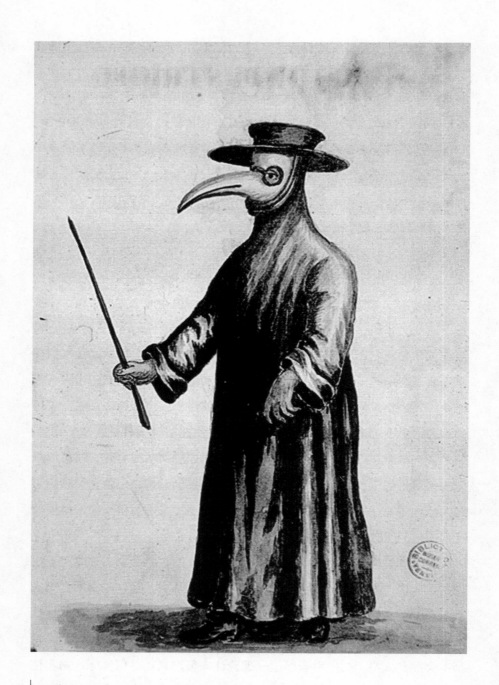

瘟疫流行时医生戴特殊的口罩

会争夺生存空间或是食物。在许多它们比邻而居的地方，每种老鼠都待在自己所处的环境中，不去干预别的老鼠。甚至在那些大家都有足够空间、有自己喜欢的生活条件的地方，它们还异常亲密地生活在一起。其次，就算是黑鼠曾经消失过，但它们后来又出现了，1910 年以后黑鼠的数量在欧洲不断增加。对这一情况，F.E. 卢歇斯说得很清楚："假如瘟疫的消失同黑鼠确实有关，就有必要对这种老鼠现在的增加做出仔细的研究，如果可能的话还要设法制止。"

这是一种称为"田野型"或"森林型"动物所生的疫病，这种病传染给野生的啮齿类动物，如老鼠、兔子和松鼠。啮齿动物—跳蚤—啮齿动物的传播链会把病带给住在城里、与人关系密切的鼠类，如黑鼠、仓鼠和豚鼠。也有可能，这种病曾是人的病，由人传给了啮齿类动物。我们的先人与我们一样也很注意观察，他们显然没有发现老鼠死得特别多，而这种情况是后来鼠疫在印度、中国和蒙古爆发时的一个明显特点。或许流行病学说得不错，但却是反向的，大瘟疫可能来源于人，但又被跳蚤传给了老鼠。

不管答案到底是什么，上面所说仅是猜测，瘟疫在欧洲三百年的流行是自然结束的，并非是由人的积极措施结束的。没有什么医学的或科学的发现，社会卫生条件的发展以及生活标准的改善可以用来解释瘟疫消失的原因。瘟疫结束了，隐而不显。我们必须记住，从 1665 年开始有三个世纪我们未受瘟疫影响，而在查士丁尼瘟疫至黑死病期间有八个世纪未受瘟疫影响。

假如有人读了这些内容，认为对黑死病的描写夸大其词，与现代医学知识不合的话，就让他们看看彼脱拉克留下的证言。这位伟大诗人了解实情，因为他在意大利经历了黑死病的流行。他的柏拉图式的神秘恋人劳拉 1348 年 4 月 6 日在阿维农死于瘟疫。他描写了房屋空置，城镇被弃，乡村潦倒，尸横遍野，整个世界沉浸在万籁无声的可

39

怕寂静之中。他提到，史家在被要求描述类似的灾难时默不作声，医生智穷力竭，哲学家耸肩皱眉，把手指放在嘴唇上。彼脱拉克用这样的语句结束他的描述："后人会相信这些事吗？连我们亲眼目睹的人也不能相信。"

第三章

梅 毒 之 谜

15世纪末突然出现并很快被称为梅毒的细菌传染病是如何且又为何
会在欧洲出现，这是医学史上最有争议的问题之一。现在，梅毒主要是
一种性病，在性交时由一方传给另一方，但也可能会从别的途径得病，
比如通过胎盘传染，或是某人嘴上有破口却与梅毒病人合用一个饮水器
具，或是共用皮下注射针头，或是不戴防护手套照顾一个患者，或是某
个病理专家在解剖尸体时粗心大意。受到梅毒感染后有个潜伏期，可能
是10到90天，但通常是两到四周，然后出现最初的病症。具体病症
是出现被称为下疳的溃疡，接触的部位局部产生反应。显然下疳一般会
出现在生殖器上或在其附近，但在不是因性交得病时，下疳会出现在接
触部位，比如嘴唇或手指。即使不治疗，下疳也会在三到八周内很快消
失，留下一个很薄的不明显的疤。有时下疳很大，但经常只是一个很硬
的丘疹。这就是为什么梅毒的开始阶段会这样危险。梅毒会传给其他
人，但由于开始的小溃疡以及后来的疤痕可能不明显而不被注意。在诊
所，大约有四分之一的病人说他们没有注意到开始时的损伤。

在下疳出现六到八周，病人通常会进入二期，但症状或许会延至一
年甚至更长时间。就像对病菌入侵的反应一样，二期是人体的器官组织

对感染的一种全面反应，感到不适，头痛，或许还会咽喉疼痛，发低烧，大约有 75% 的病例出皮疹。这种疹子很重要，因为它会以各种不同的形式出现。梅毒被称为"模仿秀"（the great mimic），就是因为它会与许多其他病混淆。尤其是这种疹子，有时像麻疹，有时像天花，有时又与别的皮疹类似。总之，二期不会延续很长时间，然后病人就会进入早期潜伏阶段。在此期间，病人看起来症状全无，虽然有时会再出一周左右的疹子，然后疹子消退。在二期和早期潜伏期，病人的传染性很强。最危险的时候是早期潜伏期，因为这时病人会传染给别人，但看起来却一点病也没有。

梅毒大约在发病两年后发展到晚期潜伏期，仍然没有什么症状，且病人基本也不传染。不能说他的病好了，因为化验血表明，在身体组织内存在着梅毒病菌，但病情没有继续发展。可能在病人的余生情况都是如此，他会死于一些不相关的原因。

潜伏期或许会平安无事地延续多年，而梅毒患者则生活在虚幻的乐境中，相信不再会有危险。实际上，它只是发展到了一个相当长的慢性阶段。在最初感染后的 3 到 10 年甚至 20 年后，三期梅毒的症状才开始出现。因为梅毒会侵犯身体的几乎各个系统，因此也就有了许多症状。三期梅毒的典型损伤是梅毒瘤会出现在身体的各个部位：骨骼、心脏、喉咙、皮肤。有人认为，霍尔拜因画的亨利八世肖像，他鼻子旁的肿块就是个梅毒瘤。

由于抗菌素治疗的进展，与初期和二期不同的三期梅毒到 20 世纪后期在西方世界已经很少出现。在过去，症状表现在血管的变化上，梅毒造成血管壁脆弱、鼓胀，直至主动脉或是某根脑血管破裂而死亡。神经系统也会因此受影响，引起脊髓痨这样的病，患者逐渐瘫痪失禁。有的大脑本身受到损害，出现可怕的个性的变化，最终导致麻痹性痴呆（GPI），患者处于不能自理的躁狂状态。在出现这种结局之前，病人通常还会产生某些表面合乎情理，但实际却怪异、堂皇的念头。柯南道尔曾讲过一个年轻农场主的故事——由于农业不景气，他的农场经营迅速滑坡，这时他却对自己的前景非常乐观，这让他的邻居感到吃惊。他提议放弃常规的耕作，在整个地区种杜鹃以垄断市场。假如市场真的会被垄断，他的计划也许合乎情理。大多数没有得到治疗的病人会在出现麻痹性痴呆最初症状的五年内死去，但也有一些病人从来没有明显的精神失常或是不能自理。脑子里的病症改变了他们的行为方式，但他们多少仍能过正常人的生活，最终死于其他病症。他们或许会被一些愚蠢的念头毁了自己，也可能会以暴力吓坏家里人。

梅毒更让人害怕的一个特点是，它能通过胎盘供血由大人传给孩子。假如母亲处在发病期或是早期潜伏期，她的孩子可能会在没出生时就死去，但通常最早也会到怀孕四个月时才会死亡。因此，可以这么说，在怀孕四个月前有习惯性流产的历史不能说明有梅毒，而在怀孕四个月后习惯性流产却很可能是因为梅毒。如果母亲拖延到以后的阶段，孩子会有很大可能活着生下来；若是病被很快治好或是已经治好，也许能生下正常的健康孩子。不过梅毒很少有"一成不变的模式"，在一个梅毒病人家庭里，可能既生健康孩子，也生有病的孩子。

得病的孩子像母亲一样也会经历同样的阶段，但发病过程显然因人而异，虽然不总是但却经常出现一些特殊的症状。这些症状包括骨骼缺陷、视觉和听觉受损以及牙齿畸形。著名的"哈钦森三联征"最早是在 1861 年，由伦敦医院的乔纳森·哈钦森描述的。这一病征包括耳聋、视觉受损以及牙齿呈锯齿形。耳聋是由听觉神经受损引起的，会延续终生，或许还会加重。被称为间质角膜炎的视觉缺陷最有可能出现在 5 岁到 15 岁之间，这种病的最初症状是在角膜中心附近的模糊区域不断扩展。两三个月后，整个角膜一片模糊，另一只眼睛也受影响。孩子会失明，或者是几乎失明，但在一年或是 18 个月内会有明显改善。浑浊的

43

翳将终生存在，因此视力不可能完全复原。不知是什么原因，受影响的男孩差不多是女孩的两倍。他们遇到强光会感到眼睛疼，大都养成了像生气时闭目皱眉一样的习惯。

上面所说的大多数是现今如果不治疗梅毒时会出现的情况。在 15 世纪末欧洲刚出现这种病时，医生在诊治中并不总是正好遇到同样的情况。

据当时人记载，从 1495 年开始似乎有一种新的疾病传遍欧洲，再从欧洲传到印度、中国、日本直至世界其他地区。早先医学史家同意这样一种说法，这种病源自法国国王查理八世的军队。1494 年秋，查理八世发动了对意大利的入侵，1495 年 2 月进攻那不勒斯。也有可能这种病源自那不勒斯，被传给法国军队。这支约有三万人的军队实际上并不仅仅由法国人组成，里面还有从德国、瑞士、英国、匈牙利、波兰和西班牙来的雇佣军。大批士兵患病迫使查理撤军，放弃了征服意大利北部的企图。这应该是真的，并且提供了一个疾病如何影响历史进程的例子。还有这样的口头故事流传，说是他残余的军队解散回到家乡，因而把病传到他们家乡的欧洲许多地方。此后不久，这种病就有了不同的名字，按照推测病的源头命名。我们听说的有"法国病"、"那不勒斯病"和"波兰病"。几年后在中国又被称为"广州病"，在日本被称为"中国病"。英国人称之为"法国痘"或"大痘"，在法国通常也称为"大痘"。法国人还称之为"西班牙病"。这给我们留下了最早有关梅毒来源的说法。

克里斯托弗·哥伦布 1492 年 10 月 12 日最初看到的新世界，可能是巴哈马群岛中的一个岛。在 10 月到第二年 1 月间，他访问了古巴和海地，1 月扬帆返回欧洲。1493 年 3 月 15 日，在他出航的港口帕洛斯上岸。与他随行的有 10 个西印度群岛土著和 44 名船员，其中有个土著在上岸后不久就死去。船员被遣散，据说有些人参加了冈萨罗·科尔

44

多巴的军队，与查理八世一起进军那不勒斯。哥伦布带着 9 个土著去塞维利亚，在那儿留下了 3 人，带着剩下的 6 人去了巴塞罗那。4 月底，6 个全是男性的土著被赤裸着在西班牙宫廷展示。他们被描述为皮肤棕色，相貌清秀，像亚洲人而不像非洲人，没有提到有什么明显的疾病。

25 年以后的 1518 年，有一本在威尼斯印的书最早提到，"一种西班牙病"是在 1492—1493 年哥伦布领导的远征中，由海员从美洲（或是西印度群岛）带进来的。这种说法得到冈萨罗·弗兰德斯·奥维多·瓦尔德斯的支持，他还把这一说法传播开来。此人是西班牙宫廷中的一个侍从，自称看到过哥伦布展示的"印第安人"。奥维多几次航行到西印度群岛，宣称他在土著中发现了新病的证据。1539 年，有个叫罗德里格·鲁伊斯·迪亚斯·伊斯拉的医生发表了描述"西印度病"的出版物，还宣称自己在巴塞罗那至少给一个哥伦布的船员看过病。我们可以合理地想象，当哥伦布在城里把印第安人向宫廷展示时，他的船员陪伴着他。

所以第一种说法假设，梅毒是在 1493 年由西印度人乘船带入欧洲的。许多医学史家支持这种看法。对此有利的证据是，无疑大约就在哥伦布回来时，一种危害极大的新病出现在欧洲。另一常被引证的事实是，最早也是较盛行的一种疗法是用圣木做药，从两种常绿乔木"药圣木"（Guaiacum officinale）和"圣木"（Guaiacum sanctum）中提炼出树脂，这两种树就出产于南美和西印度群岛。圣木在 1508 年被当做治病的药，在最早提到梅毒起源于西印度之前十年。这当然对这一说法有利。但反对这一说法的人认为，提到无疗效的圣木被引进并不是因为它是当地人的一种传统疗法，而是有意为了支持西印度起源说。对这一说法不利的看法还有，没有任何证据说明梅毒是被美洲印第安人或是与哥伦布一起回来的 24 名海员带来的。有意思的是，哥伦布或是美洲人带来的说法，是在他返回欧洲、梅毒被认为第一次出现后四分之一世纪

45

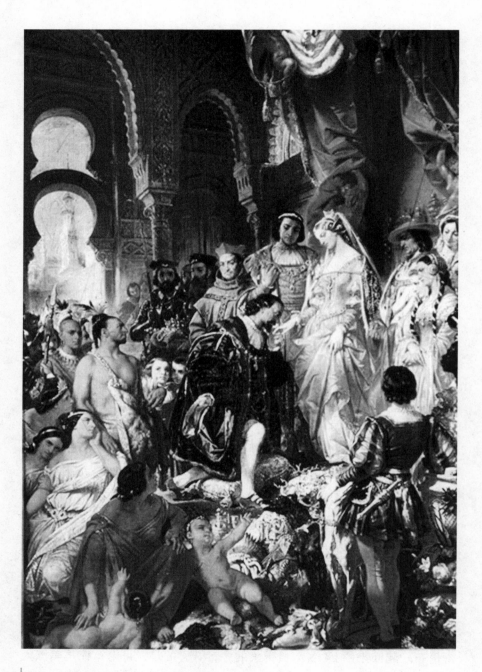

哥伦布带着印第安人回国受到欢迎

时才有人相信。当然也有可能会在后来对西印度群岛的远航中发现新的事实。

第二种说法认为，梅毒起源于非洲，是随着奴隶进口被带进西班牙和葡萄牙的。1442 年，航海家亨利亲王领导了一次葡萄牙人的远航，到达了非洲的大西洋沿岸，在贝宁湾停泊。有一位船长奥塔姆·冈卡维斯俘获了几个摩尔人，把他们当俘虏押到船上。亨利亲王命令冈卡维斯放了他们。他这样做了，得到金砂和十个非洲土著的奖励。这些奖品在葡萄牙卖出了大价钱，由此引发了规模很大的黑奴贸易，从非洲运黑奴去葡萄牙和西班牙。这些奴隶的许多后代成了基督徒。1502 年，斐迪南国王下令把这些基督徒奴隶用船运到西印度群岛。被运走的人相当多，使得海地总督对岛上非洲人数目的增加感到吃惊，在第二年就要求停止这一贸易。

第二种说法的根据是存在一种叫雅司病的非洲病，这种病的致病菌与梅毒实际上不同。与梅毒不一样的是，这种病主要不是通过性接触传播，而在光着身子一起玩的孩子中特别常见。由于这个原因，真正的雅司病只在热带才有，患者身上会长出让人很不舒服的皮疹。对雅司病和梅毒是否是同一种病的不同表现，有多种说法。有些人认为，假如热带的雅司病传到气候寒冷的地区，那里的居民通常都衣着整齐，传染就会像普通的梅毒一样主要通过性接触传播。这一说法很有说服力，因为它能用来解释梅毒在欧洲刚出现的那些年的情形。但明显的皮肤病无疑有时会与真正的麻风病混淆，麻风病让所有人都感到特别恐惧，部分原因是病人可怕的组织坏死，另外部分原因是大家都相信，麻风病人是上天为其不可宽恕的罪孽而施的惩罚。有人敏锐地指出，哥伦布带回来向宫廷裸着身子展示的 6 个美洲印第安人不可能有病，因为肯定会有人注意到他们身上明显的皮肤损伤。同样的反对意见也被用来针对非洲奴隶起源说。考虑到对皮肤病的极度恐惧，商人们不会用船运患雅司病的

46

奴隶。

非洲起源说的扩展将梅毒传入欧洲的年代大大提前。赤道附近的非洲人已发现通往埃及、阿拉伯、希腊和罗马的道路，他们或许会带去雅司病。这就意味着梅毒是一种很古老的欧洲病，而一些不明的原因使其在 15 世纪末危害性和传染性大增。有些历史学家主张，常被认为是十字军从黎凡特带回的麻风病实际就是梅毒。毫无疑问，在梅毒猖獗前，麻风病从欧洲（或是从欧洲医学文献中）消失了。另外，无疑这两种传染病都会出可怕的皮疹，当时的医生难以区分它们。

反对任何一种古代起源说的人抱着这样的证据，梅毒常会在骨骼上造成可以看出的永久变化，现在的病理学家辨认得出。而经碳元素测定年代，在欧洲 16 世纪初以前的骨骼遗存上没有找到梅毒侵害的可靠证据，欧洲 16 世纪以后墓葬中发掘的骨骼尤其是颅骨上也没有证据。对南美和西印度群岛墓葬中发现的证据还有争议，虽然在哥伦布远航前的骨骼上发现有明显的梅毒侵害，但因数量太少不能断定这种病起源于美洲。

因此，我们最好对梅毒起源于何处姑且存疑。可以肯定，当时的医生以为，在 15 世纪 90 年代有一种危害很大的新的疾病迅速传遍欧洲。他们没有我们现代用于诊断的辅助手段，对病的描述也不像我们希望的那样清楚，但他们能够做出如实的观察。假如不验血或是没有细菌学家的帮助，仅靠初步检查，一位现代医生也可能无法诊断像梅毒这样神秘的疾病。

1519 年，乌尔利希·冯·胡腾在德国发表了描述这种病的著作。按照他的说法，梅毒最早是 1497 年在那里出现，传播范围很广，引起"让人难忍的疼痛"。大约在七年以后，这种病有了变化，而这种变化不是任何治疗方法引起的。他说，严重、明显的皮肤伤害并不多见，因为病人不再显得那么难看，感染的危险就更大。胡腾做了重要的观察，在1519 年他写作时，梅毒传播看来只是通过性接触。迪亚斯·伊斯拉在1539 年的描述中叙述了今人所知的各期症状，他还补充了晚期病人会发热、消瘦、持续腹泻、出现黄疸、肚子肿胀、神志失常、昏迷直至死亡等发病症状。

早期有关梅毒最重要的著作是吉洛拉莫·弗拉卡斯特罗在 1546 年写的。1530 年，他在维罗那发表了一首题为《梅毒或法国病》的长诗，在诗中给了这种病以现代的名称（Syphilis），来源于一个想象中的牧人西菲卢斯（Syphilus），不过这个名称直到 18 世纪末才被广泛使用。他 1546 年在威尼斯出版的《传染病论》中这样描述梅毒：开始时生殖器上有小溃疡，接着出带脓的皮疹，通常皮疹先出现在头皮上。这些脓包溃烂得很深，连骨头都会露出来。病人还会患上一种"恶性黏膜炎"，损害腭腔、小舌和咽部。有时嘴唇和眼睛都会毁掉。然后出现梅毒瘤，同时有肌肉剧痛、困乏和消瘦的症状。弗拉卡斯特罗认为，这种传染病在近 20 年（即自 1526 年起）症状有了变化，因为在他看来，许多患者的脓包比以前少了，而梅毒瘤却比以前多了。

这种新病没有以腺鼠疫那样的速度传播。即使我们把 1493 年当做疑似梅毒的疾病在欧洲最早出现的年份，到 1496 年传入英国也有三年的空当。1499 年传入波兰，1500 年传入俄罗斯和斯堪的纳维亚，1505 年传入广州。有些国家传入得相当晚：1569 年传入日本，1753 年传入冰岛，直到 1845 年才传入法罗群岛。让人感到有趣的不解之谜是，此病在 1498 年传到了印度。乍看起来不可能这么早，但实际上这却表明不管欧洲人的梅毒起源于何处，欧洲本身在把病传到世界各地中起了作用。1497 年 7 月，瓦斯科·达·伽马率领一支由 4 艘船和 160 人组成的远航队离开里斯本，绕过好望角，向北向东航行，1498 年 5 月 20 日在马拉巴河边的卡利卡特上岸，船员们随身带去了梅毒。

　　这种病在欧洲历史上初次出现时，传染性要比今天大得多。数字并不可靠，据说在16世纪初约有三分之一的巴黎市民被传染上了。学者伊拉斯谟在1519年写道，任何没有感染上梅毒的贵族都被看成"土包子"。对梅毒早期猖獗后来回落的情况很有趣的证实是托马斯·莫尔爵士提供的，他是位可靠的见证人。1529年，他针对有人要求镇压修道院医院，写了小册子《炼狱中的灵魂祈求》。小册子里面有这样一句话："30年前那里有五人染上法国痘症，现在是人人染疾。"意思是说，1499年有五个病人因梅毒上医院，到1529年每个人都进医院。

　　但为什么在16世纪梅毒的传染性强？假如这种病确是从新世界传来的，那么它就会对一个完全没有适应力的社会造成传染。人们可能毫无免疫力，不管是绝对的还是相对的免疫力，是从母体遗传的还是前一次得病产生的免疫力。因而，在疾病刚出现时，病情会比较严重，传染的机会也较大。但我们必须承认，有可能欧洲的梅毒起源于雅司病。这可以解释为什么会有大面积皮肤损害，传染危险较大，或是通过直接接触传染，或是通过性交以外的方式传染。有一种很简单的接触方式，研究梅毒的历史学家竟没有注意到：在都铎时代，通常的问候方式不是握手，而是接吻。接吻在两性之间和所有各阶层间通行，通常是嘴对嘴接吻。

49　　因此，比较常见的传播方式是非性接触传染，通过嘴对嘴接触，一个人传给另一个人，或是通过共用的器具喝水、饮酒传染。在这样的情况下，最初的下疳会出现在嘴唇或是舌头上。在那些不注意个人卫生的年代，这些症状肯定常会被忽视，或是被错当成脓包病的"唇疮"。比如，红衣主教沃尔西就被指控"以在耳边喘气、吵嚷的方式"把病传给了亨利八世。他可能是这样做了，但红衣主教本人也同样受嘴上的唇疮之苦。当然肯定也有许多通过性接触传染的例子，但我们在探讨16世纪早期的梅毒时，不必去寻检那些不道德的关系或是说得有声有色的丑闻。同样有可能甚至可能性更大的是，梅毒是通过性接触以外的方式传播的。

梅毒广泛传播的另一原因在于，有神经或动脉损害的三期梅毒看起来好像与早期无关。并不是所有梅毒都会出现明显的皮肤病变，早期病变——一期的下疳和二期的皮疹——会被误认为是小毛病，不治疗也会很快消失。一些名词第一次被使用的年份也可以给这一假设提供证据。《牛津英语辞典》中给出了下列年份：痘1476年，大痘1503年，小痘1518年。"痘"一词出现在梅毒传入前，是任何皮疹的别名。"大痘"一词出现在梅毒传入英国后七年，显然是用于梅毒皮肤病症的通常叫法。1518年出现的"小痘"（Small Pox）一词不可能是指疫病"天花"（smallpox）的专门名词，因为在1518年以前天花早已为人所知，老护士在诊断"穷孩子出痘发热"时，无疑经常把它与其他皮疹混淆。实际上，"小痘"几乎肯定就像它字面意思所指，比"大痘"轻一些，用来指二期梅毒的皮疹，常与麻疹一类的各种"小痘疹"相像。因而，可以这样认为，许多患者终生也不治疗，一直没有意识到他们得了梅毒。

说到这种病在历史上的影响，其破坏性极大。梅毒造成的灾难和悲惨的故事表现在方方面面。像南太平洋岛屿居民这样重要的人类遗存整个被毁灭；身居要位的优秀政治家成为流口水的白痴；艺术家、画家和诗人也被毁了。法国的法兰西斯一世、教皇亚历山大·博尔吉亚、贝文努托·切利尼和图卢兹–洛特雷克，温斯顿·丘吉尔的父亲伦道夫·丘吉尔，这些仅是从成百上千受害者中随意挑出的几个。数百万普通男人和女人同样成为受害者。正如我们在"恐怖的伊凡"例子中看到的那样，还有数百万人间接受害。毫无疑问，伊凡是个梅毒患者，在苏联统治时期，他的遗骸从莫斯科克里姆林宫的安息地挖出，人们发现他的骨头上有明显的损害。

50

莫斯科大公、全俄罗斯第一位沙皇伊凡出生于 1530 年 8 月 25 日。1533 年 12 月他的父亲瓦西里三世去世时，三岁的伊凡继位为大公。表面上，伊凡是那个时代一位典型的俄罗斯亲王，年轻时忙于打猎、调情、饮酒、抢劫商旅以及恐吓不幸的农民。但有点与众不同的是，他在内心里是个严肃的学者，喜欢与出身较低但有教养的教士交往，而不喜欢与没文化的贵族来往。他选择了一个教士阿历克谢·阿达舍夫作为自己最亲密的朋友和顾问。1547 年 1 月，伊凡加冕为沙皇，他是第一个有此正式称号的莫斯科统治者，理由是他是拜占庭皇帝君士坦丁·莫洛马克孙子弗拉基米尔的后代。两周后，他与一个虔诚、慈爱的女子安娜塔西亚·扎卡琳娜·科西娜结婚。

同年，一场大火毁坏了莫斯科城的大部分。大主教马克里趁这场灾难出现的机会让伊凡意识到，自己年轻时的行为放荡有罪，促使他改革。以后的统治时期被看作是俄国历史上最开明的时期之一。伊凡制定了一些法典，放逐了最霸道的贵族，还部分改革了拥有全权的教会，在莫斯科和其他大城市创办了学校。虽然伊凡既非勇士也非良将，但他以征战的精神激励军队，从异教徒鞑靼人的部落夺得了喀山，把他的帝国沿着伏尔加河扩张到了阿斯特拉罕。1558 年，他转而向西去对付条顿骑士。1560 年夏，他把领土扩展到了与普鲁士交界的里加。

51　　按照我们的标准，即使是在早年的岁月，伊凡无疑也是个残酷的暴君。不过按当时俄国的标准，即使是欧洲的标准，他在 1551 年至 1560 年间的统治还算是明智仁慈的。他在与国务会议商讨事务时发挥着主导作用，但他允许畅所欲言。他接受来自各个阶层臣民的意见书。据说在俄国历史上他是第一个也是最后一个国内最穷的人也能面见的君主。

1552 年 10 月，安娜塔西亚生了儿子德米特里，他只活了 6 个月。9 个月后她生了另一个儿子伊凡，1558 年又生了第三个儿子费多。沙皇伊凡可能是在婚前与妇女调情时得了梅毒。我们推测——也仅仅是推测——婴儿德米特里死于先天性梅毒。贾尔斯·弗莱彻在《罗斯国家》一书中写到了费多，费多在"恐怖的伊凡"死后还活着，他"中等身材，偏矮偏胖，脸色灰黄，有点浮肿，鹰钩鼻，腿有毛病，走路不稳，体态臃肿，显得懒散，脸上通常都带着笑容。智力呆板迟钝"。虽然没有诊断材料能提供任何证据，但上面的描述表明，费多可能也得了先天性梅毒。

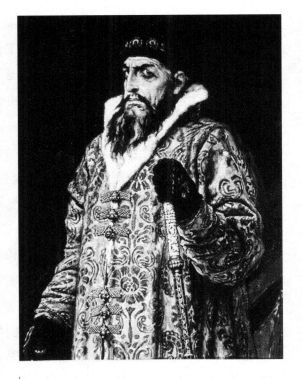

伊凡四世

安娜塔西亚死于1560年7月，伊凡伤心欲绝，在葬礼后不久，他就长时间酗酒放荡，以此来消除痛苦。他的头脑里产生了怪念头，认为自己的朋友阿历克谢·阿达舍夫和高参教士西尔维斯特用巫术弄死了安娜塔西亚。他饶了他们一死，但将两人免职关了起来。然后他处死了阿达舍夫的兄弟，一个有战功的军人，还处死了阿达舍夫12岁的儿子。接着，他又下令处死作为他朋友的玛丽亚·玛格达琳娜和她的五个孩子。1561年8月21日，伊凡娶了一个富有的切尔卡西亚人的公主，但这并不妨碍他在1563年向英国女王伊丽莎白一世求婚。在同一年，他率领一支大军入侵立陶宛，夺取了重要的商业城市波洛茨克，整个立陶宛似乎就要落入他的掌控之中。然而他的尚武精神消失了，在莫斯科，他又恢复了放荡的故态。他的新皇后生了儿子瓦西里，却只活了五个星期。

到 1564 年底，发生了第一件荒唐事，显然表明伊凡这时已因梅毒

影响到大脑，出现了麻痹性痴呆（GPI）。12 月 3 日凌晨，在克里姆林宫广场上停了几辆雪橇，仆人们从宫中拿出金银珠宝放在雪橇上。沙皇、皇后和两个皇子坐上一辆雪橇，然后雪橇队列出发，不知驶往何处。在这天晚些时候，伊凡让人回来送信："因为不能容忍我周围的背叛行为，我不再管理这个国家，而是按上帝指引的路去走。"不知所措的贵族和主教四处搜寻，他们在莫斯科西北 100 英里远的小村子亚历山大罗夫发现了他，恳求他回去。伊凡同意了，提出条件，他有权处决任何他想处决的"叛徒"，在克里姆林宫外面的房子住，并要有一支由 1000 人组成的个人卫队（oprichniki，特辖军团）。1565 年 2 月 2 日，他回到莫斯科，两天后屠杀开始。"特辖军团"扩大成有 6000 多暴徒的组织，克里姆林宫外面的房子成了一座奇怪的修道院，伊凡是院长，300 名"特辖军团"成员当修士，他们在貂皮大衣和金边衣服外面披上黑袍。每天从早晨四点的晨祷开始，到晚上八点的晚祷结束，伊凡祈祷的热情之高使得他总是因虚脱而碰伤额头。一次次的祈祷常被他去行刑室打断，为了方便，行刑室就设在地下室。

伊凡统治后期的日子是一个有关折磨和鞭刑、火焚和水煮以及各种可怕的死亡方式的故事。因为一次证据不足的谋反，他对诺夫哥罗德全城进行了可怕的报复，在五周内有几千人被鞭打至死、放在小火上烤或是丢在冰块下。1570 年 7 月 25 日，在莫斯科处决人时，伊凡本人和儿子伊凡都参与了这件可怕的事。维斯卡瓦提亲王被吊在架子上，被人用刀割下一片片肉死去，这时伊凡强奸了亲王夫人，他的儿子强奸了亲王的大女儿。这只是从 1565 年至 1584 年整个恐怖时期的两个片段。伊凡疯狂的顶点是杀了自己的儿子——皇位继承人伊凡。1581 年 11 月 19 日，在一阵致命的狂怒之中，他用有铁尖的权杖把儿子刺死了。

伊凡对与英国的伊丽莎白结婚不成颇为失望，转而向女王的表妹女勋爵玛丽·哈斯丁斯求婚。在遭到拒绝后，他竟宣称愿意娶女王的任何女性亲属。伊凡不顾自己已结婚这一现实，看来是对与英国建立王室联姻的古怪想法着了迷。伊丽莎白可能是对俄罗斯公司的财富印象深刻，派出使节向伊凡保证，她十多个女亲属中任何一个都会乐于与他结婚。而俄罗斯公司是在 1553 年根据伊凡的特许状建立的。对某个不知名的姑娘来说非常幸运的是，伊凡在这个计划尚未有进展时于 1584 年 3 月 15 日去世了。他最后的日子是可怕的，处在失眠、恐惧和狂乱之中，身边都是占卜者，他抚弄着珠宝，述说珠宝的治疗功效。死亡的直接原因是在某次准备好棋盘下棋时中风发作。

有成千上万臣民因伊凡患梅毒而送了命，但从长远来看，他的病对历史的影响要大得多。假如这第一位沙皇是开明统治而不是冷酷专制的典范的话，整个俄国沙皇制度的类型是否会按照不同的样式发展，对此还有争议。伊凡杀了自己的儿子，或许是把国家从血腥统治中拯救了出来，因为"恐怖的伊凡"训练了儿子的冷酷和贪欲。伊凡把皇位留给一个先天性的白痴费多去继承。由于费多无法统治，他先是由鲍里斯·戈都诺夫监国，然后又被取而代之。1605 年 4 月戈都诺夫死后，俄国一直处在混乱中，直到 1613 年第一位罗曼诺夫被选出来后才有了统一的迹象。

可以肯定伊凡得了梅毒，但与他差不多同时代的英国的亨利八世是否得了梅毒还有争议。许多作者断然否定亨利得过梅毒。他肯定得过什么病，但不同的专家对病的性质有不同看法。痛风、静脉曲张、股骨骨髓炎、比武时一次或多次受伤、坏血病——所有这些都被认为可能是他个性改变的原因，这一改变在亨利 40 多岁时已很明显。考虑到有这么多不同的看法，看来有理由重新来验证一下相关的证据，因为不管他得

53

的是什么病，无疑它对国王起的作用曾深深地影响到英国以后的历史。

首先，可以这么说，上面提到的病亨利都有可能得。在 16 世纪，一个人活到 56 岁，如果只得一种慢性病应该算是幸运的，因为那时多数病都无法治愈。亨利参加当时的粗野运动，据说出过两次事故，受过伤。他大吃大喝，晚年长得过于肥胖，假定他有静脉曲张并不让人感到奇怪。痛风和坏血病这两种病与饮食失调有关，当时是常见病，亨利的生活习惯肯定容易患痛风，但这不能用来证明他没有得梅毒。

亨利生于 1491 年，也就是梅毒在欧洲突然出现的前两年。因而，了解他祖先的情况没有什么意义，而了解他后代的情况却很有关系。他 6 位妻子中的第一位阿拉贡的凯瑟琳是玛丽女王的生母，为他生了一个男婴，却在几天内就死了。她至少有 3 个孩子是在腹中怀孕七八个月时死的。安妮·博林是女王伊丽莎白一世的生母，她曾在胎儿 6 个月、3 个月和不知月份的情况下各流产一次。简·西摩有一个儿子是国王爱德华六世，这个孩子生于 1537 年，在她 17 个月的婚姻生活中，看来不会再怀孕了。与克利夫斯的安妮的第四次婚姻从来没有圆房。在 1540 年至 1542 年间，凯瑟琳·霍华德是亨利的妻子，她没有怀过孕，而凯瑟琳·帕尔 1547 年在与亨利结婚四年后成了寡妇。

亨利至少有 4 个孩子，有一个是非婚生的男孩里士满伯爵亨利·菲茨罗伊，17 岁时死于肺部感染，可能是肺结核。我们不知道他别的健康状况。伊丽莎白一世死于 69 岁的高龄。据说她眼睛近视，也许有理由相信她不能生育。在听到边境以北有一个斯图亚特王朝的继承人出生时，她这样说："苏格兰的玛丽是一艘装着漂亮儿子的驳船，而我只是一段不结果实的树桩。"玛丽·都铎死时 42 岁。她眼睛深度近视，说话声音很大，就像耳聋的人一样。据说她"鼻子扁平"，流着味道恶臭的脓，她的丈夫菲利普二世对此颇有怨言。婚生儿子爱德华六世死于 1553 年，时年 15 岁。他从来就不是个健康的孩子，死亡原因仍很神秘。就在去世前一年多的 1552 年 4 月，他生了病，"身上出麻疹和小脓包，这些东西从他身上脱落，被看成是从他身上清除有害体液的一种方法，而这些体液积聚久了就会使人生病、送命"。毫无疑问，从 1553 年初开始，他的肺结核病（痨病）日益严重，但在生命的最后两个星期，他的身上出了皮疹，指甲脱落，手指和脚趾的第一关节坏死。大家都认为他中了毒。

上面所谈历史的每一单个事件都可以看成是得了别的病而不是梅毒，但证据是相互有联系的。阿拉贡的凯瑟琳 3 个胎儿都死在怀孕 4 个月以后，安妮·博林是在怀孕 6 个月时流产的，1552 年爱德华出皮疹，一年多后他就死于某种病症，像是肺结核和先天性梅毒的综合症，梅毒造成了手指病变。这些都是证据。我们还有其他证据：伊丽莎白和玛丽近视，据说玛丽还耳聋，她的鼻梁扁平，流恶臭的脓——这些症状都有可能是先天性梅毒引起的。最后，我们还有亨利后两次婚姻的例证。正如史家认为的，假如他结婚的原则是想要都铎王朝的世系人丁兴旺，那么就可推断他在近 50 岁时已经不能生育，或是已经性无能。这是推断他患了梅毒的有力证据。

至于亨利本人，在他年轻时威尼斯人帕斯奎尼戈这样形容他："是我看到的最英俊的君主，超出通常身高，腿肚子上的肌肉很结实，皮肤白皙、明亮，赤褐色头发按法国式样梳得又直又短，圆圆的脸，很漂亮，像个美女，他的脖子颀长、粗壮。"这个 19 岁少年拥有一切：体格健美，仪表端庄，富有魅力，头脑聪慧。他可能是戴王冠的人中最有男子汉气质的典范。他沉迷于各种体育锻炼、舞蹈和音乐，但主理国务的大臣沃尔西明确表示，亨利是自己掌管统治事宜，有主见，不会轻易被人说服。

1514 年 2 月，亨利 23 岁时得了天花，但没有出脓包，看来是顺利地完全康复了。也许我们有必要对这一诊断提出疑问，就像我们对他儿

55

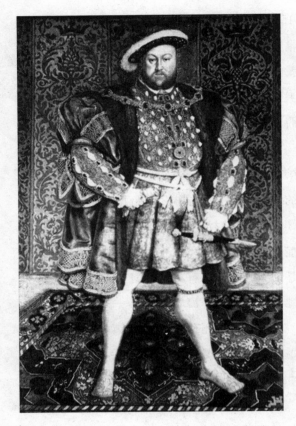

56

亨利八世

子 1552 年出皮疹的情况提出疑问一样。1521年，亨利第一次染上了疟疾，这是 16 世纪英国的一种常见病。在后来的余生中，他还不时为这种病所苦。三年以后的 1524 年 3 月，他在与萨福克公爵比武时出了一次事故，但受的伤似乎不重。1527 年亨利开始头疼，1527 年到 1528 年间他的大腿上开始出现人所周知的溃疡，在后来的日子一直折磨着他。

1527 年是关键的一年，亨利时年 36 岁。直到这时为止，他的统治还算明智、温和。其间虽然发生过多次危险的暴动，像 1517 年"罪恶的五朔节"（Evil May Day），都被坚决地镇压了下去，按当时的标准还不算残酷。在那些年中，亨利为英国的海军机构打下了基础，修造船只，建立领港协会，改善港口，建造船坞和货栈。1521 年，他在"全英国有学问人"的协助下，写文章从学术上反驳马丁·路德，为此教皇利奥十世给了他"信仰维护者"的称号。直到今天他的继承者在登基时还用这个称号。亨利鼓励托马斯·莫尔为提供洁净水、处理污水所做的努力，虽然这些努力大多徒劳无功。由于治疗黑死病已不再是教会的特权，结果江湖郎中和没有文化的游医应运而生。1512 年亨利颁布法令试图规范行医，要求由教区主教和他任命的专家来检查医生的资质。根据这一法令，英国在 1518 年建立了医师学院。亨利本人是个有经验的业余医生，他在这些改革中起了作用。

从 1527 年开始，他的个性开始改变，由优秀的年轻人变成一个孤僻、尖刻的暴君。改变无疑部分是由于他对与凯瑟琳离婚的担忧引起的，因离婚引起的争议持续了不下六年时间。1531 年他最早出现了心理失衡的明确迹象。这时亨利颁布法令采用一种新的恐怖惩罚方式，把人用水煮死，至少有三个人是被这种方式处决的。在亨利去世几个月后，爱德华六世的顾问废除了这一法令。1533 年，亨利颁布了第一个"叛逆法"。法令规定，任何人诽谤亨利与安妮·博林的婚姻，或是对此怀有偏见，都犯有叛逆罪，要面临野蛮的死刑，将会被吊起活着肢解。

1534 年亨利的恐怖统治开始，他不加区别地屠杀罗拉德派教徒、路德宗教徒、再洗礼派教徒和天主教徒，接着在 1535 年残酷处决了加尔都西修道院院长和所有修士，还砍掉了圣徒托马斯·莫尔和主教约翰·费希尔的头。1536 年 1 月 17 日，亨利在比武时受了重伤，昏过去两个多小时，直到 2 月 4 日才完全复原。这一事故为认为亨利基本上是"迷糊"（punch drunk）了的看法提供了依据，但这是在他性格明显改变九年后才发生的。脑震荡肯定加剧了他的病情，从这时开始，我们必须把亨利的行为视为绝对不正常。他对待安妮·博林很野蛮。作为英国教会的首领，他可以很容易就与博林离婚，但他却将她处死，并把她的女儿称为杂种。1538—1540 年，他还镇压修道院，将敢于拒绝或拖延服从他命令的任何修道院院长或修士都吊死。英国许多中世纪的艺术品被任意毁坏，这样毫无理由地毁灭文化，肯定不会得到在 1509 年登基时的这位有文化的优秀青年学者赞同。

在实施镇压的年代，亨利不断受到头痛和失眠的折磨，喉咙疼痛，

57

腿上的溃疡已成瘘管。1538 年 5 月他已 47 岁，据说他"有时说不出话，脸色发黑，极为危险"。法国大使卡斯蒂永记载了这一事件，他认为亨利的变化与腿上的瘘管有关。对此，还有人认为，亨利受到肺部栓塞的折磨，由于静脉曲张血块堵塞了他的肺动脉，失语显然是中风发作的结果。

1539 年，他制订了"六信条法"。这是一项重要立法，矛头针对任何对亨利的"英国教会首领"地位提出挑战的人。他把新教徒当做异端分子烧死，把天主教徒当做叛徒吊死。亨利对宗教改革摇摆不定的政策可能受到他的妻子及其"党派"观点变化的影响。无疑，亨利对克利夫斯的安妮的丑陋容貌感到苦恼，而这个女人是主张改革的党派介绍给他的，这直接导致托马斯·克伦威尔的倒台，也给亨利可靠的朋友和支持者克兰默主教带来了危险，还使得他再次迫害新教徒。人们有这样的印象，亨利开始时想改革教会，然后又对他的灵魂在末日审判时可能得到的结果感到担心。这表明他在思想上产生了分裂，一方面试图要让教会成为圣母教会的忠实儿子，而另一方面又想让教会听从他的意愿。

亨利从来没有失去对国家事务的控制。实际上，在 1529 年沃尔西倒台去世后，他就趋向于实行绝对君主制而不是立宪君主制。就在去世的前三年，他还在与法国的作战中亲自率领军队，并采取积极措施去对付英国可能遭到的入侵。虽然他过早进入衰年，头发花白，过于肥胖，但他从未衰退到智力和体力严重受损的程度。与伊凡不同，亨利死时没有惊恐不安，满口胡言。对他死时的情况说法不一，实际原因不清楚，但他死时很平静，握着克兰默主教的手，这是他的朋友中唯一到最后还对他忠心耿耿的人。

正如上文所提到的，诊断亨利的病史中是否患有梅毒争议很大，许多地方都有疑点。对一个现代医科学生，老师会教导他在写病历前先要寻找一些简单的东西。假如检查一个 15 岁的孩子，他发热、腹痛、右侧柔软但肌肉有点僵硬，这个学生就应该在考虑较少见的病之前先排除急性阑尾炎。再者，医学生一般在确定病人有多种不同病症前，应该把各种迹象和症状归为一种临床表现。亨利八世的历史应该按照类似方式去考虑。无疑，这位国王患有好几种较轻的病，但他的病史、他的王后的生育史、他的儿子爱德华可疑的死、他的女儿玛丽的残疾，甚至伊丽莎白的近视，所有这一切肯定在诊断时都要综合考虑进去。假如分开来可以解释他得了不同的病，但合在一起证据就较为明确。梅毒是 16 世纪早期一种很常见的传染病，没有理由认定亨利会得以幸免。

不管亨利得的是什么病，对英国的未来都有重要的影响。他没有一个健康的男性后嗣是强盛的都铎王朝终结的开端。他没有孙子，不管是合法的还是不合法的。都铎王朝强有力、有效率的统治让位于软弱的斯图亚特王朝试图建立的专制统治，这使国家陷入了一场内战。 59

亨利死后，9 岁的爱德华在他母亲西摩家里人的监护下继位。在西摩的支持下，爱德华成了新教徒的保护人，更无情地继续执行亨利剥夺修道院财产的做法。大量修道院的土地、财产和收入被贪婪的贵族攫取。仍然有许多人对旧时的天主教信仰有感情。爱德华统治时狂热的捣毁圣像运动使普通英国人对新教没有好感。假如爱德华的继承人、他的同父异母姐姐玛丽做事适度的话，她也许能成功地恢复罗马天主教会，虽然也许不能恢复其过去的权力，但能长久地使之成为英国官方宗教。无疑，玛丽不顾她的天主教徒丈夫、西班牙的菲利普二世的警告，坚持迫害新教徒。如果她只是每年不大肆声张地烧死几个狂热的新教徒，她或许能把自己誉为反异端的纯洁信仰的维护者。但几乎可以肯定，玛丽精神上不正常，一点也不理智。她在三年多时间里将三百多普通男女烧死在火刑柱上，此举使得她的大多数臣民都把罗马天主教看得比异教更加罪恶。伊丽莎白一世统治时的和解政策来得太晚了，以致在后来许多年中英国难以实现宗教宽容。

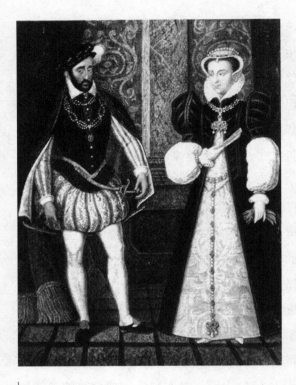

玛丽女王与丈夫菲利普二世

玛丽迫害的影响直到今天还显而易见。16 和 17 世纪许多事件的真相仍无法弄清，因为新教作家的叙述与天主教作家的叙述常常大不相同。这些陈年之火慢慢燃烧的时间没有什么地方比北爱尔兰更长了。玛丽的迫害还改变了英国人面对苦难的态度。像他们的北美表兄弟一样，他们总是崇尚勇敢，但又与其他一些民族不同，他们从不认为自愿忍受痛苦有什么特别高贵之处。这或许就是麻醉这一仁慈的科学会最先在美国和英国推行的原因吧。16 世纪受难者的痛苦不仅激起了愤怒和怜悯，而且还令人厌恶。这些人自愿忍受所受的折磨，因为受难者只要认错就会得到宽恕，在大多数情况下只要放弃以前接受的信条就行了。对大多数英国人来说，中世纪光荣殉难的观念在史密斯菲尔德（Smithfield，**伦敦一个著名的广场，既是市场，也被用来处决犯人——译者按**）的火焰中消失了。

最后，让我们再来看看为防治梅毒所做的努力。已知最早的疗法是用对付中毒的泻药和半巫术式的解毒药。虽然遭到更有创新精神的医生帕拉切尔苏斯的攻击，愈创木作为特效药直到 16 世纪末还被广为使用。这些治疗肯定毫无疗效，一种更有疗效但也更危险的药是在水银中找到的。

存于朱砂中的水银已被阿拉伯学派的医生用于治皮肤病，13世纪时卢卡的西奥多利克开的药方中就有含矿物水银的油膏。这一早期使用水银的情况被当做梅毒是欧洲的一种古代疾病的证据。另外，有些历史学家认为，有关亨利八世的治疗一点也没提到水银疗法（这难以隐瞒），表明他不可能得梅毒。这一看法不能让人信服。水银有可能只用于治疗严重的、难治的皮肤病。在亨利的病例中，除非有明显的皮肤疾患是不会用水银的，没有证据表明亨利得了皮肤病。

很有可能是因为有明显的皮肤损害，维罗纳的乔吉奥·索马里瓦才在1496年试图用水银治疗梅毒，但他不是医生。三年后，医生雅各波·贝文加里奥·卡皮在意大利因使用水银成功出了名，贝文努托·切利尼（Benvenuto Cellini，16世纪意大利的著名雕塑家——译者按）就是他的一个病人。这种疗法被称为"流涎"，因为服用金属汞及其嗅盐临近中毒时，人就会流出大量涎水。这种疗法采用口服、油膏和蒸汽浴的方式，在三个多世纪中很有效但却极不舒服，也很危险。人们为找到其他特效药还做了许多努力，但唯一一种能被长久使用的药物是碘化钾，是在19世纪40年代开始使用的，对晚期梅毒有疗效。自称掌握秘方的江湖骗子有很大危害性，英国在1917年把不够格的人治疗梅毒当做犯罪。

除非找到病因，否则就不可能对一种病进行合理的治疗。直到20世纪，人们才完全弄清梅毒的病因。1905年，F.R.绍丁和P.E.霍夫曼发现了致病菌，给病菌起名为"苍白螺旋体"（Spirochaeta pallida）。此后这一名称又被改为"苍白密螺旋体"（Treponema pallidum），现在已知这种病菌的不同亚种不仅是性病型和非性病型梅毒的致病菌，而且也是雅司病、品他病（pinta，热带美洲和加勒比地区的一种螺旋体性病——译者按）和非性病性螺旋体病（bejel）的致病菌。野口英世将病菌从已显麻痹性痴呆的病人的脑中分离出来，因而证实了一个世纪以来一直被人怀疑的致病原因。1906—1907 年，瓦色尔曼（Wassermann，**德国医生，发明梅毒血清试验——译者按**）试验的问世使得即使在潜伏期也能查出梅毒。1909 年，在经过多次试验后，法兰克福的保罗·艾利希制出了第一种"内吸抗菌药"，可以注射进血液，杀死病菌而不伤害身体组织。这就是著名的"606"，是一种有机砷化合物，艾利希称之为"魔弹"，相信它能杀死许多病菌。实际上，他的看法不对，因为它只对主要的螺旋体或密螺旋体病菌有效。这种药的处方名是洒尔佛散（salvarsan），被广泛用于治疗梅毒，但也产生了相当严重的副作用，在第一次世界大战前夕被新胂凡纳明（neosalvarsan）替代。在交战的特殊情况下，性病猖獗，这些砷剂药物就很有用处。第二次世界大战中出现了青霉素，这是抗菌素类药物中的第一种，1943 年，约翰·马奥尼不仅成功地用它治疗梅毒，还用来治疗第二种古老的性病——淋病。

就这种病的性质而言，预防比治疗更重要。预防的大敌是其隐秘性。到 20 世纪初，斯堪的纳维亚国家已经积极并切实地对这一问题探讨了将近一个世纪。但在维多利亚时代的英国和其他许多国家，卖淫和性病是禁忌的话题，官方不承认其存在。1913 年 11 月 1 日，英国政府建立了一个皇家委员会研究并建议对梅毒应采取的治疗措施。1916 年 2 月，在性病患者大量增加时，这个委员会提出了报告。简单来说，他们建议授权给地方当局提供免费的诊断和治疗。他们还有一个建议，允许管辖区域以外的居民也可以得到咨询和治疗，采用匿名这种合乎情理的做法。他们可以不必兼顾实名与匿名，决定以匿名为主。报告中最重要的部分是要求进行适当的教育，而不是对此避而不谈。

这一报告发表后，社会很快就采取行动。附属于志愿医院和市立医院的诊所 1917 年开始工作。许多地方当局采用一种最实际的广告方式，在公共厕所标上离那里最近的诊所的地址。1925 年又实行了最值得注意的改革，地方当局被授权从事一项教育计划。由于这类教育必须要经过公众讨论并公开讨论的内容才能进行，因而掩盖这整个话题的社会禁忌最终被消除了。坦率承认公众的危险加上个人可以匿名，消除了人们的不少恐惧和耻辱，这有助于将病人由一个罪人转变为一个不幸的人。

第二次世界大战中，在世界范围病例增加，英国政府采取了果断的措施。社会工作者不仅提醒人们注意治疗措施，还与其保持接触，劝他们去做瓦色尔曼试验。同时还采取措施，对发现已传染了三人以上的梅毒患者实行通报，并强制治疗。采取这些措施加之有疗效显著的青霉素治疗，病人人数大大减少。1947 年政府不再执行这些规定，但继续从事有效的社会工作，以致到 1956 年梅毒显然被遏制住了，许多诊所因没有病人而关门。类似的措施尤其是青霉素治疗，几乎在全球都取得了卓越的成效。

在后来的十年内，这一重要工作的大多数成果又变得成效甚微。与英国和美国的情况相仿，在其他国家，一期和二期梅毒病人的数目再次增加。发生这一悲剧的原因部分是病菌对青霉素产生了抗药性，部分是出现了毒性更大类型的病菌，而主要原因是在"纵容的" 20 世纪 60 年代，年轻人放松了道德规范，行为放纵。近几十年，梅毒主要在发展中国家蔓延滋长，而且人们更为关注的是艾滋病的危害，对其传播，我们将在结论部分予以探讨。

第四章

天花：被征服的征服者

现在我们必须更深入地探讨一些传染病，这些病产生于早期的文明 中心，再从一个中心传播到另一个中心，有时会造成毁灭性的后果。这些病在其原有的区域已被制服，因为人对传染病的有机体已产生抵抗力，但在通过像探险家、传教士或商人这样的移民碰巧传到那些不适应它们的区域时，它们古老的毒性就会复苏。

本章大部分内容都是叙述天花及其预防的历史。天花由病毒引起，是被称为"儿童病"的一组病中的一种，麻疹是另一种"儿童病"。这些都是大众病，不会在小而分散的居住区存在。它们起初在人体作为致病病原体肯定存在于人口最早密集的地区，因为致病有机体只能通过患者直接向另一个未被传染的人传播才能致病。在这方面，它们与斑疹伤寒和腺鼠疫这类病不同，这些病是靠虱子、老鼠、跳蚤传染，可以传给人，但其存在不靠人作为寄主。

像天花和麻疹这样的病，被传染一次就会在一段时间也可能是终生产生抵抗力或是免疫力。一个人有了免疫力就不会得病，也不会传给没有免疫力的人，因为这种病只有在发病时才会传染让人得病。这样的传染病在一个社区不会完全消失，而是以零星病例在小范围内发作。在此情况下，这种特定的病就被称为社区的"地方病"。这种病的延续总是依赖有众多未被感染、没有免疫力的人，他们一直处在危险中。单个"地方"病例会感染许多没有免疫力的人，直到它发展成会使许多人得病的严重"传染病"。在传染期结束时，完全或部分有免疫力的人达到最大数量，这种病就又退回地方状态。然后易感人群数量又会增加，全部过程再重复一次。这就决定了有一个年龄组最容易感染，比如，如果在 20 年内没有大规模流行，那么儿童和青少年的危险就最大。

麻疹通常会给人带来终生的免疫力，但在 20 世纪早期，它的传播却很容易，医生估计每五年就要大流行一次，患者大多是幼儿。因此，大部分欧洲的成年人在儿时都得过麻疹，有了免疫力。许多成年人还部分受到来自有免疫力父母抵抗力的保护，因而不可能病得很重。这种"母体遗传抗体"对易感儿童也起作用。这就是为什么麻疹在欧洲被当做典型"儿童病"的原因，也是为什么在麻疹偶然传到一个完全没有抵抗力的南太平洋群岛社区时情况就会大不一样。

1872 年，流行性麻疹在南非一个基本没有抵抗力的社区出现，1873—1874 年传到毛里求斯，1874 年传到澳大利亚。1874 年 10 月 10 日，英国政府正式吞并斐济群岛。在那年岁末，斐济国王卡科鲍带着家人和王室随从访问了澳大利亚，感受到文明的快乐。麻疹也是他们感受到的一种文明。访问团乘皇家海军巡洋舰"狄多"号离开悉尼去斐济，1875 年 1 月 15 日回家。其中有一两个人上岸时就病得很重，像是得了严重的麻疹。在三个多月内，至少有五分之一也可能超过四分之一的斐济人死亡。单是斐济群岛死的人数估计就超过四万。病魔传遍整个南太平洋，又造成差不多这么多人死亡。疾病无论在哪儿出现都会引起恐慌。当时的一位作家威廉·斯奎尔写道，许多人只是死于恐惧，其他人死于为减轻滚烫皮疹的痛苦把身体浸在海中。他相信，"只有在每个人都得了病后这种疫病才会停止"。这就是说，不仅是儿童，各种年龄的人都有危险。没人确切知道有多少人死于麻疹，因为欧洲人还带来了其他当地人不适应的致命传染病，包括肺结核和梅毒。大家都认为，当地人的好身体被毁了，人口减少到 150 年前在南太平洋群岛生活的人数的约十分之一。

在北美，有关麻疹的故事也同样有启发意义。在这个地域开阔、社区分散的大陆，不断有移民从英国和法国迁来，从欧洲中心地区传来的疾病造成的结果与南太平洋迅速的、爆炸性的流行完全不同。最早是 1635 年和 1687 年在加拿大记录了麻疹的流行。波士顿 1657 年和 1687 年麻疹两次流行，后一次很可能是从加拿大而不是从欧洲传来。1713 年、1729 年和 1739 年麻疹又多次在波士顿出现，1740 年的一次更为严重。18 世纪的帆船在海上的长途航行不利于来自欧洲的麻疹传播。假如直到 1747 年才有人报告在南卡罗来纳、宾夕法尼亚、纽约和康涅狄格发现有麻疹流行是正确的，看来这时是"美洲"麻疹在蔓延。1772 年波士顿是发病严重的主要中心，据报告有几百个孩子死在马萨诸塞的查尔斯顿地区。六年后，一种类似的致命传染病在纽约和费城猖獗，当时这种病被归为"儿童病"一类，但其危害却要比同一时期的欧洲严重得多。麻疹借助有篷马车从东海岸传到密西西比河谷、肯塔基和俄亥俄。

因为麻疹和其他出疹子病之间的区分不明确，所以上面的一些说法可能会有疑问，但在传染病史上放宽类别非常重要。这样做，一者可很好地说明某类传染病是如何形成的，再者又可说明某类传染病在与另一类传染病并发时会发生什么事。麻疹的美洲类型可能与那些在早期文明中心发展起来的类型没有什么区别。麻疹在北美发展的途径不是因传染病毒的变化引起的，而是由人口的增长和聚集引起的。刚开始，分散的社区被传染上，小社区会产生出一种抵抗力，足以防止致病病毒的生存，如果不从外面传入感染，疾病就不会再流行。如果新的感染是在几年内来的，那么病就会只在孩子中间出现。假如感染拖延到 20 年或更

66

长时间后来临，成年人也会有危险。当社区间的距离缩短、相互交往更便捷时，传染机会就会增加，易感人群的年龄也在下降，麻疹就成了一种全国性的疾病而不是地方性的疾病。可以这么说，像这样出现的任何外来疾病开头毒性都特别强，接着又回复到它以前的状态。

在探讨有很大争议的天花的历史时，我们必须记住，不仅是在一个新社区引进一种不熟悉的病会造成致命的结果，而且一种旧的传染病在引进新种类的致病机体后也会被激活。有些历史学家认为，天花早在公元前5世纪就是地中海区域的一种疾病。这种病通常会留下称为痘记（pock-mark）的疤，但在希腊—罗马任何描写人相貌的作品中都没有提到痘记。不提及可能是出于艺术上的考虑，而不能证明它不存在。另一派观点设想印度是传染源，他们提出自远古以来印度女神西塔拉（Shitala）就被用来预防天花。还有一种说法认为，这种印度病及其预防方法还流传到了中国。最早对此进行专门、明确描述的人是中国的医生葛洪，他生活在公元265年至313年。不管是起源于印度还是中国，天花都有可能是通过古代的丝绸之路从东方传来，在公元581年前就已传到欧洲。在那一年，图尔的格里高利已明确谈到，在法国有这样一种传染病。这时大约是从朝鲜由佛教僧人把天花传到了日本。天花和麻疹流行是日本从750年至1000年"瘟疫时代"的主要特征。大约在980年，日本人提到隔离天花病人的专用房屋，还提到一种悬挂红布的有趣疗法。有一个英国人，加德斯登的约翰，在1314年建议用红帘子达到同样的目的。这种"红色疗法"在民间医学中流传了许多世纪，到1893年才获得半科学的地位。在这一年，丹麦灯光疗法的先驱尼尔斯·赖伯格·芬森采用由屏幕滤去紫外线打出红光。"红色疗法"没有什么价值，但有趣的是这是"像什么治什么"的一个例证，因为天花会出玫瑰色的连片皮疹。

早期对天花最权威的记述是公元 900 年前后一个叫拉齐斯的波斯医生留下的。他的一项成就是更明确地区分了天花和麻疹。自 10 世纪以来，天花肯定已出现在欧洲、亚洲和非洲，但在欧洲，这种病的轻重程度不同。在 17、18 世纪，这种疾病的传播范围看来不那么广，对人也不那么致命。当时一些学者把麻疹当做最危险的传染病，"天花"一词很可能已被用来指好几种病，麻疹也包括在内，特征都是出皮疹。天花本身有三种类型：重症天花（Variola major）、轻症类天花（Variola minor）、牛痘（Variola vaccinae）。由于这三种都是由同一种病毒的变种引起的，所以得了其中一种也就能免受其他两种传染，尽管这种免疫力可能不是终生的。

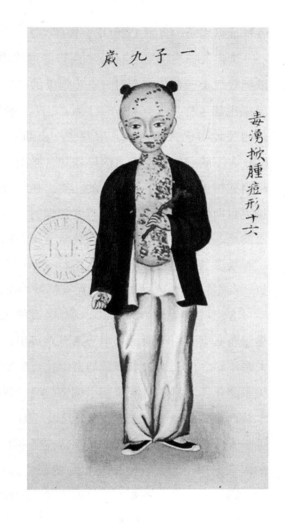

天花儿童

各种证据表明，直到 17 世纪，轻症类天花在欧洲更为常见。

重症天花在西班牙征服墨西哥的过程中起了很大作用。可以肯定，欧洲轻症类天花的存在对一支小规模的西班牙军队不声不响就打败整个国家也起了作用。1518 年 11 月 18 日，埃尔南多·科尔特斯从西班牙的殖民地古巴乘船而来，带着一支由西班牙人和美洲印第安人组成的800 人军队。他在尤卡坦海岸登陆，接见了友好的使节，并接受了墨西哥阿兹特克人皇帝蒙特祖马的礼物。在继续航行后，科尔特斯建造了维拉克鲁斯城。为得到他手下态度勉强的军队支持，他烧了船，断了回古巴的路，然后向内陆挺进到特拉斯卡拉。在那里他遇到一支敌军，在打了一场硬仗后与特拉斯卡拉人签订了条约，又在约 1000 人的特拉斯卡拉"友军"援助下，向阿兹特克首都特诺奇蒂特兰（墨西哥城）进军。

这座城市是一个有着约 30 万居民的大居住区，被一个大湖隔绝，靠三条石砌道路沟通，其中一条有六英里长。科尔特斯一度与蒙特祖马关系不错，但在这位皇帝鼓动对维拉克鲁斯发动了一次进攻后，他们的关系恶化了。科尔特斯监禁了蒙特祖马，罚他交纳大量黄金，还迫使他承认西班牙的最高君主权。6 个月以后的 1520 年 5 月，科尔特斯听说，另一支西班牙—美洲印第安人军队在潘菲罗·纳瓦埃斯率领下正从海边向内陆开来，想要恢复蒙特祖马的权力。科尔特斯留下一个军官彼得罗·阿尔瓦拉多控制首都，自己去截击纳瓦埃斯，并在一次夜袭战中打败了他。接着又有消息传来，阿尔瓦拉多在城里阿兹特克人发动的一次起义中受挫。科尔特斯匆忙赶回，1520 年 6 月 24 日回到城里时发现蒙特祖马已经死了，阿尔瓦拉多带着一小股残存军队被围困，阿兹特克人发动了大起义。科尔特斯经过一番苦战好不容易冲出城，几乎损失了一半人，逃到多少还与他保持友好的特拉斯卡拉。1520 年底，科尔特斯得到少数西班牙援军，又征召了一万特拉斯卡拉人从军，建造了一支规模不大的船队。他还下令挖一条运河，让他的船驶进围绕城市的湖中。

1521 年 4 月开始围城。科尔特斯亲自指挥载有 300 人的特遣船队，打败了乘独木舟的人数更多的敌军，踏上进城的道路，但他在第一次攻城时受挫，伤亡很大。然而，到 1521 年 8 月 13 日，这座城市在经过顽强防守后落入他手中。当西班牙人进城时，房子里满是尸体。居民们不是死于受伤或是饥饿，而是死于疾病。

当潘菲罗·纳瓦埃斯在 1520 年 5 月离开古巴驶向墨西哥时，他还带来了一些非洲人，可能是按照斐迪南国王的命令用船运到西印度群岛的同一批基督徒奴隶（或是他们的孩子）。他们中有些人得了病，至少有一人在美洲大陆上岸时还在生病。这些人把病传给了别人，这种病在美洲印第安人中传播很快，被称为"大麻风"（the great leprosy）。对这种病的描述与麻风一点都不像，传播得很快，立刻就出皮疹，症状也不像雅司病和梅毒。从下面的故事来看，无疑这种传染病是一种致命类型的天花。

这种病肯定比 16 世纪欧洲的那种天花更加致命。据推测，在特拉斯卡拉当地人中有一种传染病，1521 年初夏第一次攻城失败时，他们把病带到了这座都城。当科尔特斯 8 月进城时，发现几乎有一半居民都死了。在 6 个月内，新西班牙的各个地区没有一个村子能幸免不被传染。有人估计，差不多有一半阿兹特克人在天花第一次流行时死去。

第二次流行是 1531 年由西班牙的船重新带进来的，造成了巨大的破坏。1545 年、1564 年和 1576 年又有三次天灾，将新西班牙的土著人口大大减少，从征服前 1000 万到 2500 万这样尚不确定的人口数，减少到 17 世纪初的不到 200 万。与这样可怕的死亡率相比，另一个西班牙征服地区情况似乎更糟。差不多就在同一时期，秘鲁的印加人从约 700 万减少到约 50 万。毫无疑问，天花是肇事者，但被征服者带来的腮腺炎和麻疹也使许多人死亡。没有证据表明，在西班牙征服者来之前，这些传染病已在这个地区存在。这样惊人的死亡还有另外的作用，

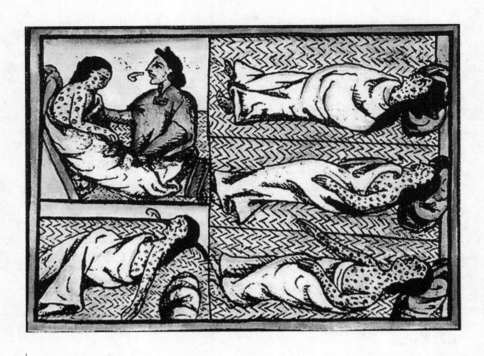

印第安人中流行天花

美洲印第安人一般都把抵抗看作是无用之举。能够造成如此规模死亡的入侵者不会是凡人，而是复仇的天神。不光是南美土著这样认为，澳大利亚东南的土著部落在18世纪后期，当他们突然遭遇英国殖民统治最初阶段带来的天花时，损失很大，也同样有这种感觉。

70　　认为征服者有神力的理由不是因为他们身着铠甲，挡得住阿兹特克人的武器，也不是他们使用火药，能胜过当地的弓箭。把他们视为超人的主要理由，是他们自己似乎能躲开他们加在美洲印第安人身上的可怕惩罚。1521年夏，天花在阿兹特克人中开始流行，或许碰巧是某个非洲奴隶带来的致命的重症天花引起的，也有可能是在传给一个完全不适应、没有任何免疫力的民族时，轻症类天花变成了重症天花。不管是哪种情况，西班牙人来自一个轻症天花流行的遥远大陆，因此他们对这种病多少有些抵抗力。无论做出什么解释，天花以及西班牙人对天花相对具有的免疫力，在毁灭阿兹特克种族的过程中发挥的作用与西班牙人武器上的优势一样大，或许更大。此后，墨西哥一直是毒性天花的储藏地。迟至 1947 年，还有一位来自墨西哥的旅行者小范围地把天花传播到纽约。

整个 16 世纪欧洲的天花患者病情相对较轻。17 世纪天花变成为一种危害较大的类型。产生这种变化的原因不明，有可能是从西班牙统治的美洲重新传来的病毒被激活了。1629 年，伦敦的第一份死亡清单中列进了天花，在三四十万人口中，死亡人数平均每年不到 1000 人。17 世纪后期这个数字开始陡然上升。天花从一种相对没有多大危害的儿童常见病逐渐成为对孩子最致命的病。18 世纪初，可能除了婴儿腹泻，天花比任何别的病毁掉的欧洲儿童都要多。在英国一个人口不到 5000 的地方市镇，1769 年到 1774 年有 589 个儿童死于天花，其中 466 人在 3 岁以下，只有一人过了 10 岁。在柏林，差不多同一时期，98% 死于天花的是 12 岁以下的孩子；在伦敦，85% 死于天花的人不到 5 岁。幼儿这样规模的死亡肯定约束了人口增长。由于缺乏人口统计数字，有关人数的材料不是很可靠。

对这样的杀手先予以控制，再予以击败，为此做出的努力在世界历史上就如同这一疾病本身的影响一样重要。让我们来看看做出了哪些努力。即使是最愚昧的巫医也肯定会注意到，有些病是慢性的，有些是急性的，一个人会多次得一种病，而另一种病却一生只会得一次并且没有生命危险。因此，获得免疫力这种现象已在许多世纪中成为人们的常识。理性提醒人们，假如一种危险的病只会让人得一次，那么人们就更愿意得一次轻症的这种病。由于人们知道这样的病是以某种方式从一人传给另一人，也就有理由（并不总是对的）希望，如果去与现在最轻的病人接触，没受感染的人会受益。在约翰·伊夫林的日记中有一个这样的例子。1685 年 9 月 13 日，伊夫林和他的朋友塞缪尔·佩皮斯一起去朴次茅斯旅行，途中在巴格肖特停留。伊夫林写道：

> 我去拜访詹姆斯·格雷厄姆先生的妻子格雷厄姆夫人。她的长子生了病，在出天花，但正以适当的方式在恢复。她的其他孩子四处跑动，与生病的孩子在一起。夫人说，她让他们爱做什么就做什么，在年幼时就过了这种致命疾病的关。她认为他们总会得一次，这样最好。在我的贫穷家庭中，这种恶疾来得晚却发得重，这证实了她的说法。

这种实践加上"像什么治什么"原则产生了一种称为种痘的预防方法：将一个病人身上的组织或分泌物注入要预防的对象身上。据说中国人最早从印度学到这种方法，在 10 世纪以后就采用种痘术。他们从患轻症天花病人快干的痘疮上取下痂，把痂碾成粉，吹一些粉末进未染病者的鼻腔。没有明确的证据表明，在欧洲也这样做过。

72　　虽然还不能肯定，但有可能取材于天花脓疱的种痘术在小亚细亚早已存在。第一个确定的例证出现在约 1710 年，在奥斯曼帝国有一个希腊或是意大利医生，士麦拉的贾科莫·皮拉里尼，从一个脓疱中取出一点浓浆，将之揉进他的某个想防疫的人手臂上划出的切口里。这是我们知道使用"接种"方法的第一例。1713 年，另一位医生，君士坦丁堡的伊曼纽尔·蒂莫尼，成功地给一小批人"接种"，并写信把经过告诉伦敦的约翰·伍德沃德医生。伍德沃德在皇家学会的杂志《哲学学报》上发表了这一成果。他的论文引起了人们的兴趣，但很少有人实际去试验。1717 年，玛丽·沃特利·蒙塔古女士，英国驻君士坦丁堡大使夫人，给自己年幼的儿子接种。在 1721 年天花夺去许多人生命之前，她回到英国，当着几个伦敦医生的面给她 5 岁的女儿接种。这个孩子后来发病很轻，给医生们留下了深刻的印象。这次成功和玛丽女士的地位使人们对接种兴趣大增。国王乔治一世决定让他的孙子接种，但又犹豫不决。在得到缓刑的许诺后，新门监狱（Newgate Prison）的 6 个死刑犯自愿做试验品。接着又在 11 所慈善学校不同年龄的孩子身上试用。这些人后来发病都很轻，于是国王的两个孙子接受了接种。

王室的批准使接种在欧洲成为时尚，许多名医都赞成这样做，但在这种方式显然并不总是成功时也有不少人反对。接种后再得天花并不总是症状轻微，每 100 个接种者中还是有两三人死亡。再者，许多机敏的人有理由怀疑，即使接种可以保护个人，但也会因增加传染病灶而使传播的范围更广。因为这些原因，接种在 1728 年以后名声不佳，在欧洲很少采用。

这个故事在北美殖民地的结果却有所不同，天花最早在 17 世纪中期由英国殖民者传入马里兰。这种病缓慢地传播到弗吉尼亚、卡罗莱纳和新英格兰。天花在这里从来不像在欧洲那样流行，因为这里人口密度低，但天花仍是一种主要杀手，随之也引起了人们的恐慌。可能与英国的流行有关，天花第六次在美洲流行是 1721 年 4 月在马萨诸塞波士顿的传播。皇家学会会员、著名牧师科顿·马瑟读到对蒂莫尼所做试验的介绍，建议医学界做一次接种尝试。起初只有一个医生扎布迪尔·博伊尔斯顿有兴趣。他在 1721 年 6 月 26 日给自己 6 岁的儿子和两个奴隶接种，试验很成功。在整个夏天他总共接种了 244 人，不幸的是有 6 个接种对象死了。纷纷传言他在使用天花人痘，这激起了人们对他的敌意。9 月，博伊尔斯顿被指控传播疾病，他勉强逃过了私刑。虽然因受到舆论压力只能洗手不干，但博伊尔斯顿还是在 1766 年去世前看到，接种人痘在美洲被广泛接受。

种痘之所以被人们普遍接受，靠的是它能使死亡率大降。1738 年，

73

天花在南卡罗来纳的查尔斯顿城肆虐。詹姆斯·基尔帕特里克医生采用一种"改进方法"，推行了一个大众种痘计划，他宣称因此而制止了高死亡率的出现。1736 年，本杰明·富兰克林唯一合法婚姻所生的儿子死于天花后，他就成为基尔帕特里克最热心的支持者。可能是富兰克林影响了乔治·华盛顿，华盛顿要求在军队中接种，为此还建立了专门的医院。

基尔帕特里克医生 1743 年从查尔斯顿来到伦敦。在伦敦，他记述了 1738 年疾病的流行，强调他的新方法的成功。以前接种的人认为，只有在脓疱渗出液"痘苗"被深深植入皮下脂肪层时接种才能成功。基尔帕特里克只在皮肤上刮破表皮，把从轻症病人身上得来的痘苗揉进刮破处。这种方法造成局部感染而不是全身感染，可能要安全一些。在 18世纪 50 年代，基尔帕特里克的热情加上天花病情比较严重，得病者较多，在欧洲人们又开始关注种痘。

就技艺而言，种痘者都是专门人员，却常常没有医学资质，其中几个比较有名的是罗伯特·萨顿与其儿子丹尼尔，还有简·英根豪兹和托马斯·迪姆斯戴尔。萨顿父子对"取苗"有重大贡献。他们从能找到的病情最轻的病人身上取痘苗，接种到许多接受者的体内，再选择那些局部感染（反应）最轻的人，从他们身上取出痘苗接种到另一群人体内，再选择反应最轻的人，如此反复。英根豪兹在 1768 年受召为维也纳皇室接种。在皇家接种前，他已在两百人身上试验，可能取苗十多次。同一年，在从几百个农奴身上取苗后，托马斯·迪姆斯戴尔为俄国女皇叶卡捷琳娜大帝接种。他肯定得到了皇室的酬劳，他的后代中一直有一个人享有迪姆斯戴尔男爵的头衔以纪念他的成功。可能也是萨顿父子最早使用了"通风屋"，被接种者在屋内留置观察直到传染的危险过去。用这些屋子显然是为了避免受人指责，不要让人说种痘给社区增加了传播天花的危险。

这样谨慎的做法增加了种痘的花费，许多医学史家认为，只有比较富裕的阶层才付得起用于预防的开销。英国的证据表明，这种观点并不全对。文献记录表明，虽然在城镇尤其是在伦敦很少有比较贫穷的阶层为防疫种痘，但在乡村地区却经常有人种痘，由教区支付费用。这里有一个教区执事留下的记录片段，记述的是萨姆塞特郡一个叫菲茨海德的小村子：

> 1769 年 5 月 21 日，今天菲茨海德教区的执事、济贫助理和居民同意，经本日专门召开的教区会议决定，所有由教区承担费用的贫穷儿童都将接种，由教区支付费用，见证人约翰·科默、约翰·霍尔库姆、威廉·图古德。
>
> 1769 年，付教区接种费，01.15.00
>
> 1789 年，付科默医生为 27 个穷人接种的账单，05.08.00
>
> 1796 年，付萨利先生为 54 个儿童接种费用，08.10.00
>
> 1798 年，为斯图克和斯东的孩子接种，00.15.00
>
> 1798 年，付为威廉·克鲁斯三个孩子接种费，00.07.06

另一个村子伯克郡的斯沃洛菲尔德村要大一些。许多村妇为伦敦的育婴堂当奶妈。1767—1768 年，这个地区许多人得了天花，未来的雇主要求当时 7 岁或更大点的孩子应该在当学徒前接种。朱莉安娜·多德夫人是育婴堂奶妈的监管人，她给人写信："我现在只监管 18 个孩子，却要送 20 个孩子到医生那里去接种，其中有 2 人已当学徒还要我花钱为他们接种，因为在送他们当学徒时已向他们的师傅答应过。"多德夫人还在信封里塞进两封种痘医生谈条件的信。第一封信写道："仆人作为住院病人最低的价钱是每人三几尼。然而考虑到预计的人数，以及他们是穷孩子，医生准备在自己雷丁附近的屋子照料他们，那里一切供应

75

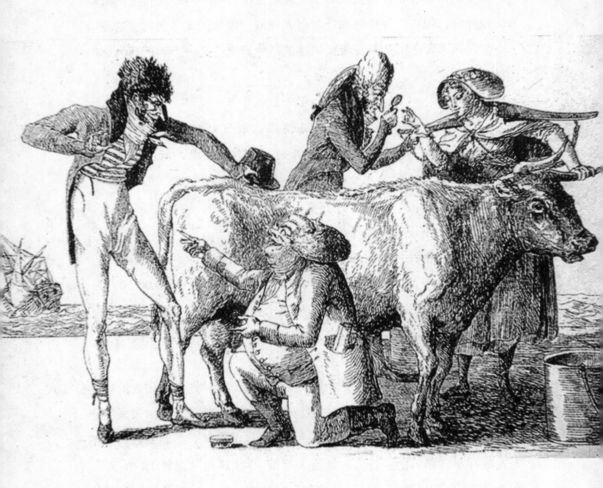

牛痘疫苗的起源

齐备，只是洗浴除外，每人两几尼。"第二位种痘医生的价格便宜一些："若是带有慈善馈赠性质，给 20 个穷孩子接种并供应齐备，最低价格是20 几尼。所有事必须立即做好，孩子送来时要体面洁净，如果有什么不适须在接种前治好。"多德夫人还写道，还有些额外费用用于孩子的"通风"，意思是指这些孩子必须被隔离。假如在全国对穷人接种都能到这种程度并获得成功，天花在 18 世纪最后 25 年肯定已是一种即将消失的疾病。

作为预防方法，爱德华·詹纳在 1798 年采用种牛痘，使得种人痘大为逊色。几百年来民间就有一种说法，放牛郎和挤奶姑娘从来不得天花。牛痘并不常见，但一旦传入牛群就会传染给许多头牛。牛痘的症状通常是牛的乳房出现局部溃疡，如果不治疗，会影响母牛的健康和产乳。破口处传染性很强。一个人给牛挤过奶就容易在手上起一个牛痘脓疱或溃疡，但人对人传染的危险很小。只有极少数情况皮肤局部破损时会出现全身症状，有时发低烧，浑身不舒服。它通过直接接触传染，但在人可能得病前必须有溃疡触及皮肤破口。

可能有许多不具名的例证说农场工人有意让自己感染牛痘，但只有两例被记入文献。1774 年，在多塞特郡叶特明斯特有个叫本杰明·杰斯泰的农场工人，他从牛痘破损处取痘苗，用钩针在妻子和两个儿子的手臂上弄出破口，再将痘苗揉进破口。尽管这一地区天花相当流行，但他们谁也没得病。据说 15 年后，他的儿子又接种了天花人痘，局部或全身都没有反应。1791 年，一个叫普莱特的德国人做了一次类似的试验。

至于詹纳本人，他在 1749 年 5 月 17 日出生于格洛斯特郡的伯克利，曾是伦敦圣乔治医院名医约翰·亨特的学生。无疑，亨特激励他的学生要有"从事试验"的热情。18 世纪 70 年代，当詹纳在索德伯里给医生当学徒时，有关牛痘的事开始引起他的注意。詹纳回到伯克利行

76

医，与流传的故事正好相反，他在人身上做第一次试验前已调查牛痘的效果近 20 年。1796 年 5 月 14 日，他从一个叫萨拉·内尔姆斯的挤奶姑娘手腕上的牛痘脓疱中取出痘苗，注入一个叫詹姆斯·菲普斯的男孩手臂两个浅浅的切口中，每个切口 0.75 英寸长。詹纳叙述了事情的发展：

> 到第七天这个男孩抱怨腋窝处不舒服，第九天他有些畏寒，没有食欲，头有点疼。在整个一天中，他都感觉不适，整夜没睡，但到第二天就感觉不错。切口出脓浆的情况和发展与出天花的结果差不多一样。
>
> 7 月 1 日，这个男孩又被接种，从一个天花病人的脓疱中取出痘苗立即给他接种。在他的双臂上刺几个孔，划了小口，将痘苗注入其中，他后来没有得病。

詹纳不满足于一次的成功，决定在获得多次成功后再报告他的成果。不幸的是，牛痘在伯克利邻近地区消失了，两年时间没有出现。后来他又给 23 个试验对象"种牛痘"，在间隔几个星期后再给他们用天花人痘接种。每次种痘都只有轻微的局部反应。直到 1798 年詹纳才发表了他的伟大经典著作，一本 75 页的小册子，题为《对发现于英格兰西部一些郡尤其是格洛斯特郡的一种病——牛痘的病因和影响的探讨》。詹纳仔细考虑了这一问题并在好几年中找机会做试验。直到他确信结果已完全无害时才将其理论用于人体试验。他没有匆忙将研究成果付印。尽管已有成卷的证据，也有肯定的结果，且又在两年内没有出现让他困扰的牛痘病例，但他一直不急于公布其发现，直到结果已被证明毫无问题时才予以公布。爱德华·詹纳是一位真正的科学家。

在五年内，詹纳的小册子出现了欧洲所有主要语言的译本。尽管他已做了充分准备，但对其《探讨》一书仍有褒有贬，长期遭到反对。"种人痘者"显然反对詹纳的"牛痘接种"，因为如果大家都接受"牛痘接种"就会断送对他们有利可图的生意。詹纳的种痘法成了漫画家喜爱的一个主题。教士们在讲坛上声讨将动物的病传给人是罪恶。有些人反对将其他更糟的病由牲畜传给人，他们的抗议好像有些道理。这样的批评还夹有人们天然就有的对接种病牛痘苗的反感，让人们相信早期种牛痘者只要有可能就采用臂对臂的技术。通常是从动物身上取出牛痘接种，然后再建立一个从一人向另一人种牛痘的链环，就像种人痘者"取苗"的做法一样。实践证明这种方法是成功的，并平息了抵制使用"动物痘苗"的反对意见，但却大大增加了传播像梅毒这样疾病的危险。臂对臂接种让人对种牛痘有很大争议。

　　到1801年底，在英国有约10万人种了牛痘，这一方法遂向世界范围推广。这时已难以提供足够的牛痘疫苗，且因距离遥远，也不能保证其活力。于是人们尝试了许多不同的方法。1803年，西班牙国王决定将牛痘引入其美洲殖民地。22个没有得过天花的孩子被召来，他们中两人种了痘苗。在航行中每十天有两个没种过痘的孩子由种过痘的两个孩子接种，这样就保证在到达委内瑞拉的加拉加斯港时牛痘仍有活力。在加拉加斯，远航队一分为二，一艘船去了南美，在南美仅秘鲁一地就有5万多人种了牛痘。另一艘船装载了26个没种痘的孩子，带着这一接种链环绕过合恩角，到达菲律宾、澳门和广州。从那里英国和美国的传教士再把接种牛痘的方法传入中国内地。

　　在经过几次不成功的尝试后，1802年发病率很高的印度次大陆也接受了种牛痘。接种的痘苗最初来自在伯克利的詹纳，但路上转道经过伦敦、维也纳、土耳其、巴格达和波斯湾的布索拉港，痘苗已失去活力，只有一次种痘在到达孟买时还有活力。就是这唯一一次的成功提供了足够的痘苗继续传到马德拉斯和锡兰。

78

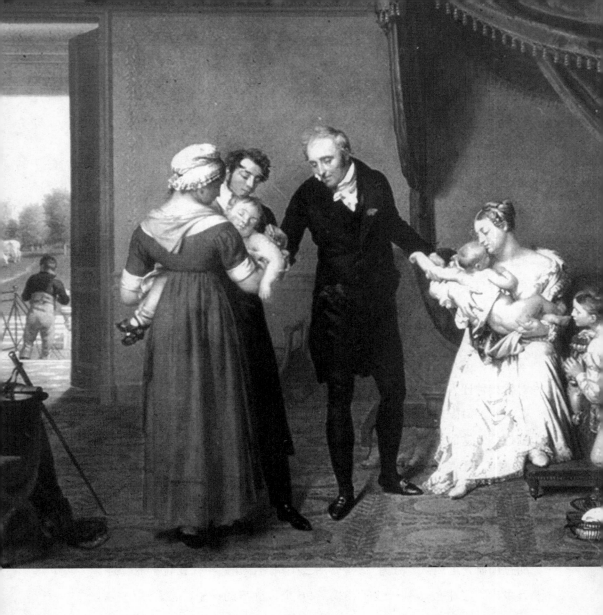

詹纳种牛痘

最早的"詹纳世系"传到了亚洲，但另一世系传播范围更广。1799 78
年1月22日，在格雷旅馆街的一家养牛场，伦敦的天花和种痘医院医生威廉·伍德维尔发现两头得了牛痘的母牛。他立即在天花医院给7个人种了牛痘，然后从一个天花病人的痘浆中取苗，再给这7个人接种，其中3人是在仅间隔5天后接种的。他从这最早的7人中取苗给第一批200人"种牛痘"，然后是第二批300人。伍德维尔报告说："有几例表明牛痘是一种很重的病。在400例中有四五例病人很危险，有个孩子死了。"

詹纳很愤怒。他有意在一个多月内暂停给种过牛痘的人做接种天花的试验。他认为，伍德维尔的牛痘世系感染了天花病毒，所以使得病情危险。但詹纳是在农村地区行医，而伍德维尔不仅在英国天花流行的重要中心都市工作，而且还是在专门为接种和隔离建的医院行医。接种牛痘的要求是这样强烈，因而很少有人再提出疑问。伍德维尔的世系在世界范围传播，据估算1836年前至少已传出去两千份痘苗。北美的世系 79
可能来自伍德维尔，因为他向巴思的种痘医院提供了痘苗，1800年海加思大夫又从巴思将痘苗送给波士顿的本杰明·沃特豪斯教授。

直到1881年所有种痘都采用臂对臂方式。从人身上不停取苗导致病毒的作用过弱，又增加了传播像丹毒、肺结核和梅毒这些人类疾病的危险。英国政府制订了一部"动物痘苗法"，规定要养专门感染牛痘的小牛，对外分发痘苗。这种痘苗质量很不稳定，但在发现甘油能延长痘苗的保存时间后质量得到了改善。1895年第一批"甘油牛痘苗"分发出去，对那些反对接种动物痘苗的人则向他们提供"人痘苗"。

在19世纪和20世纪初，一直有人反对种牛痘。在英国，反对势力主要来自没有受过教育的阶层，矛头主要指向强制种痘。但让人惊奇的是，社会下层却赞成接种人痘。1837—1840年，一场天花流行死了3.5万人，几乎全是城市工人阶级家的婴幼儿。下院议员托马斯·沃克利是

《柳叶刀》杂志的编辑，他直截了当地指责种人痘，认为假如禁止种人痘，天花就不会流行。英国议会接受了他的看法，通过一项法案，规定接种天花人痘是犯罪。

这样，在1853年，种牛痘就成了预防的唯一措施，并以纳税人的钱强制婴儿接种。不幸的是，没有强制执行这项法律的机制，许多人都在规避。大约只有一半生在英国城镇的孩子种了牛痘，人数比大多数农村地区少得多。1870—1873年是关键时期，是接种牛痘历史上最重要的年份。欧洲比较专制的国家已经实行强制种牛痘。第一个是巴伐利亚，1807年实行。在德国也全面推行强制种痘，军队征兵都要重新种痘。法国对平民和军人都没有强制种痘。1869年，在全欧洲一场天花大流行。1870年普法战争爆发，在这场战争中德国军队有4835人染上天花，278人死亡。而在德国关押的法国战俘中，有14178人染上天花，1963人死亡。法国战俘的总人数不清楚，但数目肯定比整个德军的人数少得多。

尽管任何欧洲大陆国家与英国之间的人员交往都会把天花传到英国，但人们还是责备这是法国流亡者的错。天花流行的结果死了44079人，伦敦贫民区就几乎占了死亡人数的四分之一。平均死亡人数是每10万人中死148人，而在种牛痘前估计是每10万人中死400～500人。这次流行使得要求给婴儿种痘的呼声更加强烈。在1871年的高峰期，出生在英格兰和威尔士的孩子有821856人，其中93%都接种了牛痘。这时任命了专门的官员，以保证所有孩子都接受种痘。强制种痘遭到反对，结果在1871年至1888年约有20%的孩子逃避，到1897年这个数字上升到差不多30%。那年政府制订了一项"道德条款"（conscience clause），允许在经两位兼职治安官（Justices of the Peace）或一位专职治安官（Stipendiary Magistrate）同意后可以免种。可能是因为这样的豁免相当麻烦，在以后的十年中，婴儿种痘的人数增加。强制种痘在 1948 年 7 月 5 日停止。

　　直到 1899 年，在英国才有了非致命天花发病的准确数字。这一年规定必须公布发病情况。此时发病人数已大大减少，并一直呈下降趋势。从 1911 年到 1921 年，年度公布的患者数字每 10 万人中从 315 人下降到只有 7 人，死亡人数从 30 人下降到 2 人。然后病人突然多了起来，1922—1932 年公布的数字大大上升，1927 年上升到高峰时有 14767 人。死亡人数达不到这样的规模，在这一高峰年份只死了 47 人。1928 年 4 月，当轻症天花流行时，一艘来自印度的船给利物浦带来了重症天花，有 35 人发病，11 人死亡。重症天花很容易控制，所有接触过患者的人被接种并实行严格隔离，到 5 月底就不再出现新的病例。轻症天花则难以控制，因为许多人病情不重就不去找医生。实际发病人数肯定高于公布的数字，直到 1943 年底天花才不再流行。这显然是 16 世纪流行的类天花，但它是在经过种牛痘部分进行防疫后自己发展起来的，还是来自美洲仍不清楚。

　　各地种牛痘取得了成功，开始有人想在全球范围内消灭这种疾病。1851 年，在巴黎召开了一次国际会议，着手在各国之间统一检疫标准。1907 年在巴黎成立了第一个有关世界卫生的组织——国际公共卫生署。1923 年，国联接手并扩大了其工作范围。1946 年，在纽约召开了一次国际卫生会议，合并了巴黎的卫生署和国联有关机构，并于 1948 年 4 月 7 日组成了世界卫生组织。世界卫生组织对许多疾病开战，包括肺结核、疟疾和性病，还推行大规模的种痘计划。这一计划执行得相当成功，被宣布最后根除天花的国家是孟加拉、索马里和埃塞俄比亚。到 1979 年，世界卫生组织可以宣布，除了实验室的一些标本，现在在全世界已经没有天花病毒。只要保持严格的监控，这个可怕的杀手应该不会再来侵害人类。

　　到底是谁击败了天花，是爱德华·詹纳还是威廉·伍德维尔？ 20

世纪的种痘人在这场全世界范围的战役中到底使用了什么，是牛痘还是一种毒性减退的天花病毒？对这些问题已做了详细探讨。只要被重症天花感染一次似乎就能终生有免疫力。考虑到西班牙人在致命的阿兹特克天花流行时相对比较安全，看来 16 世纪的轻症类天花即使不能让人有免疫力，肯定也能给人带来相当的抵抗力。詹纳宣称，他的种痘方法能让人终生免疫，但事实证明他讲得不对，因为德国人每七年强制种痘一次，并且不管是否种过牛痘，所有入伍的士兵都要再种。大多数医生建议每五到七年种痘一次，并坚持有人只要与天花患者接触就要重新种痘。直到不久前，一个旅行者要去某个天花流行地区仍被劝说要重新种痘。一言以蔽之，没有人能保证牛痘会给人带来终生的免疫力。

82　　那么种痘为什么能成功地消灭天花？一位很有地位的流行病学家，阿瑟·盖尔医生，在 1956 年他悲剧性的早逝前不久出版了一本小书，给了我们正确的答案。在给詹纳以充分肯定后，他讨论了我们前面提到的伍德维尔的著作，继而写道：

> 要想弄清牛痘疫苗早期历史的所有影响是不可能的，甚至都难以解释伍德维尔的试验为什么会这样好。人们只能猜测 1799 年以后在伦敦发生的事。对我来说最说得过去的猜测是，将牛痘和天花病毒混在一起以某种方式产生了一种毒性低的天花病毒，再由种痘者通过经验性的选择过程，天花病毒逐渐变得越来越安全。直到 1881 年病毒还以臂对臂接种来保存，此后甘油牛痘疫苗开始取而代之。1898 年才最终禁止臂对臂接种。现代在实验室所做的病毒研究在一定程度上支持这一理论，这项研究表明，虽然牛痘病毒与接种的病毒有类似的抗原结构，但接种的病毒更像天花病毒而不是牛痘病毒。

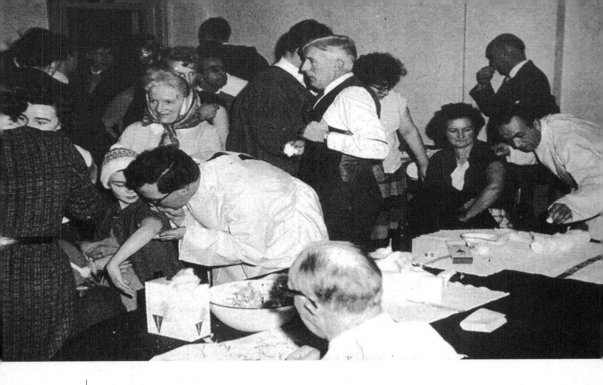

英国 1962 年种牛痘

　　盖尔没有谈到给小牛接种用的牛痘疫苗以及 1881 年后提供的新疫苗的来源。由于牛痘不常见，提供人痘也并非随意取用，很有可能到这个故事结束时接种的链环还在延续，使用的仍是牛痘—天花病毒混合的毒性减退的世系，不过这只是推测。

　　不管怎么说都不能忽略爱德华·詹纳对世界所做的杰出贡献。他不知道这种疾病的病因，但他所做的工作肯定是以免疫制服疾病所有努力的起点。1880 年，在发现了存在着被他称为细菌的致病微生物后，路易·巴斯德开始从事詹纳因缺乏相关知识而不得不放弃的领域。巴斯德成功地研制出狂犬病疫苗，使人们开始关注人体自身防疫的方法。由巴斯德的工作不仅生产出了防疫疫苗，还生产出了成功用于治疗疾病的抗毒素。1891 年首次使用的白喉抗毒血清降低了伦敦传染病院患者的死亡率。死亡率从 1894 年确诊病人的 63％ 减到 1910 年的 12％。

　　詹纳所做的工作以及他造成的影响改变了传染病的类型。虽然他本人浑然不知，但他实际激发了一场社会革命。在许多国家接种牛痘，使得官方介入其中，在历史上政府第一次在全国范围不断努力，积极地去消除疾病。个人选择的自由让位于群体的利益，国家所做的努力最终汇为一场大规模的国际性战役。虽然有许多人反对，有时理由是要求得到尊重，但毫无疑问，大规模强制种痘将天花由一种本地的常见病变为罕见的外来疾病，最后将其消灭。对接种的得失有再大的争议也不能改变这样一个不争的事实，强制接种是人们第一次为消除疾病而采取的大规模行动。因而，预防并最终征服天花是社会史上的一个里程碑。

第五章

拿破仑将军与斑疹伤寒将军

拿破仑·波拿巴是一位极有个性的人物。他的传奇经历也是一部有
关他军队的历史。他的军队诞生于一个遭到革命破坏的国家，是自罗马
军队出现以来最伟大的作战部队，征服了除英国以外的整个欧洲。拿破
仑的命运不能与其士兵的命运分开，同样其士兵的命运也不能与他的命
运分开。这位皇帝得胜的经历随着他的大军的毁灭终结，军队成为他野
心的牺牲品。在几乎连续获胜近 20 年后，这支军队在 1812 年夏末垮
掉，部分原因是拿破仑判断失误，还有部分原因是因为疾病。在 1812
年的战役期间，有好几种病袭扰他的军队。这些病中主要的也是最具毁
灭性的是一种被称为斑疹伤寒或监狱热（gaol fever）的战场流行病。

斑疹伤寒是一种不讲卫生的病。致病有机体立克次－普洛瓦切克氏
体（Rickettsia prowazekii）属于一种中间类型的病原体，比它大的细
菌可以在实验室的普通显微镜下看到，引起像梅毒和肺结核一类的病；
比它小的病毒只有在电子显微镜下才能识别，引起像天花和麻疹一类的
病。这种病菌由虱子携带。人们经常可以在动物、老房子的缝隙中找到
虱子。它们寄生在不勤洗澡的人身上，藏在这些人脏衣服的衣缝中。虱
子不是靠叮咬而是靠其排泄物和被压扁的身体传播病菌。

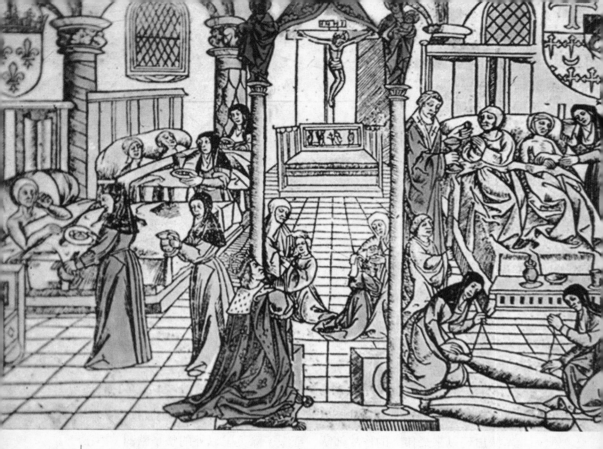

中世纪修道院医院

　　斑疹伤寒还有个名字：监狱热，这是由于它与贫穷、肮脏有关。因
为热病被认为是由难闻的气味引起的，这就是为什么法官要礼仪性地
别上气味好闻的小花束。这种病起源于肮脏的监狱，然后再由被告席
上的罪犯传给审判席上的法官。三次著名的"巡回法庭病流行"出现
在 16 世纪，但这几次流行在斑疹伤寒流行史上可能是较晚的事。斑疹
伤寒的起源还不清楚。有一种说法认为，它在东方起源于一种虱子和老
鼠之间的病，但后来成为虱子和人之间的病。有人认为，斑疹伤寒最
早从塞浦路斯和利凡特传入欧洲，能够确定伤寒在欧洲最早爆发的是
它 1489—1490 年出现在斐迪南和伊莎贝拉的西班牙军队中。另一种说
法认为，斑疹伤寒是一种古老得多的欧洲疾病，在文献中被称为"饥馑

病"（famine sickness）。

　　无疑，斑疹伤寒在几个世纪中与战争的特殊条件有关。战争使许多人聚集在一起，长时间穿同样的衣服，缺乏讲卫生的条件。在这样的环境中，虱子数量会迅速增加。由于斑疹伤寒是一种会死人的病，生病和死亡率会对战争的结果产生深刻的影响。一个有名的例子是，1528 年 7月一支法国军队围困那不勒斯，在当地流行的一场规模不大的斑疹伤寒使法军士兵患病的死亡率不低于 50%，从而对教皇克莱门特三世最终向西班牙的查理五世屈服起了决定性作用。斑疹伤寒还迫使马克西米连二世的军队在 1566 年放弃了攻打土耳其人。在 1618—1648 年的三十年战争期间，士兵们把斑疹伤寒传遍了欧洲。在这一时期这种病的出现已很明确。

　　从 17 世纪到 20 世纪初，斑疹伤寒在整个欧洲都是地方性疾病，只有在爆发战争、饥馑或是极端贫穷的情况下才会大流行。美国直到 19世纪前期才出现伤寒，1837 年在费城有一次大流行。不过，因为有好几种斑疹伤寒，情况较为复杂。重症斑疹伤寒很危险，其病情是发高烧，神志不清，有病危症状并出斑疹。其他没这么严重的斑疹伤寒类型有落基山斑疹热（Rocky Mountain Spotted Fever）、布里尔病（Brill's Disease，现在证明是一种复发的流行性斑疹伤寒，被重新命名为布里尔－津瑟病）和战壕热（Trench Fever）。最后一种病流行于第一次世界大战中，由虱子传播，1961 年其致病病原体从立克次氏体中分出，被定名为罗切利马体菌（Rochelima）。因为住在自中世纪以来从未有过的肮脏、匮乏的环境中，所有在欧洲战壕里作战的士兵身上都生了虱子。而在西线战场，不会使人死亡的战壕热似乎代替了重症斑疹伤寒，德国军队和协约国军队都被感染上了。虽然在巴尔干战线和东线的塞尔维亚、奥地利和俄国军队中引起了恐慌，但重症斑疹伤寒没有在他们中间出现。俄国人遭到沉重打击，在 1917 年革命和随之而来的内战之后，饥饿和疾病肆虐全国。在 1917 年至 1921 年间，仅在俄国的欧洲部分就约有 2000 万人得了重症斑疹伤寒，造成 250 万到 300 万人死亡。

1911 年，有人第一次谈到通过病人体虱传播斑疹伤寒的模式。1916 年，巴西人 H. 达·罗彻·利马分离出致病有机体。他用美国人霍华德·泰勒·立克次和波兰人 S.J.M. 冯·普洛瓦切克的姓命名，但在查清病因时两人都已去世。在第二次世界大战中，由于卫生条件改善，使用了有效期长的杀虫剂，尤其是毒性强的 DDT，以及早在 1937 年赫勒尔德·考克斯研制出了疫苗，使得斑疹伤寒的危险大大降低，以致在美军中只有 104 人得病，无一人死亡。自 20 世纪 40 年代后期以来，广谱抗菌素开始作为一种更重要的抗病手段投入使用。有关这种病还有一个谜：在它随着大批虱子肆虐前似乎还需要有一些特殊的条件。斑疹伤寒的致命流行需要营养不良和肮脏的生活环境。这种病仍在像安第斯山、喜马拉雅山和非洲部分地区这样的地方存在，并致人死亡。因此，我们希望在世界范围内能够制订并确保有一个足以制止这种病蔓延的生活标准。

拿破仑的倒台不是不可避免的。假如有时间、耐心和一定程度的运气，他就能将帝国扩展到东方，巩固对被征服地区的治理，迫使英国处于无所作为的孤立状态。虽然在海上难以战胜英国，但它却无法干预欧亚大陆的事务。运气不好以及缺乏耐心是拿破仑大军失败的主要原因。

拿破仑在 1812 年春到达其权力和荣耀的顶峰。拿破仑帝国从俄罗斯和奥地利边境延伸到北海、大西洋和地中海沿岸。他的三个兄弟都戴上了王冠，约瑟夫是西班牙国王，路易是荷兰国王，热罗姆是威斯特伐利亚国王。一个妹妹是托斯卡纳女大公，另一个妹妹是鲍格才亲王夫人，第三个妹妹嫁给了拿破仑的元帅若阿基姆·缪拉，而缪拉这时是那不勒斯国王。拿破仑前妻约瑟芬·博阿尔内的儿子欧仁担任意大利总督。拿破仑 1809 年在与约瑟芬离婚后，又与身为最后一任神圣罗马帝国皇帝和第一任奥地利皇帝的弗朗西斯的女儿玛丽·路易丝女大公结婚，路易丝还是玛丽·安托瓦妮特（**安托瓦妮特是法国国王路易十六的王后，在法国大革命中被处决——译者按**）的侄女。由于这次联姻，他的第一个合法儿子和继承人在 1811 年 3 月 20 日出生后，立刻就被授予"罗马王"的称号。

所有这些家族的荣耀和帝国的威势都在海边结束了，因为找不到办法渡过隔开法国和英国的狭窄海峡，虽然海峡只有 20 英里宽，是在陆地步行不到一天的路程，但皇家海军却挡着路。再者，傲慢的英国人近来致力于在葡萄牙建立一个基地，他们在托雷斯·维德拉斯的坚固设垒防线后面构筑了工事，还通过海路运送军队给养。但英国在陆上仍是软弱的，它的很大一部分贸易和财富来自印度，通过东印度公司管理。英国需要印度的钱支持战争。法国海军无法拦截俘获"约翰公司"（**即东印度公司——译者按**）装载着印度财富去英国的武装商船。但如果夺取了印度，不仅将剥夺英国的财富，而且还会大大损害其威望。去印度的陆上通道漫长而又艰难，不过留在这条路尽头的奖赏看来值得冒任何风险。

拿破仑已经试过穿越地中海，经埃及和阿拉伯到印度洋的南方路线。那次冒险终止于 1798 年 8 月 1 日的阿布基尔湾。那天，霍雷肖·纳尔逊大败法国海军，把地中海变成了不列颠的一个湖。被困在埃及和巴勒斯坦的法军受到疾病的蹂躏，经历千辛万苦总算回到欧洲。阿布基尔海战表明，从海上入侵太危险，根本就不现实。只有在俄罗斯的帮助下或是在俄罗斯被打败臣服后，征服印度和东方才能办得到。

1807 年 6 月 25 日，在赢得一场对俄国人的军事胜利十天后，拿破仑在提尔西特会见了沙皇亚历山大一世，并于 7 月初与他签订了一项永久友好条约。六个月后，拿破仑制订了法俄联合从土耳其和波斯入侵印度的计划。此时吉星高照，拿破仑在陆上打败了任何敌人，甚至英国都

88

没能保得住在葡萄牙的基地。他属下有足够的军队，还有俄国提供补给和一定的军事援助作后盾，这场战争只不过是一次漫长而道路艰难的行军。

但是，因专制制度造成的不正常心理使得法俄谈判难以成功。假如与法国合作，通过帮助拿破仑亚历山大会得到一切，同时能将他控制的区域扩展到达达尼尔海峡、巴尔干地区和中国海。假如与俄国合作，拿破仑就能确保对欧洲的征服，用来自东欧辽阔谷物产地的粮食供应他统治的各民族，获取印度的财富，加强海岸防守，并轻蔑地把空旷的海域留给英国海军。这一计划很有可能成功，如果成功的话，就肯定会在整个欧亚大陆出现一个无法战胜的法俄统治区域，但双方缺乏基本的信任和合作。未来的胜利者甚至在赢得战利品前就不能决定如何分配战利品。亚历山大要求将君士坦丁堡和达达尼尔海峡作为俄国提供帮助的最低酬劳。拿破仑期望能重新征服地中海和直布罗陀海峡，他不愿意看到在其东侧有一条牢固的俄国战线。在没有结果的争论中这一稍纵即逝的良机错失。1808 年 5 月，拿破仑面临一场西班牙人的起义。8 月，一支英国远征军在葡萄牙的维米罗打败了让·朱诺元帅，打响了半岛战争的第一枪。拿破仑被迫承认，他在欧洲面临一场全面战争，于是调动军队主力去西班牙。同时，俄罗斯卷入一场与奥斯曼帝国延续了四年的战争。计划中的大联盟被不声不响地放弃。

1808 年 9—10 月，两位皇帝在德意志的爱尔福特会谈。两人表面上友好，但有一个大问题仍未解决。1807 年，拿破仑创造出华沙大公国，亚历山大把这一举动当成是从俄国肢解出波兰从而恢复一个独立波兰国的第一步。在爱尔福特，亚历山大向拿破仑许诺在法国与奥地利作战时提供帮助，但他对阻止这场战争什么也没做，在 1809 年 4 月战争爆发时居然毫无表示。这时他的主要兴趣是遏止法国在波兰的野心。1810 年 2 月，问题变得尖锐起来，亚历山大正式要求"决不能恢

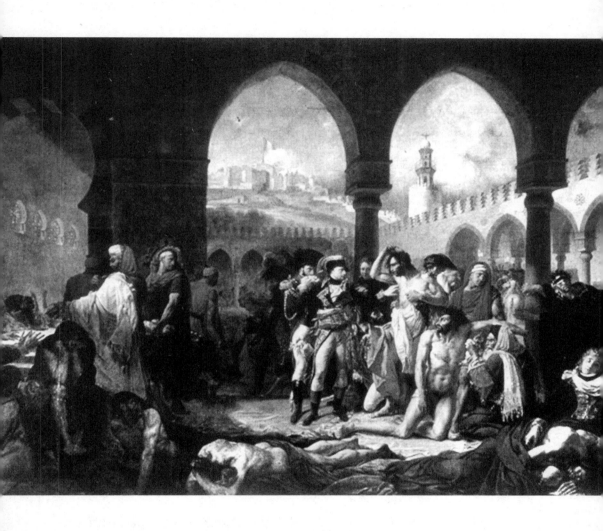

拿破仑在雅法疫病所

复波兰王国"。拿破仑在一张纸的边上写道："上帝只会按照俄国要求的去说。"

另一桩私人间的不和也造成两位皇帝的摩擦。拿破仑与约瑟芬的第一次婚姻没有孩子，但约瑟芬以前与博阿尔内结婚生过孩子。于是拿破仑怀疑他没有能力有自己的孩子，在法国大家都有这样的疑虑。1807年，他的怀疑消除了，因为这一年他的情妇埃莱奥诺尔·德尼奥为他生了儿子，是继玛丽娅·瓦列斯卡（拿破仑的波兰情人——译者按）的孩子之后的另一非婚生子。这时拿破仑对沙皇亚历山大提出向他15岁的妹妹安娜求婚，却被有权势的俄国皇太后毫不留情地拒绝。皇太后不仅仇恨与法国结盟，而且还听说并相信拿破仑性无能的谣言。1801年，拿破仑突然以向奥地利哈布斯堡王朝女大公玛丽·路易丝正式求婚的方式结束了谈判。这一求婚立刻被接受。

这一戏剧性的大转向是俄法关系破裂的征兆，而不是原因。自从在提尔西特签订协议后，亚历山大就遭到某些贵族的敌视，这些贵族从出售木材给航海国家尤其是英国的贸易中获利颇丰。拿破仑的大陆贸易体系加上英国对欧洲的封锁切断了这些人的收入来源。1810年12月，一直默认大陆贸易体系的亚历山大颁布了一项帝国敕令，对法国商品征收高关税，还对中立国船只开放港口。由于英国控制着海洋，这就等于允许与法国的主要敌人不受限制地开展贸易。俄罗斯放弃了大陆贸易体系，中断了与法国的联盟。

这时，在1810—1811年，拿破仑很显然应该清理他受威胁的西侧以巩固帝国。虽然英国人的筑垒防线固若金汤，但他们不能召集起一支超过3万人的军队。毫无疑问，拿破仑以占压倒优势的人数进攻，就能把英国赶出欧洲大陆。但这样作战会持续很久，花费高昂，也得不到什么荣誉。作为一个军事独裁者，要想生存，就必须以戏剧般的胜利来补偿他的人民的牺牲。向东进军会获得一系列战役胜利的荣耀，并最终见到莫斯科的镀金穹顶和蛮族的壮丽建筑。

除莫斯科外，这条路还通往灿烂的东方。拿破仑是个自我陶醉的人，有些好出风头——他是皇帝但身穿简朴的军服，与他的参谋军官身着披挂金饰的彩色军服形成对比。他委托意大利艺术家安东尼奥·卡诺瓦为他雕了一尊像，除古典的遮羞树叶外全身赤裸。他设计了自己的缀满宝石的加冕长袍。在埃及时，他曾考虑改信穆斯林的信仰，还披上一件阿拉伯酋长宽松的外套。也许就是缀有宝石的头巾、镶有钻石的羽饰和穿着异国礼袍的机会诱使拿破仑要去印度，同时这还是一个给予英国羞辱性打击的机会。

因此，拿破仑犯了一个为了梦想不顾实际的大错。1812 年 1 月，他从西班牙抽调了不少有经验的军人来增援他在东线的军队。他把自己计划中的战役很平常地称为"波兰战争"，法国要充当受俄罗斯奴役的波兰的救星。他对军队宣布："我们要缔结的和平将终结俄国 50 年内在欧洲施加的决定性影响。"他告诉法国驻俄大使阿芒德·科兰古："我要永久地结束这个野蛮的北方巨人。"但在 1812 年初，他私下对孔德·纳尔博纳讲出了自己的真实野心："亚历山大［大帝］进军恒河的路程与我从莫斯科要走的路一样远。"纳尔博纳认为，拿破仑的计划介于进疯人院和先贤祠的人之间。

从 1811 年 8 月开始，拿破仑为入侵俄国做了大量准备。1812 年 3 月，他诱使普鲁士和奥地利签订同意为他的冒险提供兵员的协议。4 月，他主动提出与英国签订和约，但没有成功。另一方面，沙皇亚历山大明智地为确保其南翼和北翼，结束了土耳其战争，还诱使瑞典王室的亲王同意让瑞典站在俄国一边，交换条件是俄国同意帮助瑞典对付挪威。

拿破仑的军队开始在从德意志北部到意大利这条战线的战略营地集结，1812 年 6 月向东普鲁士集中。这支庞大军队总数有 36.8 万步兵、8 万骑兵、1100 门大炮和一支 10 万人的预备队。作战时连同增援部队总数超过 60 万。俄国军队数量不到 25 万，这意味着拿破仑在其军事生涯中第一次有了占压倒优势的军队数量。

传说拿破仑的大军在从莫斯科退却时几乎完全被摧毁了。这一传闻不准确。在经波兰和俄罗斯西部进军时，法军死的人比退却时多得多。不算主要由德国人和奥地利人组成的侧翼部队，拿破仑主力部队的人数约为 26.5 万人。这些人中只有 9 万到了莫斯科。

起初一切都很顺利。1812 年夏天异乎寻常地炎热、干燥，人们沿着简易道路迅速进军，被安排在前面、行动缓慢的辎重队也能确保其位置。所以，食物供应充足并近在身边。军队的健康状况也都良好。在马格德堡、爱尔福特、波森和柏林建立了战地医院，但都很清闲。1812 年 6 月 24 日，这支军队在普鲁士和波兰的界河尼门河西岸驻扎。在这里，拿破仑以让人眼花缭乱的检阅视察了他的军队。然后，大军到了河边，走过造桥工兵搭建的狭窄浮桥。四天后，军队到达维尔纳。在这里，拿破仑睡在一个星期前亚历山大撤退时腾出的房间里。

92　　拿破仑几乎考虑到了一切，但却忘记了波兰的肮脏环境。境遇凄惨的农民不洗澡，恶臭的头发缠绕在一起，被虱子和跳蚤叮咬。他们卫生状况极差的茅舍里满是各种小虫。不正常的炎热、干燥天气影响到水井，水不多还受到有机物污染。这时敌人威胁到了队伍前列，因而辎重车队不得不向后移到战斗团队后面。波兰的蹩脚道路因有浮灰而变得松软，在春雨和烈日影响下，路上出现了沟槽，然后又变硬，使得大车落在后面，主力纵队食物匮乏。军队因过于庞大而难以统一指挥，纪律松弛。只有最好的分队才能适应路途遥远、队伍整齐的进军，以密集的队形前进，但大部分部队已分散为队形凌乱、缺乏纪律的团伙。尽管有严格的命令和严厉的惩罚，这群巨大的散兵游勇还是为饥饿驱使劫掠他们名义上的同盟者波兰农民的茅舍、牲畜和田野。波兰人自然不会把法国人看做是他们摆脱俄国专制的解放者。拿破仑考虑到的供应品、辅助部队和游击队这些因素都没出问题，但他半饥半饱的军队总是四处劫掠，激起了波兰人的愠怒，这些在部队退却时都报应到了他的士兵头上。

如果已不再是解放战争，那么也就失去了轻易战胜俄罗斯的机会。差不多有两万匹马因缺水、缺草料死在去维尔纳的路上，其数目是预计在一场大战中损失马匹的两倍。人员也备受煎熬，饥饿和水污染导致腹泻和肠热病这些常见的战场病。虽然他们匆忙在但泽、哥尼斯堡和托伦建立了新的医院，但这些医院无法对付成群返回的病人。在顺利渡过尼门河后又出现了几个灾难性的新病例。病人发高烧，出粉红色斑疹，脸色偏蓝，许多人很快死去。这时斑疹伤寒已无情地牢牢抓住了这支军队。

多年以来斑疹伤寒只在波兰和俄国当地流行。没有可靠的证据表明拿破仑的军队在 1812 年前遇到过斑疹伤寒，肯定没有大流行。拿破仑军队的医疗和卫生系统是由著名军医 D.J.拉雷男爵组织的，安排周到，是世界上最好的，但也不能对付已发展到这样规模的病症。任何预防方法都被证明无效，因为传染病的病因不明。缺水和没有衣服换弄得洗不成澡。由于害怕俄国人进攻以及波兰人报复，人们聚在一起睡。成窝的体虱躲在衣缝里，排泄粪便，被压碎后传播斑疹伤寒病菌。病菌通过细微的伤痕进入人体，甚至是通过抓挠的划痕进入。到 7 月第三周进行奥斯特罗纳战役时，已有 8 万多人病死，或是因病重不能值勤。一个月内，单疾病就夺去拿破仑主力近五分之一的有生力量。他的军队离开普鲁士边境只有 150 英里，莫斯科还在 300 英里之外。

虽然规模不同，但肯定有人像病死一样死于作战。俄国人没有通盘的战略计划，他们的两支军队一支由巴克莱·托利统率，另一支由巴拉格拉季昂公爵统率，各自独立行动。托利在维尔纳成功地避开了拿破仑，热罗姆·波拿巴和达武元帅也没能引巴拉格拉季昂上钩。缪拉在奥斯特罗纳，达武在莫吉廖夫都与俄国人激战，但俄国人仍尽力让大部分

93

军队避战以保存实力。拿破仑相信这两支军队将汇合在维捷布斯克顽抗，这实际是他们原来的计划。7月27日，拿破仑与托利的军队接触，但就在同一天，托利听说巴拉格拉季昂决定退到斯摩棱斯克。这天夜里，当拿破仑还在准备作战时，托利成功地避开了。

托利的成功退却使法国将军们的行动更为谨慎。7月28日，路易·贝尔捷、若阿基姆·缪拉和欧仁·博阿尔纳与拿破仑商谈。他们感觉到，俄国人放弃抵抗和战斗是要把法军引到一个最危险的境地。他们告诉拿破仑，部队生病减员以及不可靠部属的擅离已使战斗人员减少了大半，无法克服在敌国乡村难以补充减员的困难。他们恳求拿破仑停止94 前进。在听了这些意见后，拿破仑同意宣布1812年战役结束。后来，谋求一次辉煌胜利的迫切愿望又使他改变了主意。两天后，拿破仑做出了相反的决定。他告诉将军们：“巨大的危险驱使我们去莫斯科。骰子已经掷下，胜利将为我们作证并拯救我们。”

于是，这支衰病、饥疲的军队奋力向前。两周多后的8月17日，法军看到了斯摩棱斯克和第聂伯河。在那里，两支俄军已经会合，看来会坚守到底。拿破仑决心歼灭这个四处规避的敌人，也就没有急着去进攻。他下令从正面炮轰斯摩棱斯克并发动佯攻，然后派朱诺渡过第聂伯河从侧面包围这座城市，切断俄军退路。托利及时知道了危险，在城里放火后匆忙撤退。8月19日，朱诺在离斯摩棱斯克东北10英里的瓦路提诺与俄军交战，但没能合围俄军，还损失了6000多人。

在离莫斯科两百英里的斯摩棱斯克，拿破仑必须做出抉择，是退却还是前进。选择退却就等于承认战败的耻辱。不管付出什么代价，选择前进似乎是实现拿破仑东方梦的唯一途径。然而，有人认为，他还可以采取第三种比较谨慎的行动方案，在斯摩棱斯克停留，让他的军队有时间休整。

拿破仑对公共卫生的举措很了解，懂得其重要性。他对爱德华·詹纳发明的种痘很感兴趣，让儿子在 8 周时就种了牛痘，还鼓励给儿童和新兵接种。当时没人意识到虱子与斑疹伤寒有关系，虱子在几百年内只不过被看成是生活习惯肮脏的一种标志。塞缪尔·佩皮斯不能算是不讲清洁的人，但身上的虱子也很多，这反映在他 1669 年 1 月 23 日的日记中："当所有事都停当时，她［我的妻子］发现我头上和身上生了虱子，有二十多个，大小不一。我觉得奇怪，我已有 20 年没生虱子了。"佩皮斯换了所有衣服，剪短头发，"这样就除掉了它们"。佩皮斯采用的简单方法，拿破仑和医生都知道。

斯摩棱斯克部分毁于大火，但拿破仑能干的工程人员能够构筑临时 95 住所。通往德国和法国的供应线畅通。经过一个冬天的休整，供应良好，有足够的水、医疗保障和卫生条件，或许借此就能让这支沮丧的军

率兵远征的拿破仑

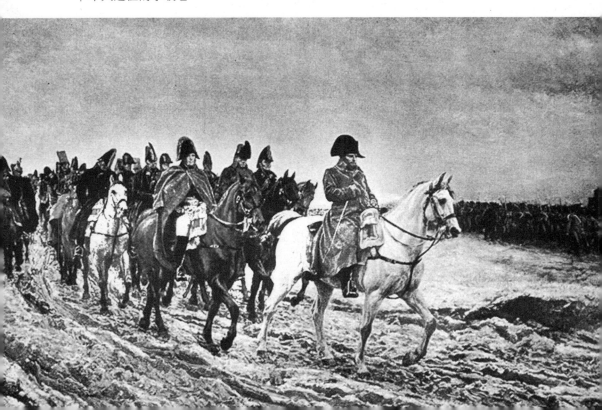

队恢复过来，有时间等待援军和给养，从而让拿破仑巩固在波兰的地位，到1813年夏再对俄国发动一场具有压倒优势的进攻。这是军医J.R.凯尔克霍夫的看法。他后来写道，假如拿破仑愿意玩这种等待的游戏，他或许就能打赢，在东欧和中欧建立永久的统治。

除了拿破仑的个性外，还有两个原因使得他没有采用这种合乎情理的第三方案。首先，他的军队在半岛战争中遇到了难以克服的困难。7月，威灵顿在萨拉曼卡打败马尔蒙将军获得大胜，8月进入马德里。拿破仑预见不到威灵顿的好运会结束。到冬季威灵顿在付出巨大代价后，精神沮丧地退回罗德里格城，尽管只是暂时的。第二个更有力的原因是拿破仑相信，攻下莫斯科必然会迫使亚历山大投降。他决定将斯摩棱斯克作为集中预备队和给养的基地，并在明斯克和维尔纳建立类似的基地。只要确保了返回边境的退路，他就能毫无顾忌地尽快赶到莫斯科。8月25日，他重新开始进军。这时他的生力军已减少到16万人。到9月5日，又有3万多人成为斑疹伤寒的牺牲品。

8月30日，亚历山大任命有经验的米哈依尔·库图佐夫公爵为俄军总司令。此人1805年曾在奥斯特里茨统率俄军，在那里他作为对手对拿破仑颇为尊重，并了解了拿破仑战略上的一些特点。他继续采取放弃国土的策略，在法军前进时撤退。9月5日，俄军退到莫斯科西南50英里的莫斯科河岸。库图佐夫仍选择继续有计划地缓慢撤退，依靠俄国开阔、荒凉的原野和即将来临的寒冬毁灭法军，但他也意识到，民族自豪感要求他至少要在这座古都进行一次象征性防御。著名的普鲁士战略家和军事史家卡尔·冯·克劳塞维茨对此总结道："库图佐夫肯定不愿在博罗金诺打仗，显然在这里他不指望能打赢，但宫廷、军队和整个俄国的呼声都迫使他要打这一仗。"

库图佐夫没把他指挥的所有军队都用来冒险。在博罗金诺作战的俄军有12万人，其中1万是匆忙训练新入伍的民兵。与他们对阵的是13

万久经沙场的法军，有 600 门炮。俄军的大炮在数量和重量上略占优势。库图佐夫把步兵部署在莫斯科河岸的一个坡地上掘壕固守，士兵集中在博罗金诺村，还为大炮建了棱堡。俄军在那里用了两天时间备战。

后来的战事有点像滑铁卢战役，可能原因也像。拿破仑在滑铁卢是个病人，不能全神贯注于作战。在博罗金诺的情况也一样，他受到严重膀胱炎剧痛的折磨，还得了重感冒。进攻耽搁了两天，或许是因为身体不适，但不清楚拿破仑实际指挥作战的情况如何，他的病对指挥作战影响到什么程度。他拒绝了达武从俄军左翼包抄的建议，这一建议看来是一个击溃据壕坚守军队合情合理的方案。拒绝的理由可能是拿破仑意识到，俄军在侧翼受威胁时会迅速逃走。不管原因是什么，法军出动了大量骑兵进攻有着完善防御的俄军中心阵地，这与内伊元帅在滑铁卢用来进攻英军完整防线一样，是灾难性的战术。

会战在 9 月 7 日清晨开始。法军骑兵不停地冲锋，但俄军成功地重组了防线，直到晚上都没被赶出他们据壕固守的阵地。在交战正酣俄军眼看就要大败时，达武催促拿破仑投入他最受信任的近卫军。拿破仑拒绝了，他问道："如果投入了近卫军，我明天拿什么打仗？"不管是有所预见还是碰巧，他保留最精锐部队的决定防止了两个月后灾难发展到不可收拾的地步。

双方伤亡惨重，俄军损失约 5 万人，法军仅为这一数目的一半。显而易见，法军的问题要更严重，因为他们是在敌国作战，很少有机会能得到援军。不过这也算胜利，尽管从长远来看意义不大。俄军退却了，掌握着出击的主动权，且有把握得到充足的给养和新的援军。库图佐夫对这种状况很满意。他是为莫斯科打这象征性的一仗，然后秩序井然地撤退。现在疾病、严冬和饥饿都会帮他大忙。9 月 13 日，他召开了一次军事会议，对军官们说："拯救俄国要靠军队。是交战失去军队和莫斯科，还是不战放弃莫斯科，哪一种方法更好？"他的推断被大家接受，

97

俄军向东南方向经莫斯科退往梁赞城。

法军在 9 月 14 日未遇抵抗进入莫斯科，斑疹伤寒与他们同行，在过去一周已有 1 万人病死。拿破仑的主力部队加上援军有 30 万人，但只有 9 万到达莫斯科，十分之七的人倒在路上。衣衫褴褛的残余部队总算亲眼看到了镀金的彩色建筑圆顶。所有教堂的钟敲响。拿破仑期望遇到一个卑躬屈膝的上层人士代表团，向他交出城市的钥匙，却没有如愿以偿，城门依然关闭。从波兰拖来的原始但却有效的武器——撞城槌被送上前。城门被撞倒，军队进城后看到的只是空荡荡的街道和阒无人迹的房屋。没过几小时，大火在几个街区燃烧起来。

有关这场大火的真相从来没有弄清楚。19 世纪初莫斯科的人口大约为 30 万。几天内市长罗斯托普钦伯爵一直在组织市民撤退，到拿破仑进城时只剩下大约 5 万人。大量的货物和财富被运走。在撤退的最后阶段，罗斯托普钦放了城里监狱中的囚犯。传说他释放囚犯的条件是，要他们留在城里抢劫、纵火以骚扰法军。罗斯托普钦把所有救火车都送出城也表明，这场大火是有意放的，并非喝醉的法军士兵所为。

98　　拿破仑得到莫斯科大喜过望，他越发相信，亚历山大肯定会来求和。他的判断却错了。亚历山大不会屈服，他妹妹警告他，失去莫斯科使得民族情绪强烈，如果进行和谈他的性命会不保。亚历山大想起他父亲沙皇保罗被刺的事，很清楚自己即使是在关系亲密的顾问中也不安全。前任法国驻俄大使科古兰试图让拿破仑相信，亚历山大既不会也不可能认输，还会拒绝别人当调解人。10 月 4 日，拿破仑派洛里斯东将军作为和谈使节去圣彼得堡。

库图佐夫知道洛里斯东的使命后，命令哥萨克巡逻队与法军前哨部队搞好关系，以便让拿破仑产生一种虚假的安全感，让他的和平幻想有一个合理的基础。库图佐夫再次争取时间。他知道莫斯科大约有四分之三的城区被火烧毁。他还意识到疾病正在减少敌军的人数。斑疹伤寒在法军中不受抑制地传播，生病的人在他们能找到的火烧过的废墟或是临时窝棚中栖身。军队士气低落，懒散的士兵得不到许诺给他们的给养而忙于劫掠，痛饮在城市地窖中找到的库存烈酒。

炎热干燥的夏天变成了不常见的温暖秋天。科古兰是拿破仑随从中经历过俄罗斯冬季的人。他警告拿破仑，在寒冷的冬天来临时，废弃、残破的城市是靠不住的。拿破仑被温和的季节误导，认为科古兰言过其实。他要科古兰明白，俄罗斯的冬天不会比枫丹白露的冬天坏多少。因此，无效的和谈行动加上 10 月的温和天气使拿破仑犯了在这一灾难战役中最后的错误。要挽救他残存的军队只有两条路可走：立即返回斯摩棱斯克，或是向北与普鲁士盟军会合，再进攻圣彼得堡。对这座都城来一次大胆、成功的攻击或许能让俄国屈服。

作为机动的骑兵中队环绕在莫斯科周围，结果使法军失去了与俄军主力的接触。俄军主力退往东面，然后呈半圆形突然向西南进军，切断了拿破仑与卡卢加和图拉的供应以及与武器制造中心的联系。缪拉的军队驻扎在莫斯科南面的塔努提诺。10 月 18 日，库图佐夫在这里发动了一次袭击，造成 6000 人伤亡，迫使缪拉撤退。这次规模相对较小的战事警告拿破仑，俄军已发动了进攻，他的求和行动失败，有被合围的危险。10 月 19 日，拿破仑的军队终于开始从莫斯科撤退。

在城里驻扎的一个月中，有 1.5 万援军加入了法军，但也有将近 1 万士兵死于伤病。10 月 19 日，法军离开莫斯科时人数只有 9.5 万多人。这些人肮脏、饥饿、体质很差。他们受到伤病员和 600 门大炮的拖累，驮运的马不够用。他们还为抢劫来的大量物品所累，其中就有从克里姆林宫穹顶塔上弄来的巨大而无用的镀金铜十字架。拿破仑转而向南，避开去斯摩棱斯克的残破道路。10 月 24 日，俄军在马洛贾罗斯拉维茨与拿破仑相遇，苦战一天，未分胜负。拿破仑在遭受重大伤亡后第二天没有继续进攻，库图佐夫也放过了取胜的机会。

法军从莫斯科撤出

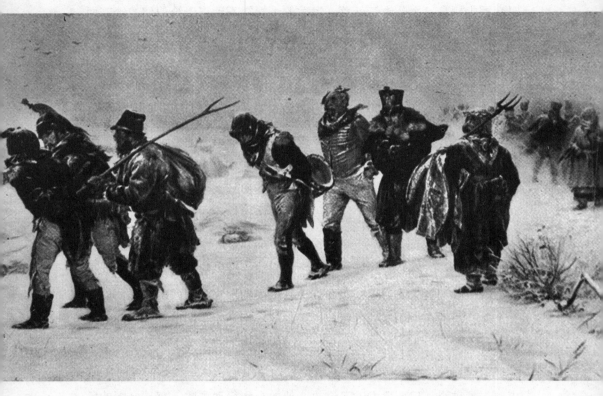

　　向南的路被挡住，拿破仑没有选择余地，只能转向北，重新在博罗金诺走上去斯摩棱斯克的路。这时天气寒冷刺骨，11月5日开始下雪。哥萨克快速骑兵小队在游击队帮助下，使得法军几乎无法征集粮草。法军没有为冬季作战做任何准备。科古兰尽力为拿破仑随从骑的马寻找冰鞋，没有一匹骑兵的马和拉炮的马配有冰鞋。由于这个原因而不是寒冷使得拿破仑在11月7日下令："骑兵步行。"

　　法军匆忙向斯摩棱斯克赶去，那里有向他们许诺的食物和住处。11月8日，拿破仑带领先头部队到达斯摩棱斯克，寻找克洛德·维克多指挥的预备队，但这支预备队已遭到斑疹伤寒蹂躏，医院里全是病人。纪律涣散使补给品无法正常发放。在诸多困难中对法军打击最大的是缺乏食物，因为预备队和联络部队已经用光了大部分补给，这些补给本是为大军返回时储备的。在斯摩棱斯克找不到救助物品，拿破仑 11 月 13 日撤离了这座城市，在临时医院和毁坏的房屋里留下两万多病人。第二天，他发现库图佐夫挡住了他西行的道路。

此时在克拉斯诺据守的俄军希望虚弱的法军会避战，但很多士兵掉队使得拿破仑认为，他唯一的希望是让他们有时间集合，于是下令近卫军进攻。这些勇敢的军人在博罗金诺因谨慎行动而幸存下来，拿破仑这时靠他们才避免了大败的羞辱。库图佐夫受到法军猛攻的压制，竟不能重新进攻。在留下内伊打了一场漂亮的后卫战后，拿破仑赶往明斯克的下一个补给基地。11 月 22 日，他得到不好的消息，明斯克已经落入敌人手中。

两天后，他又得知俄军毁掉了他在别列津纳河设的桥头阵地。由于长期不运送物品，浮桥早已被弃用。形势看来已没有希望，因为也在退却的拿破仑的侧翼部队在北方被维特根斯坦亲王大败，在南方被奇查哥夫海军上将大败。俄军在两侧的夹击已经合拢，库图佐夫的军队封锁了向西的道路。法军被杰出的工程专家让·巴蒂斯特·埃布莱将军所救。一小股部队在斯图迪安卡南面佯装渡河，误使奇查哥夫相信整个法军都要从那里过河，这时埃布莱在城北匆忙搭了两座桥。尽管后卫部队作战很英勇，还是只有 5 万人成功地继续后撤。

这时的法军开始蜕变为一支不守纪律的散兵游勇。11 月 29 日，拿破仑写道："食物，食物，食物——没有它，这些不守纪律的乌合之众在维尔纳不会遵从安排。这支军队可能都无法在尼门河边集结。在维尔纳肯定不会有外国间谍，今天这支军队已没有什么好看的了。"在别列津纳河和维尔纳之间有 1.5 万人死在路上，给养的储存情况更糟。

12 月 8 日，饥饿的先头部队冒着凛冽西北风吹卷的大雪到达维尔

100

纳。只有两万身患疾病、无精打采的士兵还有战斗力，其余都是掉队的，尽力蹒跚而行，又冻又饿，被哥萨克巡逻队驱赶着。内伊的第三军团是后卫，英勇作战，只剩下 20 人。维尔纳城内没有补给品供应，城里满是饿肚子的病人，斑疹伤寒传播到附近的乡村。得了斑疹伤寒、痢疾和肺炎的患者躺在浸透了他们粪便的烂草堆里，没有医疗条件和取暖设施。因为太饿，他们不得不啃皮革，甚至吃人肉。到 12 月底，2.2 万多得了病生着冻疮的士兵挣扎着进了城。1813 年 6 月，这些人中只有不到 3000 人还活着。

101

　　12 月 5 日，拿破仑得到从巴黎来的消息，那里谣传他已经死了，弗朗索瓦·马莱将军正在领导策划一个阴谋。第二天，在维尔纳西面的斯莫尔格尼，拿破仑决定，他要在人们能够充分了解这场灾难前迅速赶回法国。他像往常一样起草了一份公告，坦率地讲了他在撤退时所遭遇的恐怖，但没有提到供给已经中断，只是责备天气恶劣。然后拿破仑出发，先乘轻便马车，再骑马，在德国全境和法国东部一阵狂奔，12 月 18 日夜晚到达巴黎杜伊勒里官，两天后发布了他的灾难性的公告。他以高超的技巧操纵着这一危险而实际是绝望的局面。12 月 20 日，他在向参议院报告时有所隐瞒："我的军队有一些损失，但这是由于严寒季节过早来临的结果。"到 1813 年秋，他已成功地动员了 47 万新兵。这或许是拿破仑惊人经历中最不寻常的时刻，可见他在自己的权力面临威胁时表现出的坚韧和行动的果断。

　　他能救得了自己，但救不了他的军队。缪拉接过指挥权，实践证明这是个顶不住压力的人。他拒绝在维尔纳坚守，12 月 10 日把最后一门炮、剩余的辎重和军队的钱财都丢给了俄军。12 月 12 日，贝尔捷抢先送了一份私人报告给拿破仑，称法军已不存在，甚至连近卫军这时也已减到 500 人，不再像一支军队。内伊仍在顽强地进行后卫战，于 12 月 14 日渡过尼门河。当最后一批散兵蹒跚着到达德国一侧河岸时，拿破仑

6 月 24 日检阅过的这支威武大军剩下不到 4000 人。据说回来的人中只有 1000 人还能打仗。这就结束了拿破仑征服俄国和印度的梦想。当然战败除了斑疹伤寒还有别的原因，寒冷、饥饿、俄军对毁灭法军都起了作用——还有拿破仑·波拿巴本人也起了作用。

102

拿破仑是 1769 年 8 月 15 日因早产提前出生的。1795 年他 26 岁时才只有五英尺六英寸高，四方脸，皮肤呈古怪的土黄色，鼻子长得周正，灰眼睛，头发深棕色。当时他最明显的体格特征是很瘦。他肌肉发达，孔武有力，但是个矮个儿。假如兴趣被激发起来，他也会口若悬河，不过在其他时间经常是面容忧伤，以致人们都以为他身上有什么地方疼。早年他很少在意自己的外表，乱搽粉的长发垂在衣领上，衣服和靴子破破烂烂，手也很脏。拿破仑是个好读书的年轻人，聪颖，肯学习，数学学得不错，年轻时对性关系没什么兴趣。

拿破仑令人惊异地迅速升至权力顶峰有很多因素：适度的想象，全然来自实际生活的判断锻炼出他不寻常的才智，以及能敏锐地觉察行动的适当时机。他非凡的大脑似乎分成了可随意启闭的不同空间。因而，他可以同时向几个秘书口授命令和计划，当他在秘书的书桌间走来走去时能够从一个话题转向另一个话题。他那著名的臭脾气是让人害怕的武器，且完全在他的掌控中。他为权力而活，知道权力主要来自主人灌输恐惧的能力："在国内和国外，我只是通过自己引起的恐惧进行统治。"在晚年生活中，他把自己想象成理想中阴沉、冷血而难以接近的暴君，但他从来就不是这种个性，尽管有些可怕，他还是很让人着迷的。多言，善交际，有很强的魅力，这些特点与他的易怒一样时不时地忽隐忽现。他赢得了与他接触过的人的真心爱戴和忠诚，即使是敌人也深受其影响。皇家海军舰船"贝伦罗丰"号送他去圣赫勒拿岛，船上的水兵承认，"如果英国人像我们一样了解他，就不会动他一根头发"。他手下的

103

老兵崇拜他，因为奇异的记忆力让他能叫出他们每个人的名字，而激发这种记忆力是他副官的职责。

拿破仑的成功还有赖于他勤奋工作的惊人能力。工作压力使他不注意身体的正常需要，每夜只睡三小时，有一种在白天能间隔着短时间熟睡的能力，肩负巨大压力的行政官员常是这样。安泰尔姆·布里亚－萨瓦兰称拿破仑是"一个不分好坏的食客"，吃东西狼吞虎咽，经常吃顿饭只花12分钟，不在固定时间吃饭，而是在办事的空隙时吃。尽管这种饮食方法对身体不利，但拿破仑在掌权初期似乎特别健康。

他的身体也有些毛病，随着年龄增长麻烦也就渐多。他半信半疑自己是否有不育的毛病，但在生了非婚生儿子后这一说法自然消失。传说他有癫痫可能更有根据。年轻时，有一次他在布里安尼跌在地上失去了知觉，但这次可能只是昏厥。在1799年11月那次雾月（**法国大革命时制订的新历法叫共和历，以农业生产的特点命名月份名称，11月被称为雾月——译者按**）险些酿成灾祸的事件中，他的人身安全受到五百人会议议员威胁，朋友们在他几乎失去知觉的状态下把他拖到安全的地方。这次被看作是他有病的证据，但也可能只是对完全没有料到的危机的反应。不过在1803年1月至1805年9月间，他有三次像是癫痫发作的发病记录。

有人推测拿破仑可能患有梅毒。根据是他在1802—1804年任执政官期间，小便出了麻烦。拿破仑自己写道，他的医生亚历克西·布瓦耶的看法使他"产生了对约瑟芬奇怪的怀疑，而我对自己却很相信"。但他小便的病症（我们已经在博罗金诺战役中注意到了）显然表明，他膀胱中有小石块，即"尿结石"。没有材料支持他患有梅毒的诊断。

拿破仑的病中能确诊的最严重的病是偏头疼。让人痛苦的"头疼"在工作压力很大、神经高度紧张的人中是一种常见病。第一次报告他有偏头疼是在1796年意大利战役快结束时。在其一生每到紧张时都会受

到类似的困扰。拿破仑高度紧张气质的另一病症是皮肤瘙痒。这肯定是   104
由精神原因引起的一种皮炎，但也可能是 1793 年 12 月在土伦得的疥疮
引起的。

　　还有两种本身并不严重的毛病却对拿破仑后来的经历有深刻影响。
拿破仑是个"生活习惯无规律"的人，这会导致便秘，自然就使他坐在
凳子上用力时很容易脱肛出血，患上痔疮。最早是在 1797 年提到他得
了这种常见又很疼的病，当时他 28 岁。五年后的 1802 年，饮食习惯没
有规律使他又遭受另一疼痛疾病的折磨，这在生活压力大、缺乏适当照
顾的人中很普遍。据拿破仑的首席秘书福弗莱·布列纳记载，他的主人
在 1802 年初开始感到肚子疼。他经常靠着椅子右侧，背心的纽扣解开，
大叫道："啊，疼死我了！"可能是胆结石，也可能只是消化不良，后来
的记载表明他得的是消化道溃疡，这是疲惫金融家的克星。

　　1804 年 12 月 2 日，拿破仑加冕称帝。从 1805 年他 36 岁时起，他
的体力和脑力开始出现退化。这一迅速的变化被所有与他密切接触的人
注意到了。他的肚子开始大起来，清瘦的脸变圆，脖子变粗，额头上不
见了蓬乱的长发，头发质地越来越稀疏、纤细，皮肤变软。他那曾是顾
长、"漂亮"（虽然很脏）的双手手背肥肥的，这样在外表就成了矮胖
子。詹姆斯·吉尔雷漫画中那个瘦削的科西嘉吃人怪物成了学校历史图
画书上更有名的矮胖子拿破仑。

　　与体力衰退同时出现的还有性情和智力的明显改变。总的来说，他
失去了自律。自 1806 年起，他的统治更加专制，手下的大臣都成了惟
命是从之徒。海军大臣德尼·德克雷宣称："皇帝疯了，他会毁掉我们
所有人。"1807 年，梅特涅公爵注意到，"最近拿破仑的行为方式完全
改变，他似乎认为自己已到这样一种状态，克制已成毫无意义的阻碍"。
他的脾气不像以前那样能受到控制。虽然不是经常发脾气，但他却不能   105
适时地控制好。他已失去几乎一直在制约自己行动的判断力，而是由着

奇怪的念头操控其计划。对权力的渴求加上梦呓的想法让他产生了不该有的暴躁，身体已不听大脑使唤，旺盛的活力松弛下来，丧失了过去能长时间忙于实务的能力。到 40 岁时，拿破仑已变成一个慵懒、犹豫却又喜怒无常的人。

这一巨大变化的原因是什么？人们提出过许多答案，但没有一个能很好地解释这些现象。肥胖和慵懒是身体原因而不是精神原因。甲状腺机能失调、黏液水肿可能会造成这类变化，但拿破仑的画像又证明不了这一诊断。也有人提出，他得了弗勒利希综合征即脑垂体分泌物不足，但得这种病的人没有生育能力。这些说法没有一个能解释他在 1803—1805 年间的三次癫痫痉挛。这些不会是真正的癫痫，或许与他的偏头痛有关。普通的偏头痛偶尔会发展为"偏头痛并发症"，这种病偶尔发作，使病人瘫痪、语无伦次。这些严重病症是脑动脉痉挛的结果，虽然只是暂时的，也会造成脑损伤。假如是这样，拿破仑的慵懒应该是轻度脑损伤的结果，而他的肥胖又是慵懒的结果。损伤肯定只是轻微的，没有任何迹象表明他有严重的大脑损伤，拿破仑在遇到对他的权力有直接挑战时会做出迅速、激烈的反应。

不管原因是什么，在这一点上过于执著显然不明智，新拿破仑已没有了老拿破仑的敏捷和果断。然而在 1812 年 12 月到 1813 年 7 月，他仍成功地征募到 47 万新兵。他的军队数量超过反法联盟的军队，但质量却要差得多，因为法军主要由新兵组成，这种军队要比久经征战的老兵更易得战场流行病。在从莫斯科返回的一路上，退却的法军和追击的俄军把斑疹伤寒带到了德国。1813—1814 年秋冬，所有中欧和东欧都流行斑疹伤寒。拿破仑成千上万的新兵得病死了，到 1813 年深秋，新兵中只有不到一半人还在服役。

到 1813 年 8 月底，法军在德累斯顿眼看就要彻底打败联盟军队。在拿破仑亲自指挥苦战两天后，联盟军队被迫退却，法军准备第二天发动一次歼灭战。但这时拿破仑的一种相对不严重的毛病发作了，对历史进程的改变产生了影响。第二天晚上，他筋疲力尽，浑身湿透，饿得厉害，连忙狼吞虎咽大吃一顿。8月27日夜里，由于腹痛和呕吐很严重，他不得不回到后方，让莫尔捷元帅、洛朗·圣西尔元帅和多米尼克·旺多姆将军第二天出战。旺多姆的失败挽救了联盟军队的败局。

两个月后的10月17日，另一次类似的腹痛和呕吐使拿破仑在进行决定性的莱比锡战役时只能躺着。到11月，法军被赶过莱茵河。布吕歇尔公爵统率的普军、施瓦曾堡公爵统率的奥军和沙皇亚历山大统率的俄军跟踪追击，沿路向巴黎进军。威灵顿从比利牛斯山一路杀来。拿破仑帝国的日子已屈指可数。在这关键的无望时刻，拿破仑身上往日的魔力又复苏了。威灵顿对1813—1814年间的战役评论道："对这场战役的研究给我留下深刻印象的是他的天才而不是其他因素……但他需要耐心。"1814年4月6日，元帅们坚持要求他无条件退位。4月11日，拿破仑发表了一项声明，宣布放弃法国和意大利的皇位。

4月12日晚上他准备自杀，服用的可能是马钱子碱。然后，他开始了穿越法国南部的可怕旅程，这位垮台的皇帝在阿维农勉强躲过了私刑，在奥尔贡看到了自己被吊着的模拟像。他离开法国去流亡，当上了厄尔巴岛的君主。在那里，他好像过得很快乐，管辖小王国，训练他的袖珍军队。无疑，梦想和计划在支撑着他。后来他戏剧般地返回法国，进行近乎疯狂的冒险。1815年3月1日，拿破仑在昂蒂布登陆，开始了凯旋般的行进，经过莫昂斯－萨图克斯、格拉斯、迪涅、格勒诺布尔和里昂，返回巴黎。

这时伴随他已有十年的坏身体几乎使他的冒险刚刚开始就要结束。从昂蒂布到格拉斯，这位归来的英雄骑在马上，领着一支壮观的骑兵耀武扬威地行进。这时自1797年以来不时给他带来麻烦的痔疮使他疼痛难忍。即使走路也很疼，骑马简直就无法想象。拿破仑弄来一辆马车乘

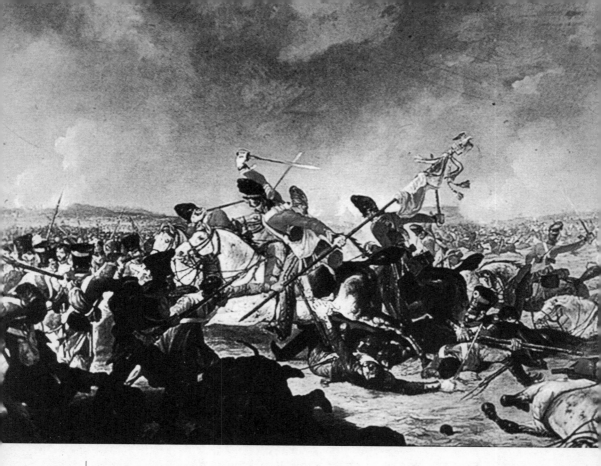

滑铁卢战役中法军军旗被夺

车前进，短时间舒服些，但道路崎岖车轮颠簸使这种解脱只是暂时的。一个有病被废黜的君主躺在坐垫上当然与骑着战马奔腾归来的征服者大不相同。病魔很快就消失了，两天后拿破仑发现自己又能继续前进。病的发作如果时间更长，他的凯旋行程可能在格拉斯就会终结。

　　拿破仑的痔疮与同样惹麻烦的嗜睡和慵懒是可用来解释被法国人称为滑铁卢之谜的主要原因。在拿破仑征募的所有军队中，在滑铁卢作战的军队最需要受到激励并有统一指挥。这些军队是在"拿破仑百日"（指拿破仑从厄尔巴岛返回法国后建立的一段统治，他于1815年5月20日重新登上帝位，6月22日宣布第二次退位，前后约百日——译者按）中匆忙征召的"凑数兵"，还不适应这位指挥官。但这些军队不该为滑铁卢的灾难受责备。拿破仑 6 月 18 日战败，是因为他失去了前一天的机会。16 日晚上战略形势看来对法国最为有利。考虑到他的军队素质不高，这种情况本身对拿破仑作为一个军事领袖的才干是个考验。

拿破仑指挥约 12.4 万人，对付布吕歇尔公爵指挥的 12 万普鲁士军队和威灵顿公爵指挥的 10 万英国—荷兰—德国—比利时联军。拿破仑的出色计划是分两翼行动，再留一支得力的预备队。在把司令部设在沙勒罗瓦后，拿破仑命令内伊元帅率一翼去往布鲁塞尔的路上顶住威灵顿的军队，而格鲁希将军率另一翼去攻击普军。普军与东边英国盟军能够会合最近的地方约有 10 英里，如果会合就会对拿破仑形成人数上的优势。6 月 16 日，内伊适时地在卡特博拉斯进攻威灵顿，同时格鲁希和拿破仑在利尼打败并部分击溃了普军。两场作战没有一场是决定性的。但第二天还有好机会，带领预备队的拿破仑可以在右翼彻底击溃普军，或是迅捷绕到左翼去击败威灵顿。但正如军事史家贝克所写："就是在从 16 日下午 9 点到 17 日上午 9 点这 12 个小时内，这场战役失败了。"

拿破仑在 6 月 16 日整天骑在马上，这位肥胖、46 岁就未老先衰的人完全累坏了。更糟的是，他的痔疮又剧痛起来。6 月 16 日夜间，他整夜疼得睡不着。拉雷有没有用鸦片可能已永远弄不清了，但拿破仑直到早上 8 点才起床。到 11 点他才重新积极指挥作战，下令格鲁希去追击普军。这时普军踪迹不明，拿破仑作出错误判断，他命令向东追击，而布吕歇尔已向北退却。同时，拿破仑命令近卫军去支援在卡特博拉斯的内伊。威灵顿在知道布吕歇尔向北退却后，就指挥军队向通往布鲁塞尔的路上后退，与普军保持平行，再在滑铁卢村前的高地构筑防御阵地。一段时间，英军拥塞在村子狭窄的街道和热纳普桥上，是内伊攻击的极好时机。这时，格鲁希向东南追击，与即将作战的战场之间的距离越来越远。

6 月 17 日，太阳在格林威治时间 3 时 45 分升起。拿破仑从他不踏

实的睡眠中醒来时已浪费了四个多小时白天的时光，而在他能掌握战略
主动权前则浪费了七个多小时。可以肯定，他有彻底击败敌人的机会，
也可以肯定，他失去了这个机会。年轻时的拿破仑从没有错过提供给他
的机会，不管是否筋疲力尽，是否疼痛，他都会成功地抓住机会。1815
年6月时的拿破仑慵懒、烦躁，受到疼痛的折磨，因而不再能如愿以
偿。对医学史家来说，6月17日星期六是个致命的日子，而滑铁卢的
星期天却让人有点扫兴。拿破仑仍然身体状况不佳，不适宜控制战役进
展，不过，尽管他身体不好，还有内伊也犯了错误，拿破仑在滑铁卢还
是几乎打败了威灵顿。如果我们同意胜利者威灵顿的说法——"这是我

109 所经历的最绝望的事，我从没在作战中遇到这么多麻烦，从没像这样几
乎要被打败。"——那么拿破仑的身体不好，就在决定胜败的天平上起
到了相当的分量。

　　六年后的1821年5月5日，这个被废黜的皇帝死于圣赫勒拿岛。
第二次被放逐是一个无望失意、口角纷争和愠怒隐居的时期。无疑，总
督赫德森·洛爵士缺乏控制像拿破仑这样难对付的俘虏所需的机敏和才
智，但有关"圣赫勒拿殉难者"的传说也没有事实根据。政治上的需要
使英国人把这个岛说成是疗养胜地，相反，出于类似考虑，拿破仑的同
情者则把它描绘成与魔鬼岛差不多。甚至被拿破仑逮捕并流放过的教皇
庇护七世也请求释放他，理由是"崎岖的圣赫勒拿岛对健康有致命的损
害，不幸的流放者在一点点死去"。

　　一种肝病——急性传染性肝炎在圣赫勒拿岛流行。拿破仑可能得过
这种病，但即使得了也很快复原。他最后得的病持续了六个月。对这种
病有不少文字记录，也有很多说法，实际情形已很清楚。在最后的日子
里，他"拉柏油便"和"呕吐咖啡渣"，这两种情况是消化道或半消化
道出血造成的。对他的治疗看来不很合理，给他最后服的药中有一种是
大剂量的甘汞，这种药没有一点疗效，还会加速死亡。死后的验尸报告

对拿破仑的肝说法不一，但都提到胃上有一大块"硬癌生长"。这种情况加上拉柏油便、呕咖啡渣和贝特朗将军说的他总是打嗝，就能确定死因。拿破仑死于癌症，癌病变已侵入胃壁，楔入的缝隙足够放进一根手指。癌变侵蚀了血管，死亡的直接原因是大出血和腹膜炎，两者都是由癌症恶性发展引起胃壁穿孔后的继发症状。

虽然死因很清楚，但还是产生了许多说法，其中一种是中毒，知名　117
人士死亡经常有这种可能。拿破仑在遗嘱中命令，死后要剃去他的头发，把一绺绺头发分送给许多朋友和追随者。1960 年的一份报告引起人们的兴趣，报告称在他的头发样品中发现了砷的遗迹。用砷投毒不是死亡的直接原因，不过砷是一种已知的致癌物质，无意或有意使用一段时间有可能致癌。尽管可以这样理解，但实际不可能。

拿破仑在滑铁卢战役差不多六年后去世，而他又是在莫斯科战役后三年败于滑铁卢。当他的健康和判断力水平开始下降时，他灾难性的垮台就已开始，而且不可避免。拿破仑大军是因他自己缺乏耐心以及在遇到斑疹伤寒的厄运时毁掉的。他的帝国再没有从这支大军的毁灭中复苏过来。1812 年 11 月 29 日，内伊元帅在渡过别列津纳河时给妻子写信："饥饿将军和冬季将军而不是俄国人的子弹征服了拿破仑大军。"这是公认的看法，但要说出全部真相，我们就必须加上斑疹伤寒将军和拿破仑将军的名字。

第六章

霍乱与卫生改革

有一类被称为肠道病的重要疾病，是通过人的粪便污染食物、饮用水传播细菌使人得病。这类病包括伤寒、副伤寒和痢疾，还要加上霍乱。霍乱常被称为亚洲霍乱，以区别于小儿霍乱，后者称为小儿腹泻更确切。直到最近，这些折磨人的病加上斑疹伤寒经常被归为战场病，都是在战争的特殊条件下特别容易流行的病。

在 1346 年克雷西战役前，法国人粗鲁地称入侵的英军是不穿裤子的军队，因为他们频繁地蹲下大便。现在已无法确定他们得了什么病，最有可能是得了伤寒或痢疾。直到 20 世纪，这类在地方流行的肠道病连同斑疹伤寒还有外来的亚洲霍乱，比任何武器杀死的士兵都要多。在管理极其不善的 1854—1856 年克里米亚战争（"军队被军事领导人所毁而被一个平民妇女所救"[*此处的平民妇女是指去战地护理伤病士兵的英国妇女南丁格尔——译者按*]）中，9.7 万名被派往战场的英军官兵中有 2700 人在作战时被打死，1800 人因伤重而死，17600 人死于疾病。霍乱在英军中流行，坏血病（维生素 C 缺乏）在冬天又使许多人送命。在 1861—1865 年美国内战中，北方军队有 93443 人在战场被打死，或是后来因伤而死，而病死的人几乎是其两倍，达到 186216 人，其中

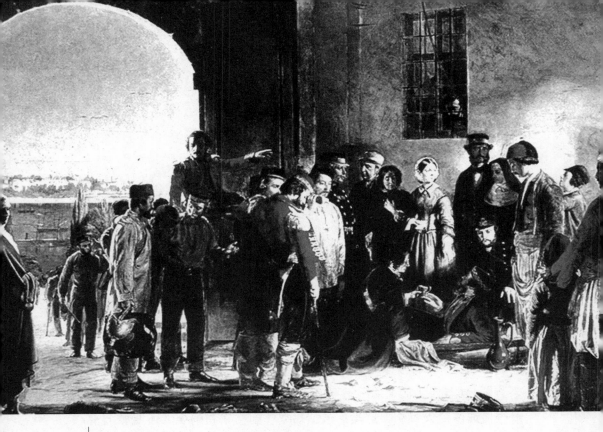

南丁格尔在克里米亚战争中救助伤员

81360 人死于伤寒和痢疾。霍乱也要为这一高死亡率负部分责任。南方同盟方面没有准确的数字，但可以相信伤寒造成的死亡要多于北方。

1899—1902 年的布尔战争在医学上也有价值。英军指挥官不是因其才智而是因其拒绝接受平民建议而闻名，布尔战争的将军们肯定都是些不寻常的蠢材。造成伤寒和细菌性痢疾的病原体已被发现，包括抗伤寒接种在内的预防手段也已出现。1899 年前很早就已知道伤寒主要通过水传染，并已很清楚被污染的水可以通过煮沸、过滤使之无害。在南非总共约有 40 万军队参战，任何时候野战部队人数都达到 20 万。从 1900 年 2 月到 1901 年底，6425 名英军士兵死于战场或伤重而死。布尔人使用了射速快的毛瑟枪，这种枪要么一下子打死人，要么留下一个很快就能愈合的干净伤口。那里的土地大多没有耕种，人口稀疏，因而相对可以避开引起伤口脓毒症这类病的病菌。尽管受伤寒病原体的影响要轻一些，但单是得伤寒的仍有 42741 人，死于各种疾病的总人数达到 11237 人，几乎是死于敌手的两倍。无疑，不管军队受到什么样的污染，只要司令官下令对水做适当处理并采取卫生措施，士兵患肠道病死亡的人数就会大大减少。

这或许是一种苛严、不公正的判断，那么就让我们来看看四年后在 1904—1905 年日俄战争中发生的事。俄国人没有公布准确数字，但宣布参战的 709587 人中只有不到百分之一得病。这一报告可能是低估了，但有人注意到俄军的健康状况直到俄国大败时都很好。日军在作战中损失 58357 人，21802 人病死，因而反转了以前记载的战场伤／病比率。在病死的日军中，5877 人死于伤寒和痢疾。在中国东北，这些通过水传播的病像在南非一样流行。得病率的大大减少主要得益于禁止士兵饮用没有煮开的水，提供充足的热水泡茶，有公厕设施，并且尽可能不在村子里住宿。

我们可以理解，出征的普通士兵得病者会多，但让人惊奇的是王室将领也同样如此。在带兵打仗的英国君王中，征服者威廉 1087 年死于肠穿孔，这是他不久前得了伤寒的结果。爱德华一世 1307 年死于痢疾，阿金库尔战役的英雄亨利五世 1422 年也死于痢疾。爱德华三世的继承人黑太子爱德华死于同样的病，这或许改变了英国的历史进程，因为在黑死病流行后出现了土地和劳动力危机，这是社会发展比较困难的一个时期，由他软弱年幼的儿子继承了王位。约翰王 1216 年因"吃桃子和新榨果汁过多"而浪漫地死去，很可能是严重腹泻使得他那因伤寒而脆弱的肠子穿孔。王室的第二位饕餮之徒亨利一世 1135 年去世，无疑是死于另一种肠道病食物中毒，"他特别爱吃鳗鱼，而且贪吃得过多，医生不让他吃，他也不理会"。据说，给他的尸体做防腐处理的人也病了，几天后在剧烈的痛苦中死去。

120

再讲些更近的事，维多利亚女王的丈夫阿尔伯特亲王 1861 年死于伤寒（虽然对这一诊断当时就有疑问）。他的儿子爱德华七世十年后差点因同样的病送命。爱德华的外甥沙皇尼古拉二世 1900 年得了严重的伤寒病。医生嘱咐尼古拉的母亲玛丽亚·费多罗夫娜，羊肉片要在切碎后才能给他吃，这位母亲用尽心思呵护儿子，而把羊肉切碎是在伤寒的恢复阶段通常采用的谨慎做法。

这类病早期的情况难以区分，因为它们通常都在"持续发热"的名目下归为一类。许多医生怀疑，这类病不止一种，但更多的医生认为这些差别只是同一种病的不同症状。1839 年夏秋，英国德文郡北陶顿的一个医生威廉·巴德发现，他照管的几户茅舍农特别容易得"热病"。巴德对这一问题进行研究，认为他要解决的不是一种而是两种病。他发现虽然这两种病都发热，皮肤出斑疹，但一种是急性的，几天内死亡，另一种是慢性的，有时生病要几个月。还不清楚巴德本人给两种病起的名字，因为到 1873 年他的成果才发表，这时区分两种病的荣誉已经给了英国的威廉·詹纳爵士（1849 年）和费城的威廉·伍德·格哈德（1873 年）。急性的被命名为"斑疹伤寒"，慢性的称为"伤寒"，两者在一些地方很相像。

巴德在继续观察后发现，他的大多数伤寒病人都来自同一片茅舍，他们都从同一口浅水井里取水。看到这些明确无误的肠道病症，他认为病人的粪便肯定是通过茅舍的土坑茅厕渗入了水井，而住在茅舍的人取井水饮用。在做了一两次没有结果的试验后，他撒了大剂量漂白粉在茅厕里，结果得伤寒的人数逐渐减少，最终达到当时任何村庄都希望的极少数目。研究古老教区记录的地方史专家经常会发现，有些死亡的原因明显是在很小范围内流行的传染病，得病者没有年龄限制，一年中任何时候都会得病。有时还能发现住得很近的一些家庭死者的名字，甚至还能确定他们打过水的废弃水井。

乡村从水塘、水渠和浅井取水的方式以及将人粪便撒在田里的处理办法，在几个世纪中都没人表示异议，也没有造成让人无法忍受的生活条件，而且在偏僻乡村几乎一直沿用到今天，直到住户希望彻底改变那些有着不可靠水井和土坑厕所的茅舍时为止。但在 18 世纪，工人阶级的生活条件因为工业化开始有所改变。工业化最早在相对较小的国家英国发展起步。1801—1851 年，英格兰和威尔士的人口从 890 万增加到 1790 万，由此带来的问题要比人口的增加远为复杂。随着工业革命的加快，产生了一场由乡村转变为城市的极为迅捷的运动。对此，我们将主要探讨一些对英国有影响的问题以及这些问题的解决。

122

与所有欧洲国家一样，英国的生活和经济在许多世纪都是靠农业支撑。这时，农耕社区的村庄和小市场集镇突破了它们的边界，扩展到整个乡村，直到在许多地区休耕地消失，单个小村庄失去其身份而成为有统一范围的教区。不幸的是，就公共卫生而言，地主、投机建筑商和居民都只把这些新城镇看成是扩大的村庄。随着城镇扩张到乡村，处理废弃物的困难随之增加。把粪便倒入河中不会有人制止，而河水还要供人饮用。流动的水道带走了城镇的大多数废弃物，还要供应居民用水。像伦敦的泰晤士河和布里斯托尔的埃文河这样受潮汐影响的河流，涨潮时会带来大量有害物质，增加污染的危险。使用蒸汽动

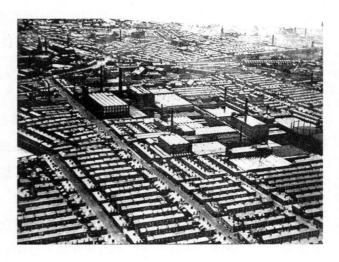

英国工业革命中工厂周围建造了密集的住宅区

力使得已经不足的供水更为减少，工厂把河道作为现成的废水排放管。到 1830 年，英格兰的大工业城市已经没有一个让人放心的饮用水供应，这些地区的河流污染严重，连鱼都无法生存。

农村人不断涌进城市建了越来越多的房屋。新建的房屋肯定会靠近工厂，厂主和工人都不愿把时间浪费在路上。承包商要将空地利用到最大限度，在最小的空间塞进最大数量的房屋。工厂要在工人有房住时才能开工，因此盖房速度很重要，建筑商不会浪费时间去挖地基，建承重墙，砌顶层。这些房屋是用现成的材料草率建成的，一排排挨着，庭院狭小。新建房屋与乡村房屋一样按照同样的原则使用，一幢住宅或只是部分给一家住，有共用的供水设施和户外厕所。这些厕所往往只是给一个院子或一排房挖个简单的土坑。

123　　随着时光推移，工厂的数目增加，建房已赶不上工业城镇居民的流入速度，现有工厂附近也没有可用的土地。接纳房客和分租房屋就成了常例。很少有家庭住的房子超过一间，一幢两室的茅舍可能会住 20 个人。在这样的条件下，清洁、隐私、体面、适当的公共卫生和供应洁净水都无从谈起。从每天有几十个人使用的肮脏厕所中溢出稀烂的粪便，流满院落，渗入泥土，污染了挖得不深的水井，而住户又从这些井中去取总是不够用的水。

我们应该在头脑中消除一种常有的谬见，即认为所有这些污秽情形都是新出现的。实际工业城市里所有这些主要的弊端在乡村早就存在。吃不饱肚子的家人住在过于拥挤的茅舍，妇女和孩子在田里干活，男劳力为挣到勉强糊口的工钱从早到晚地劳作。隆冬在荒凉山坡驱赶乌鸦的七岁孩子得不到在厂里干活的大孩子能得到的同情。人们记住了监工的皮带，却忘了农场主的鞭子。我们看到一个怀孕妇女在玉米地锄草累得要命总是无动于衷，而在看到她的姐妹在地下拉煤车就会感到震惊。现代的城市居民把乡村当做世外桃源，称之为"快乐的英格兰"，实际这从未存在过。这让我们对事实熟视无睹，工业城镇的每一种弊端都源自乡村，这不是人口移动的结果而是生活方式位移的结果。在乡村，这种生活方式没有发展到无法容忍的危险程度，因为那里的社区不大，茅舍稀疏，人们在旷野里干活。而在城市社区空间局促，房屋相连，工厂工人在封闭环境中长时间一起工作，传染病流行的灾难无法避免。

19世纪初，霍乱使这样的社区死了不少人，并成为在世界范围流行的传染病，而在此之前却从没在欧洲出现过。霍乱可能在古代印度就有，在那里几百年的时间它只是局限在一个很小的范围。像伤寒一样，霍乱也是通过水传染。有理由相信，印度教的河中沐浴仪式可能在促使人与人之间霍乱传播的同时，也限制了传播的范围，因为这是一种典型的短病，生病时间通常不超过几小时。在印度的欧洲人过去对霍乱的报告不能当做信史，因为他们说这种病很像流行范围更广的细菌性痢疾，而真正的霍乱1770—1790年肯定在马德拉斯出现过。1814年6月，霍乱在当地军队中出现，这支军队从马德拉斯的特利奇诺波利地区向几百英里外的江布尔进军。这两地都在联合省，江布尔在恒河边。1817年，霍乱在整个恒河三角洲广为流行，弄得远近皆知。当地医生说，1817年前三角洲地区没有这种病，应该考虑是一种新病。他们的说法当时就有人怀疑。一种可能的解释是，霍乱只在当时基本未被欧洲人征服的印度中部流行，然后通过军队的活动以及河运，沿着河道传播到沿海地区。

霍乱是在19世纪初开始传播。1817—1818年，最早提到霍乱从印度向外传播，向东传到中国和菲律宾，向南传到毛里求斯和留尼汪岛，向西北传到波斯和土耳其。1823年，一场大病在中国全境、日本和俄罗斯的亚洲地区流行。然后由于一些不清楚的原因，流行停止了三年，到1826年又开始流行。弄不清这是否是后来从印度传来的霍乱，按照同样的路线传到波斯和里海地区，再传到欧洲。第一个英国病例1831

124

年 10 月出现在桑德兰。到 1832 年冬季，整个不列颠群岛遭到霍乱侵袭；1833 年底，大部分欧洲遭侵袭；1835 年，意大利遭侵袭。魁北克和纽约是 1832 年通过船只传入了霍乱，这种病向南经北美缓慢地传到墨西哥和其他地区。这样缓慢的传播很典型，约翰·斯诺叙述了 1849 年较晚一次的霍乱流行：

125

> 霍乱的发展肯定与某些环境有关。它按照人际交往的大致路径传播，从不比人的旅行传得更快，通常要慢得多。在传到一个没有传染过的岛屿或大陆时，它总是先在海港出现。从一个没有霍乱的国家航行到一个流行霍乱国家船上的水手从不得这种病，直到他们进入港口与岸上人交往后才会得病。霍乱在城市间传播的准确情况并不能都弄清，但它总是在人际交往频繁时才出现。

这种缓慢、连续的传播自然也是 1817—1832 年霍乱第一波流行的特点，并由于谣言和迷信的推动引起了人们强烈的恐惧。大家都回想起中世纪有关神罚的观念。霍乱是一种极其痛苦的病，让人忍不住呕吐、腹泻直到肠胃皆空，全身脱水。脱水导致四肢和腹部肌肉严重痉挛，同时排空的胃不停地干呕、打嗝。霍乱病人不管是死是活，样子都很难看。这种病最恐怖的地方是它发病突然，发展很快。海因里希·海涅 1832 年 4 月 9 日写了一封信，描写他在巴黎看到的一幕：3 月 29 日，正在举行蒙面舞会，一片嘈杂。突然，最快乐的小丑倒在地上，四肢冰凉，面具下的脸庞绿中带紫。笑声消失，跳舞停止，这人在被匆忙用马车从舞厅送到天主大厦（巴黎最古老的医院）时很快就死了。为防止引起那里的病人恐慌，还戴着化装斗篷的死者被连忙塞进一个粗糙的箱子。很快，公用大厅里堆满因缺乏裹尸布或棺材而缝在布袋里的死尸。排着长队的灵车停在拉雪兹神甫公墓外面。富人收拾好家产逃离城市。穷人怀疑有人秘密投毒，他们高喊"把人吊上路灯杆"。有六人被杀，其裸露的尸体被拖过街道，大家认为这些人是罪犯。

　　对这种病以及在此之前出现的谣言的恐惧，要求当局必须采取行动，疾病传播缓慢也让他们有时间准备。英国是第一个试图对"公共卫生"进行集中控制并对全体国民强制推行卫生法规的国家，紧随其后的是德意志等国家。比如，1804 年在受到由海运传播的黄热病威胁时，英国成立了一个卫生委员会。不过两年后，当急迫的危险消失后，这个委员会解散，不再执行什么规定。实际上，政府只能通过已有的地方机构施加影响。现有一些机构由教区官员和治安官组成，主要职责是在枢密院名义上的控制下执行济贫法。这一制度源自伊丽莎白一世统治时，随着时间推移，权力不断下放，以致每个教区实际都成了一个自治单位。

126

　　到 1830 年底，英国看来可能很快就有霍乱流行的危险，有些人决心充分利用这剩下不多的时间。1831 年 1 月，枢密院官员查理·格雷维尔要圣彼得堡的沃克医生讲述已经影响俄国北部的霍乱的情况。沃克这时已离开圣彼得堡，直到 3 月他才回复，用的是二手材料。霍乱在这年初夏传到波罗的海沿岸，6 月 17 日，格雷维尔派威廉·罗素医生和大卫·巴里医生去调查，报告情况。四天后的 6 月 21 日，政府建立了一个中央卫生委员会（Central Board of Health），归枢密院监管。

　　尽管如此，当局还是犯了一个大错，他们任命一些医务界的头面人物和官员为委员会成员，而不是等巴里和罗素回来，或是雇用东印度公司的医生，这些医生对霍乱有亲身的体验。从 1831 年 6 月 21 日至 11 月 11 日，委员会几乎天天开会，准备那些"他们认为可能是对付霍乱最有效的条规"。6 月 29 日，枢密院采纳了委员会提出的第一批建议。这一历史性文件是最早试图通过中央指导与地方政府协调影响公

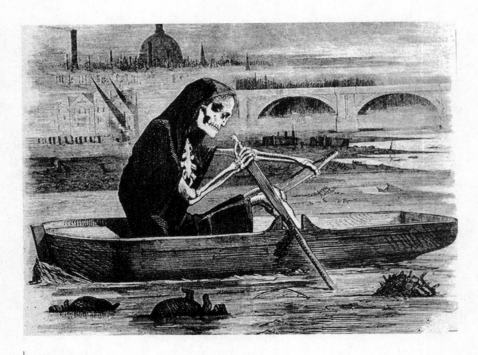

英国漫画《霍乱死神》

共卫生所做的努力，但在当时没有什么价值，因为委员会中没人见过霍乱病例。

中央委员会建议成立地方的卫生委员会，由医务界人士、教士和有地位的市民组成，并与伦敦的总委员会保持联系。对如何处理病人及其物品，他们提供了几条平淡无奇、缺乏新意的指导意见，还允诺在适当时候再提供更详细的指导并具体描述这种病。9月3日，《柳叶刀》杂志介绍了这一计划，杂志的编辑托马斯·瓦克利激烈地批评其内容。

10月12日，霍乱在汉堡出现，英国的危险更大了，因为汉堡是与不列颠群岛平常有来往的港口。条规于10月20日公布，其中增添了对霍乱性质和治疗方法的介绍。一周后的10月27日，有个叫詹姆斯·凯尔的军医报告，在桑德兰发现英国的第一个霍乱死亡病例，至 11 月 1 日又有四例死亡报告。这时内政大臣发布政令，10 月 20 日公布的条规必须执行。枢密院认为中央卫生委员会要由了解霍乱的人参加才能发挥作用，因而解除了医生委员的职务，借口他们太忙难以参加长时间的会议。新的委员会由罗素医生和巴里医生、海关官员爱德华·斯图尔特和防疫官员威廉·皮姆组成。委员都是专职的，开会地点不限于伦敦。巴里立即去桑德兰，其他委员到全国各地去帮助建立地方委员会，组建隔离医院并对隔离和治疗提出建议。到 1832 年 2 月，中央卫生委员会聘用了 4 位医院的代理总监、21 位医务官和 17 位医生。在霍乱流行结束前，这些官员已给英格兰和威尔士的 1200 个地方卫生委员会和苏格兰的约 400 个委员会做了咨询工作。到 1832 年 5 月底，约有 2.2 万人死于霍乱，然后病人迅速减少，到 12 月霍乱实际已不流行，中央卫生委员会解散。2 月，议会批准了一项"霍乱预防法案"，要求由地方当局提供护理和药品，清扫病人住房，销毁病人的床上用品、衣物和其他用品，填埋阴沟、粪池，减少各种污物，费用从济贫税中支出。

在工业城镇最糟糕的贫民区时有暴乱发生，这使人感觉到，拥挤、肮脏的街道不仅是疾病的温床，也是社会动乱的发生地。1832 年改革法案通过前的暴乱加剧了人们的恐惧。政府成立了一个皇家委员会调查济贫法的执行情况，并对改善工人阶级的命运提出建议。这个委员会请求埃德温·查德威克给予帮助，此人是律师兼记者，曾是杰里米·边沁的秘书。他是位社会改革家，还是伦敦大学的创建人之一。查德威克后来成为济贫委员会秘书，也是其中最积极的成员。

他被英国公众记得，主要因为他是建立可恨的中心济贫院的倡议者。在那里，男人、妇孺、乞丐、病人和残疾人都在如同监狱一般的条件中受管束，不同的性别要分开。对他有这样的印象是不公正的，因为查德威克建议的是让病人进医院，没有父亲的孩子进孤儿院，老人进养

128

老院，健康的无业者进济贫院，但吝啬的政府弄糟了整个计划，而不称职的地方当局又管理不善，他们感兴趣的只是降低由各家各户交纳的济贫税。

1836年，在第一个死亡登记法案送交议会时，查德威克加了一项附加条款，要求登记员记入死亡原因。他还劝说首任人口登记总署署长任命了一位名叫威廉·法尔的统计学家。1838年是英国首次全年登记人口信息的年份，就是这一年斑疹伤寒大流行。在伦敦约有1.4万人患病，其中1281人死亡。许多工业城镇报告了大致类似的数字。有些情况较好的地方当局注意到，斑疹伤寒死亡人数与济贫税征收情况有关。有些地方当局利用霍乱预防法案控告那些拒绝清扫污物的地主。起诉费用从济贫税中支付，但审判员拒绝让这成为合理开支，理由是这一法案仅对预防霍乱有效。这一争执交给了担任济贫委员会秘书的查德威克处理。他认为有了调查的机会，有可能帮助他提出以前济贫法中忽视的改革。

查德威克得到三位医生的帮助。他们调查斑疹伤寒最严重地区的情况，得出结论：高发病率主要是由肮脏的习惯和醉酒造成的，在生活条件依然肮脏的情况下，穷人无法自我改善。1839年8月，上院催促这三位医生助手协助查德威克进行一次全面调查。1842年7月9日，他们发表了调查结果，题目是"对英国劳动人口卫生状况的调查报告"。

实际上，这一文件的重要性无论怎样估量都不为过。就一件较小的事来说，正是查德威克的《报告》最初引起弗洛伦斯·南丁格尔对社会问题感兴趣，特别是关注医院，最终使她成为这方面的主要权威。查德威克是个颇受赞誉的预言家，可以这么说，他只是在自己国家声誉不显——尽管在本国也得到过一个迟来的骑士头衔。这时他的声誉已遍及世界。他的报告直接促使美国在公共卫生方面行动起来。杰出的美国医学史家菲尔丁·加里森写道："通过莱缪尔·沙特克，可以说是查德威克开始了美国的公共卫生活动，后来还影响了比林斯。"直到沙特克1849 年在马萨诸塞从事卫生调查，美国的公共卫生才有了起色。他的调查报告强调，在美国的城市中不卫生的条件造成了严重的健康问题，要求进行调查并加以控制。州卫生委员会因而得以建立并做了很好的工作，而全国性的组织是直到 1889 年才在约翰·肖·比林斯的影响下建立了美国公共卫生署。查德威克还影响了马克斯·冯·佩滕科弗尔，后者为慕尼黑设计了污水系统，并为防治霍乱做了许多事，1859 年他被任命为第一位卫生学教授。

查德威克涉及的领域很广，在查阅了来自 533 个区的反馈后，他绘制了"卫生地图"，清楚地显示出传染病与居住拥挤之间的关系。他指出，这种病是由肮脏、拥挤、排水不畅以及供水问题造成的空气污染蔓延开的。他以 8 个区死者的年龄证实他的观点，说明平均寿命与阶层有关：乡绅 43 岁，商人 30 岁，劳动者只有 22 岁。最后一个数字造成了数量庞大的孤儿、寡妇，所有这些人都必须靠教区救济资助。养家者早逝，居住过于拥挤以及无人过问迫使孩子们上街行乞、偷窃、卖淫。疾病使高年龄组阶层的人员减少，留下一批"年轻、暴躁、危险的人，这些人易于被无政府主义的谬见欺骗"。查德威克的传记作家 R.A. 刘易斯写道，他"将那些有身份的听众引到坑边，要他们注意脚下自己培养出的怪物"。

查德威克的报告将政府和资产阶级从志得意满中惊醒。执行必要的立法开销很大，政府把这个问题交给一个通常称为城市卫生委员会的机构，许多半官方协会就在大城市中如何行动提出建议。1846 年，利物浦是最早通过卫生法案的城市之一，法案授权任命一位市镇工程师、一位垃圾监管和一位卫生医务官。1847 年 1 月 1 日，利物浦任命威廉·亨利·邓肯出任英国第一位卫生医务官。

同时，查德威克还将一般性的政策具体化。他不懂卫生方面的工程业务，但愿意学习，并请了两位能干的顾问来协助。管道供水不停地投入使用，但供水公司受到旧式管线的困扰。这是一种中空的榆木树干，受压就会爆裂。所以他们就通过地面竖管减轻压力来供水，通常在规定的日子只供水一两个小时。查德威克的一个顾问托马斯·霍克斯利认为，使用金属管不用增加花费就能保证水的流动和压力。

　　污水处理问题是查德威克的第二个顾问约翰·罗解决的。当时，社会上已有了一些在街头排除雨水的阴沟，但都是简单的砖头管道，用石板覆盖以便能用手清除淤泥、杂物。罗证实，如果用自我冲刷的狭孔阴沟代替"淤积阴沟"，在经济上是划算的。狭孔阴沟的断面为圆形或椭圆形，水在平滑的曲线中流动——为了有效地冲刷，水要不停地流动。假如用于处理人粪便，这种阴沟就需要安装冲水马桶以代替不用水的土坑厕所。

　　靠自我冲刷带走有害废物的阴沟有一个大麻烦，阴沟最终的出口只能通向某条河，几乎可以肯定，城里人也从这条河里取水喝。查德威克探讨这一问题，设计了"动脉—静脉系统"，将农村的用水与城里的污水对换。当人口增加需要更多耕地且贫瘠土地需要多施肥时，污水管就派上了用场，许多肥料用的是厕所的人粪便。查德威克设想，通过污水管把水抽到城里，然后再通过回送的管道把液状的城市污物抽到地里。"污水农场"一词至今仍是对查德威克计划的纪念。这种污水与净水交换的简单办法虽然在许多国家都得到采用，但在英国被证明是不经济的。

　　这时发生了两场灾难。查德威克是个很让人讨厌、专制的人，最终与济贫委员会争吵起来，1847年7月8日被解除了秘书职务。自1845年以来，另一场霍乱流行的威胁愈益明显，因此首相立即让查德威克负责调查伦敦卫生中存在的问题，大家认为伦敦特别危险。他写了一份说明情况严重、让人震惊的报告，这一报告以及霍乱即将来临的威胁，让

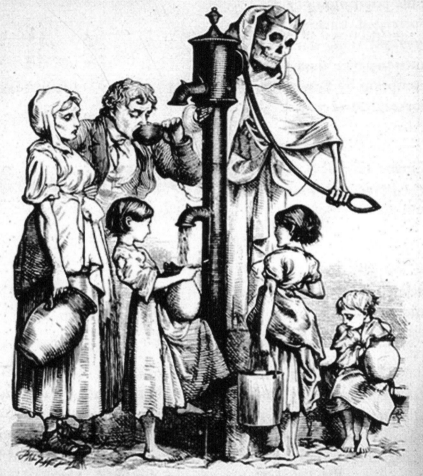

泵井的污水致病

英国议会因为害怕而立法。公共卫生法案（"查德威克法案"）在 1847 年 3 月被否决，但在 1848 年 8 月 31 日成为法律。

通过这一法案重建了有五年权限的卫生总会（General Board of Health），并授予地方当局权力组建自己的卫生委员会。总会不再受枢密院控制，也不对内阁负责，在任何部门也没有代言人。总会由两位贵族和埃德温·查德威克组成，后又加入医学顾问 T.索思伍德·史密斯博士。他们在 1848 年 11 月 21 日召开了第一次全体会议。

这时霍乱已在爱丁堡出现，12 月传到伦敦，1849 年 6 月传遍全国。这次流行比 1831 年那次严重得多。成立已十年之久的死亡登记机构因过度紧张而难以支撑，统计的只是个大概数字，并不准确。在英格兰和威尔士至少死了 5 万人，也可能超过 7 万。伦敦至少有 3 万人得了霍乱，其中约 1.4 万人死亡。这样的死亡率，迫使议会给了卫生总会它以前不愿给的权力。在他们第一次开会的三天内，有 62 个市镇提出要推行公共卫生法案。地方当局要求就如何行使给予他们的不明确权力予以说明。总会确保"清除垃圾和预防疾病法"获得通过，这一法案授予执行者在情况紧急时能够使用强制权力。这时总会可以下令清理垃圾、打扫街道、给房屋消毒以及设立隔离医院。查德威克用这些权力招募了一批卫生监督员，增加了济贫法医院医生的数量，还迫使地方当局任命了卫生医务官。

卫生总会无疑工作勤勉而出色，但却越来越不得人心。查德威克的独断态度使得他与医务界以及地方当局发生了对抗。医务界、地方当局和公众不理解为什么在疾病流行时要使用清洁水、处理污水并清理垃圾。有关疾病流行原因的通常看法对此负有责任。微生物和细菌的概念以后才有，这时大多数人还顽固地相信空气不洁是致病的原因。他们认为，化粪池和粪堆中的不洁物通过空气流动从一个人传给另一个人，这样就会得病，是空气把病由病人传给了健康人。

　　总会的工作期限到 1853 年结束，但因不断有霍乱的威胁，政府又延长了一年。1854 年 7 月 31 日，一项将总会期限再延长五年的动议以 74 比 65 的票数被击败。在辩论中议员们恶言攻击查德威克，对他进行了过分且很不公正的指责："英国需要清洁，但不需要由查德威克来清洁。"查德威克"因他的苛酷规定"（这是暗指当时被人普遍痛恨的济贫院）被免去在济贫委员会中的职务。有位议员宣称"不知道这人到底为社区做过什么事"。第二天，有个议会领袖在《泰晤士报》上发表文章赞同查德威克被解职，说"我们宁可冒得霍乱和其他病的危险，也不愿受欺负而保持健康"。

　　查德威克因此而离职。奇特的是，他有关洁净水和污水处理的看法早就被四年前即 1849 年出版的一本小册子证明是完全正确的，虽然这位作者对微生物一无所知。伦敦有个医生叫约翰·斯诺，他更易被人记住的身份是第一位专业麻醉师。1832 年他 19 岁时对霍乱有了兴趣，当时他在纽卡瑟尔给一个医生当学徒。他认为霍乱不是通过不洁空气传播，而是通过一起吃饭和不洗手传播的。1849 年霍乱流行时斯诺正在伦敦，他进一步完善自己的看法，认为一个人照顾病人，他的手不可避免会被霍乱患者的粪便弄脏。假如这个人再去做饭，那么吃他做的饭没得病的人就会有极大危险。这种说法或许可以用来解释为什么在穷人密集居住区霍乱会广为传播，但又是怎样传到富人住宅的呢？斯诺提出了同样的解释：霍乱病人的粪便混入了"饮用或烹饪用的水中，其方式是渗进地里进入水井，或是经过沟渠和阴沟流入河中，有时全城人都从河里取水"。后来爆发了戏剧性的布罗德街泵井事件，这是斯诺所做研究中唯一被民众记住的事。1849 年，伦敦金色广场地区的大多数住宅还没用管道供水，而是依靠"泵井"供水，其中布罗德街就有一个不错的供水点。8 月底，这个地区因霍乱死的人超过 600 人。霍乱在布罗德街突然爆发，四天内死了 344 人。斯诺调查了布罗德街 89 例死亡的情况，

133

发现除 10 人外所有死者都住得靠近泵井并从井中取水。在剩下的 10 人中 5 人应该从另一口井取水，但他们喜欢喝布罗德街泵井的水。还有 3 人是住在别的区的孩子，但他们上学的学校用的是这口泵井的水。有这样一个故事，当地教区委员会问斯诺如何才能防止霍乱再爆发，他回答：“把布罗德街泵井上的手柄卸掉。”当年泵井的原址现在盖了一家酒馆，就以他的名字命名：“约翰·斯诺酒馆”，尽管斯诺是个严格戒酒的人。

134　　　斯诺这时追踪调查了不同供水公司的管道。显而易见，一个公司供水的地区霍乱流行，而另一公司供水的地区却几乎没有人得霍乱。他发现有些街道上供水管道并列，在同一条街上每家公司向不同的用户供水。A 公司供水的用户很多人得病，而 B 公司的用户则很少人得病。

约翰·斯诺在 1849 年证明，霍乱是一种通过水传播的病。他在 1853—1854 年霍乱流行时，通过对伦敦两家大的供水公司的比较验证了自己的发现。一家公司供应的水使每万户有 315 人死亡，而另一家公司使每万户有 57 人死亡。他试图提出这样的理论：霍乱的致病物质是一种活的有机体。前面在谈到伤寒时提到的北陶顿的威廉·巴德医生，后来去布里斯托尔研究 1849 年的霍乱流行。他得出这样的看法：致病体能够在人的肠子中繁殖，并通过污染饮用水传播。约翰·斯诺和威廉·巴德不但证实了查德威克的论点，即用洁净水和有效处理污水是保证城市居民健康的基本条件，而且他们几乎就要预见到了巴斯德的细菌理论。继巴斯德之后，罗伯特·科赫在 1883 年确定了病原体霍乱弧菌。尽管费利克斯·普歇 1849 年用显微镜检查霍乱病人粪便时就看到并描述了这种弧菌，但他没有意识到这就是病因。

在解雇了查德威克及其同事后，卫生总会每年一度与医学咨询委员会一起重组，成员中有统计学家威廉·法尔和伦敦的医务官约翰·西蒙。法尔和西蒙决心查明查德威克关于用水和污水的观点是否正确。他们就像斯诺在小范围所做的那样查阅了伦敦供水公司的记录，比较这些公司服务地区的死亡率。结果让人吃惊，每万户的死亡率高的到 130，低的至 37。死亡率低的公司采用了用沙滤水的方法，这是 20 多年前由詹姆斯·辛普逊最早提出的。

1856 年 5 月，约翰·西蒙将这些结果提交总会。议会再次将公共卫生交由枢密院负责，并授权枢密院任命一位医务官负责调查卫生问题，在立法前准备相关的报告。枢密院任命约翰·西蒙担任这一职务，他任职到 1876 年，此时公共卫生归地方政府部掌管已有五年。

西蒙担任医务官的 20 年无疑是世界公共卫生史上最有成果的时期，他与许多其他国家的人做的事涉及范围之广在此难以展开。西蒙识人能力极强，领导这些人成为一个集体。他没有固定的助手，但得到允许可以为专门任务任命领薪的监督员。与西蒙有联系的 16 位医生大多很年轻，开始时没有经验，但几乎无一例外都升至职业的高层，至少有 8 人成为皇家学会会员。只有 3 人没有获得殊荣，其中两人是病人。

他们不是坐办公室的人，西蒙及其集体的成员不依赖报告而是亲自走访。在疾病流行时，他们走访每个城镇、每条街道、每幢有病人的房屋，收集了大量有关霍乱、天花、白喉和斑疹伤寒的信息。婴儿死亡率（出生头一年死亡）维持在平均每 1000 人有 150 人死亡的水平，在工人阶级中更高，母亲做工的尤其高。有位监督员发现了让人吃惊的真相：过高的死亡率主要是给幼儿服用鸦片的结果。另一位监督员调查肺病死亡的情况，发现许多行业让工人处于危险中。其他人证明大多数体力劳动者饱受营养不良之苦，部分是因为工作时间太长而食物供应不足，还有部分原因是他们的妻子缺乏家政教育，而水被污染、卫生条件差、居住拥挤是主要祸害。一位监督员发现，在一个矿区 300 多户的住房每户只有一间。

135

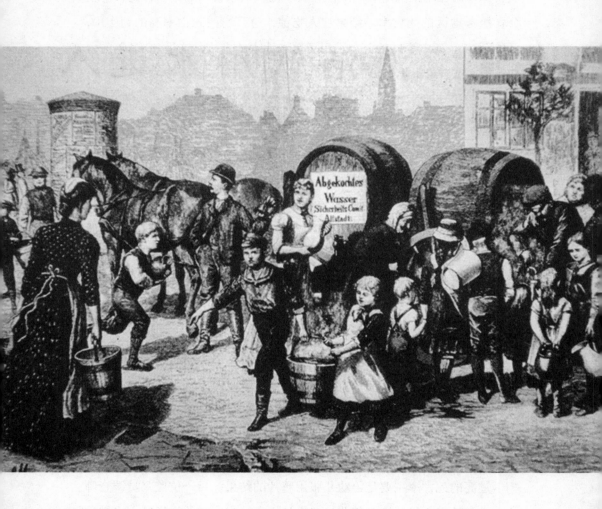

1892 年汉堡霍乱流行，人们运送清洁水

到 1866 年西蒙收集到大量证据，已到立法的时候。他成了一个熟练的外交家，游说议员，把自己的看法灌输给他们，奉承他们，让他们自鸣得意地接受他的计划。1871 年，议会建立了一个新的部：地方政府部，枢密院的医务部被归入这个新部。西蒙聘用的人成为在他手下坐办公桌的官员。他还与人一起起草了 1875 年的"公共卫生法"。这是一项出色的立法，内容包括西蒙团队提出的所有建议，范围之广涉及英国在以后 60 年所进行的大多数卫生改革。而医务部失去了根基，越来越多地要听命于非专业官员。1876 年，西蒙发现他的权力受到了侵犯，他几乎不能发挥什么作用。在与财政部经过最后一场激烈争执后，西蒙"极度痛苦地"辞职，回归自己的私人生活。他接受了骑士封号，1904年 88 岁时去世。

136

查德威克、西蒙、沙特克、科赫以及各国其他的许多人，使公众认识到有必要进行卫生改革，还指点了改革的方法，使拥挤的城市更清洁，更适合人居住。正是让人胆战心惊的霍乱提供了影响改革的最初也是最大的动力。不幸的是，这种病不像天花那样可以完全消除。1863年和 1881 年霍乱再来肆虐，前一次持续 11 年，第二次持续 15 年。1881 年德国汉堡的瘟疫大流行提供了霍乱是通过水传播的确证。汉堡是个自治市，直接从易北河取水。属于普鲁士的阿尔托纳城也在河边，市政府在这里设立了一家过滤水的工厂。霍乱在分开两座城市的街道汉堡一侧造成的死亡率很高，而阿尔托纳一侧竟没人得病。1817 年从印度传来的霍乱最后一次爆发是在 1899 年，一直延续到 1923 年，但这场霍乱对西欧和美洲的影响不大。

另一场与本书关系不大的霍乱开始于 20 世纪 60 年代初，病原体有新的弧菌世系，名为"厄尔托尔"（El Tor）。这种霍乱最早在印度尼西亚发现，后来传到亚洲、非洲和南美。另一变种 90 年代初在印度和孟加拉被查出。因而，这种病仍与我们关系很大，还有许多事要做。虽然今天我们过着舒适的生活，但在这个世界上还有数以百万计的人仍在肮脏、匮乏的条件下为生存而奋斗，他们所处的条件与维多利亚时代改革者想要努力改善的条件一样糟糕。为解决贫穷和污染，我们应该做出自己的贡献：控制霍乱和其他潜在的传染病。这不仅是为了解决我们遇到的问题，也是一场在全球范围开展的史无前例的运动。

第七章

杜松子酒、流感与肺结核

影响工业人口的疾病不光是霍乱和其他通过水传播的病。在第二次　
布尔战争（1899—1901 年）期间，英国对去南非的新兵体检，结果发
现士兵的体质合格率低得可怜。年轻人尤其是来自工业区的身高不够，
体质弱，身体某些部位畸形，患有慢性病，而许多病本来是可以预防
的。这一情况的披露是对英国民族自豪感的巨大打击，因为当时这个民
族自认是天生统治全球的。民族的自尊自大使其无法接受这一现实：英
国已是世界上最富裕、高度文明的国家，但同时这一过程也使相当大比
例的英国人成了慢性病患者。

伴随工业革命而来的三大灾难是梅毒、酗酒和呼吸道传染病。在呼
吸道传染病中肺结核又是最大的祸害。所有这三种灾难在乡村早已存
在，而工业城镇的环境使每一种灾难更为明显。住房密集的社区显然有
利于两性混乱的交往，这就有传播性病的危险，而这种情况很多是在酒
后行为失控时造成的。饮酒是逃避现实的一种方法，如果饮酒适度不会
对身体有害甚至还有益健康，但像其他任何避世的消遣一样，不管这些
消遣是抽烟、口吸或注射毒品还是故意沉湎于幻觉，饮酒也会上瘾，
而且有害。对任何消遣的依赖而不是消遣方式本身，是灾难的根源。

138　这一简单的事实直到今天也没被很好地理解，而在 19 世纪肯定不会有人体会到。

　　在啤酒被各个阶层作为大众饮料时，饮酒不是大问题。这种黏稠的液体含有大量酵母，酒精成分含量不一，但通常很低。它更多的是食物而不是饮料，无非是在主要吃肉的贵族和基本只吃面包的农民的饮食中增加了一些受欢迎的维生素。

　　16 世纪，炼金术士成功地提炼出了酒精，而早期化学家也开始采用分馏方法提炼酒精。他们生产出的少量酒精是药品而不是饮料。"生命之水"的名称提醒我们，白兰地和威士忌最初是用来促进心脏功能的露酒。在伦敦，酿酒公司 1638 年获得特许状，但饮烈性酒直到 1706 年的拉米利战役时才成为时尚。英军士兵感到荷兰杜松子酒很对口味，这种烈性酒有杜松果味。白兰地和威士忌都很贵，一种是从葡萄酒中蒸馏出的，另一种则是从粮食或麦芽中蒸馏而来。杜松子酒可能就是有杜松子味甚至是松脂味的烈酒。酿酒者很快发现，任何可以发酵的原料都能酿出烈酒，可以卖给商人，让他们用水稀释再加香料。如果是用不能吃的粮食、蔬菜、烂水果或是锯末来发酵，然后再从发酵物中蒸馏，要比用上好的麦芽酿造便宜得多。这种蒸馏物比果酒、啤酒含有更高的酒精成分，尤其是掺有锯末、刨花，多少会有些毒素。

　　18 世纪 30 年代，英国每年有 500 多万加仑未被稀释的烈酒售出，每加仑交两便士税。没人能估算出非法销售烈酒的数量，因为只要有原始的设备和很少的知识技能就能从发酵液体中粗加工蒸馏。1736 年，政府试图用征收重税的办法来抑制饮用杜松子酒，但提出的动议引起的是暴乱而不是减少消费。酗酒更具悲剧性且影响不甚明显的一个结果
139　是，18 世纪中期死于麻疹的婴儿明显增加。麻疹本身不会死人，死亡是由像肺炎或中耳炎这样的并发症引起的。只要护理得好，这些病通常都可以避免。可悲的是，喝醉的母亲没有好好护理孩子。

到 18 世纪中期，问题已相当严重，必须有所行动。1751 年，政府再次提高税收，禁止酿酒商和店主零售两加仑以下的烈性酒。这就大大减少了人们在街头和家中饮酒的机会，但却产生了声名狼藉的"酒馆"（gin-palace）。酒馆的所有者是酿酒商，由卖酒的老板管理。酒馆的名声很差，但也有人认为并不完全如此。这些酒馆不出售毒性较大的调制酒，而是出售从粮食酒蒸馏的杜松子酒。正是由于这个原因，1780 年后连续的粮食歉收对饮杜松子酒的限制要胜过任何立法。到 1790 年，最差的年头过去，但酗酒之风在各个阶层仍然一直延续到下个世纪末。

醉酒并不是什么耻辱，粗野的猎人、乡绅和教士都把漫漫长夜当做欣赏杯中物的好时光。他们也没有什么事可做，听音乐、跳舞、读书、写作都需要灯光，点灯花费昂贵，仅用于特殊的场合。谈话不需要灯光，一根蜡烛就可照见杯中浊物。国王的官廷、庄园和主教居所都没有为工人阶级提供可资效仿的榜样。酒馆仍是放松和交友的唯一去处，向大字不识、贫穷困苦的做工者及其家人开放。他们住在大批境遇相似的工人中。社会没有为他们提供可以替代廉价酒和酒馆的任何东西，以此作为他们逃避拥挤、不舒适住地的去处。这是 18、19 世纪贫民窟和工业城镇喝酒成风的主要原因。

1852 年，有个叫马格努斯·胡斯的瑞典人发明了一个词——"酒精中毒"（Alcoholism）。他认为这是一种喝酒成瘾而得的慢性病。因此，他立刻就把醉酒问题纳入了在欧洲许多地区正盛行的科学热范围。在报刊（与现在一样！）上讨论饮酒的美德和罪恶引起了公众的兴趣，许多国家建立了协会对这种"魔鬼饮品"开战。比如，在英国建立了"英国禁酒会"、"蓝带军"（Blue Ribbon Army）和"禁酒团"（Rechabites，据《圣经》记载，Rechabites 人恪守祖先 Rechab 遗训，永不饮酒——译者按）等组织，宣传戒酒的美德，劝说酗酒者"签下保证"，并要求强制立法。这样的立法对像彼得伯勒主教马吉博士这样的臣民的自由是一种威胁。1872 年他对上院直言："假如我必须在英国是放任还是戒酒之间做出选择，我要坚持的观点从我的职业来看有点奇怪，但我仍要说，在英国放任喝酒要比强制戒酒好。"

考虑到这些反对意见，所以直到 1904 年英国的第一个售酒许可证法才被编进法典也就不足为奇。饮酒量减少是由社会舆论而不是立法造成的。酩酊大醉让人无法接受。真如通常所见，万事以适度为宜，这不管是对窗帘的材料或式样，还是对饮酒都是如此。饮酒有度的风气逐渐从上层渗透到下层，而英国强势的基督教会在公立学校的宣传、推行起了很大作用。到 1895 年，豪饮在大学已很不时尚，取而代之的是一支接一支地抽烟。对此我们必须责备 1864 年乔治·韦布引进了怀特·伯利烟草品系，结果使得纵切的弗吉尼亚烤烟烟卷家喻户晓。威尔兄弟烟草公司先将卷烟价格降低到大学生和城市富有青年能抽的程度，后又让工人买得起。他们出售的卷烟数量之多，以致可以把 1914—1918 年称为"威尔兄弟时代"。文明的危险之一是大多数人都不时要逃避现实，只要一种逃避方法不合口味，就会有另一种来代替，其同样让人着迷或是有危险。

在美国，公众对饮酒的态度有不同的变化。美国的禁酒运动主要是政治性的。酒馆在政治腐败中起着重要作用，许多人认为不关闭酒馆就无法使地方政府廉洁。第一个"禁酒"（dry）州是 1851 年的缅因州，其他州紧随其后。倡导禁酒的国会院外集团势力增长，加之酗酒造成了不正常的高事故率，这些因素促使沃尔斯特德法案成为宪法第 18 条修正案。该法案规定自 1920 年 1 月 16 日起在全美国禁止所有的烈性酒。

141　　反对邪恶酒馆的斗争导致无害的药店出现在社会上，这种店是药房和茶点室的奇特结合。在那里有身份的市民带着妻儿，可以享用像冰淇淋汽水这样的清凉饮料，对面柜台出售多种专利药品，诸如平卡姆夫人蔬菜复合素、霍斯泰特上校苦胃药和佩鲁纳（Peruna）等。这些有

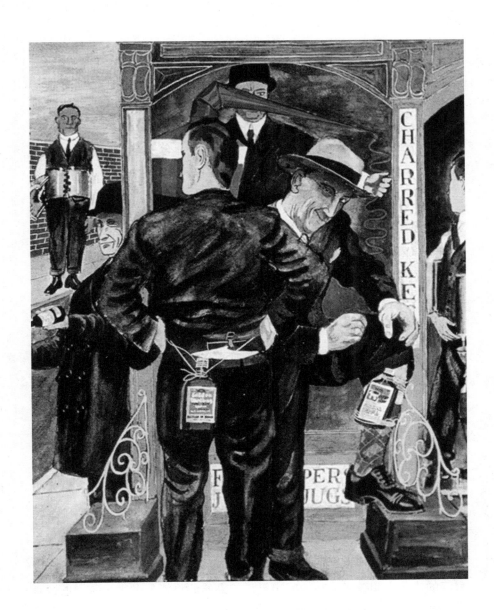

美国贩私酒

名的药品都含有约 20% 真正的白酒，再加些草药味道和少许别的东西。1920 年 1 月以后在禁酒州热销的"威士忌补剂"在全国卖出的数量已达天文数字。1921 年 11 月 23 日的一项补充法案对医生处方做了严格规定，限制酒精含量为 0.5%，这实际是禁了这种补剂。

1920—1921 年，没有人激烈反对，但就在这时"朗姆酒大王"出现了。这种在 18 世纪几乎毁了英国的酒，这时充斥美国。酒馆是非法经营的，大多数市民都在屁股上挂个酒瓶，就像上杂货店一样每周去买私酒。可卡因和海洛因要比酒更容易隐藏，吸毒已成一种影响全国的不良行为。20 年代初，每 400 个美国人中就有一人吸毒。在 20 年代后期和 30 年代前期，美国像个没有法制的国家。在经历了 13 年如同内战一样的团伙枪战和谋杀后，主张禁酒的国会院外集团终于屈服，1933 年 12 月 5 日通过的第 21 条宪法修正案把禁酒法律废除了。美国的尝试清楚地表明，单一消遣方式或宠物厌烦症有多危险。在能够发现一种安全的、被普遍接受且不上瘾的消遣方式之前，要想单单禁止某项东西来治疗"上瘾病"既无希望，又有危险。

呼吸道疾病，更准确地说是通过密切接触尤其是呼吸传染的病，显然在拥挤的社区更为流行。不仅房间的空间大小，而且居民的密度都决定了发病率。当一人住一间房时，传染病只能通过与外来者的偶尔接触传播，假如数人共用并睡在同一间房，危险就会成比例增加，因为一个人会不停地与其他人密切地相互接触。因此，八口之家或是有更多人口家庭的成年人和孩子住在一间房里，传染的危险就会多达八倍。正如通常所见，家庭如果还要接纳房客，传染危险就会更大。

即使是普通感冒，只要有一人得病，一家人就可能被传染上，甚至没人能逃脱。由于挣钱养家的人是在几乎同样拥挤的工厂干活，那么从家庭圈子以外的患者那里得病的机会也很大。疾病迅速传播，患者所得的病比相对无害的感冒要严重得多。几种流行性感冒迅速在工厂和家庭传播，如同燎原之火，使得许多老人和幼儿因并发肺炎死亡。

流感是一种神秘的病，还未被人充分了解，在历史上也说法不一。实际上，流感不是单一的，而是数种病合在一起，是由几种快速突变的病毒混合引起的，甚至是由人患的流感病毒与鸟兽患的病毒杂合在一起造成的。流感的不稳定使得难以生产出真正包容范围广的疫苗（这在本书结论部分还要提及），这也就是为什么这类新病会造成全球性危害的原因。人类大多数这类病都有很短的潜伏期，病人发病时间不长但病情严重，几乎产生不出抵抗力，也就没有免疫力。人们已辨认出标为 A、B、C 三个世系的病毒，一种以德国发现者 R.F.J. 普法伊弗尔名字命名的杆菌一度被认为是一种病原体。据说，就是这种杆菌"诱使许多科学家浪费了大量时间，结果发现毫无意义"。确实如此，亚历山大·弗莱明 1928 年在最初研制粗陋的青霉素时，就把它当做一种"试验用抗菌素"以获得没有感染力的普法伊弗尔杆菌培养体。后来，这种细菌常被称为"流感杆菌"（Bacillus influenzae）。在十多年中，弗莱明全然没有注意到青霉素作为人类药物中一种抗菌素的潜力。

流感并不一定就是比较新的病，其名称来自意大利文，出现在 18 世纪或是更早，意大利文原意是说这种病是由天体的影响造成的。这种普通传染病的一个特点是会消失很长时间，在再次出现时广为流行，病情逐渐加重。虽然不是一成不变，这种病典型的是在冬季几个月发病，可能是那种"两天流感"，症状是发烧、喉咙疼、头痛，在一年后再次出现时就会是一种更危险的病，有并发肺炎的危险，病人在几周内精神不振。

143

由于流感有多种症状，这就使得在古代记录中找不到明确的诊断。实际上，在 15 世纪前是否有这种病还无定论。一种争议较大的说法把流感定在 1485 年最早出现的汗热病或"英国汗热病"（Sudor

Anglicus）。这年 8 月 22 日，亨利·都铎在博斯沃茨战役打败了国王理查三世。据说，一种至今不明的病袭击了胜利之师，他们把这种病带到了伦敦。亨利在战场上被宣布为国王，他有必要尽早加冕以确立其君权神授。但他的军队带来的疾病造成许多人死亡，队伍涣散，仪式不得不推迟到 10 月 30 日举行。这是第一次记录"英国汗热病"，病的时间不长，得病者在几小时内会死去，或是在复原前重病几日。症状是发高烧、喉咙灼热、头和关节疼痛，有时腹痛呕吐，而且总是满身臭汗，这种病也就因此而得名。在那不洗澡的年代，满身大汗使人身上味道难闻，但出汗被当做最明显的病症表明这种病引起了高热。材料表明，最富的阶级得病最严重，许多死者都是年轻人。这种病第一次流行只持续了几个星期，然后就像它的神秘出现一样神秘地消失。

在一个世纪中，类似的病多次出现，有四次已被确定：1507 年、1528 年、1551 年、1578 年。1528 年那次还传到德意志，病名为"英国疫病"。同时还有另一种病出现在欧洲，与现代的"普通流感"更像，1516 年那次影响到整个欧洲，经常被当做是流感最早明确出现的证据。1557 年和 1580 年，这种病在欧洲又开始大流行，然后在一个多世纪似乎只在小范围流行，直到 1729 年才又在欧洲范围内流行，随后在 1732 年、1781 年和 1788 年几次大爆发。1781—1782 年那次不仅流行范围广，而且病情严重。据说约有四分之三的英国人得了病，而且一直传播到美洲。后来疫病再次消失，直到 1830 年才重新有流行记录，然后是 1833 年的第二次流行和 1847 年的第三次流行。此后流感似乎完全消失，直到 1889 年才再次出现。

1889—1892 年的流行要比以前的大多数流行都严重得多，留下的记录也更完整。这也是第一次将流感按它设想中的发源地命名。"俄罗斯流感"1889 年 12 月出现在圣彼得堡，到 1890 年 3 月已传遍世界大部分地区。这也是第一次明确知道流感的流行呈现出病情轻重的"波浪"变化。1889 年冬季病情严重，1891 年春季更重，1891—1892 年秋季和冬季病情缓和。这场流感至少杀死了 25 万欧洲人，全球的死亡数字或许高达 100 万，甚至更多。这场"俄罗斯流感"看来持续了不少年，后来逐渐不再那么流行，那么严重。

1918 年，一场疫病在全世界流行的条件已经成熟。第一次世界大战四年的堑壕战，战士在以前从未见过的困乏条件下作战，给疾病流行创造了极好的温床。饥饿或是半饥饿使得欧洲大多数民族与世界上地位低下的国家一样危险。人们预料到，一种远比"单纯流感"糟糕得多的病将袭扰欧洲，并由速度迅捷的蒸汽船带往全球各地。实际上，这次流行病是流感的一种毒性较强的世系（现在称为 H1N1）。

流感的一个特点是，它好像同时袭扰许多隔得很远的地区，因此就难以确定 1918 年流行是从什么地方开始的。当时的名称"西班牙流感"肯定是误导，起名的原因也很有趣，当时的交战国政府都害怕报导自己人力损失会给敌人以鼓舞，因而对严重流行病的报导进行审查。西班牙不是交战国，所以该国允许发表有关遭受严重流感侵袭的消息。

流行的第一波是在 1918 年初夏，在美国或是美军驻法国的军营中流行，但因为病情不重没有引起人们的注意。第二波就大为不同，是在 8 月出现在好几个地方。塞拉利昂的首都弗里敦、美军在法国登岸的港口布雷斯特和美国马萨诸塞州的波士顿，都在同一天受到传染。这种病不仅传染性强，而且特别凶险。症状是典型的严重流感病症——高热、喉咙痛、头疼、四肢酸痛、虚脱——但也常有腹痛，得肺炎的特别多。虽然老人和幼儿病得很重，但死于肺炎比例特别高的是 20 ～ 30 岁年龄组。在马萨诸塞的一座兵营，9 月 12 日诊断出第一例流感患者，不到两个星期就有 12604 名士兵得病。在波士顿得病的人不少，大约占总人口的 10%，其中差不多三分之二死亡。圣弗朗西斯科医院接收了 3509 名肺炎病人，其中四分之一死了。据估算，8 月至 10 月间，美国陆军中

145

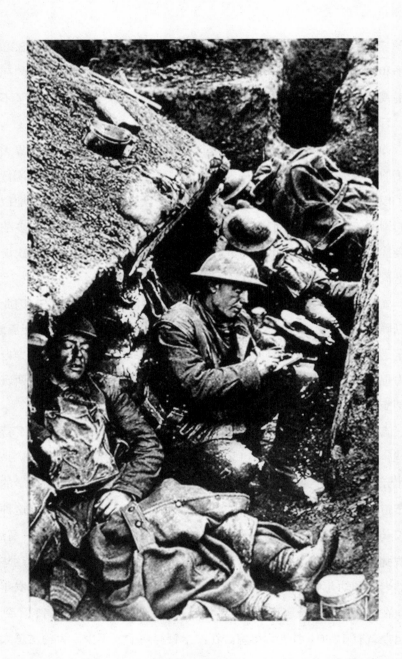

"一战"中的堑壕战导致流感横行

有 20% 的人生病。总之，有 2.4 万服役人员死于流感和并发肺炎，与之相比，战场的伤亡总数是 3.4 万。

这些数字表明了第二波中的发病和死亡情况。第三波出现于 1919 年春天，病情同样严重。在整个流行期间，只有圣赫勒拿岛、新几内亚和几个太平洋岛屿幸免于难，另外在中非、亚洲和南美也有些无人知晓的地区没有受到传染。死亡人数是惊人的——仅在英国就超过 15 万——全世界有 2100 万到 2500 万人死亡。（甚至就是这么大的数字也有可能是低估了。一种较后的计算将世界范围的死亡人数增加了一倍，给英国的死亡人数加了 5 万。）1918—1919 年的大流行无疑是自黑死病以来单独一场病损失人口最多的一次，虽然按人口基数的比例，死亡率可能要比 1347—1350 年那次低得多。

饥饿、恶劣的生活条件、紧张和作战的疲倦大大降低了人的抵抗力，对发病和死亡人数产生了很大影响。这次的传播速度比 1889 年时可能要快，因为战争使大批军队在国家间运动，但即使考虑到这些不正常因素，1918—1919 年的流行也仍是独特的。最大的杀手不是流感本身，而是随之而来的病毒性肺炎。以前从没有一种呼吸道传染病造成过这样高的死亡率。在当时以及随后一些年，不时会有人将责任归咎为牲畜的传染病，认为可能是猪瘟的病原体传给了人。在许多世纪中养猪是为了给人提供食物，结果在生活中猪与人就有了密切接触。假如猪得了瘟病，那么这种病不用虱子、跳蚤做传播媒介就传给了养猪人。

由于这个原因，也因为症状相似，有人相信 1918 年流行是"英国汗热病"的再现，但这样的看法并不意味着 1918 年的天灾不是流感。相反，它的意思是，"汗热病"可能是第一次有记载的流感，起源于英国，开始时也局限于英国。认为这是一种猪病或是别的家禽家畜病传给了人的说法，或许能用来解释流感为何在欧洲的疾病中较晚出现。假如这种说法是对的，那么流感就是英国给予世界的一件不受欢迎的礼物。

146

前面说过，从来没有一种呼吸道传染病像 1918—1919 年间的流感造成了这么高的死亡率。但我们如果考虑到其延续的时段以及肺结核对世界潜在的影响，那么这种说法就不对了。肺结核是一种比人都要古老的病，是由地球上可能是最古老的生物衍变出的一种有机物引起的。许多科学家相信，结核杆菌来自一种腐生生物，先传给活体冷血生物，再传给温血动物，最后传给人。结核病在动物王国广泛流行，以及数种致病杆菌的不同世系被分清，部分地证实了这一说法。

在此，我们只注意两种杆菌世系——牛的和人的，两者都能让人和牛得病。牛的结核杆菌一般是在人喝了得结核病母牛的奶时感染，会让孩子得病。人的结核杆菌通常是通过人与人的直接接触感染，一直到最近这都是一种年轻人的病。结核病会影响全身身体结构，形成"结核"，就是肿胀组织的小瘤，这正是病名的由来。这些瘤是由对杆菌产生反应形成的，有时要在显微镜下才能看清，而有时用肉眼也能看见。牛结核杆菌更多地影响淋巴结，使皮肤肌理变硬、伸展，或是使关节变硬，形成典型的"白肿"（white swelling）现象。类似的原因造成骨头松软变形。这种损害被称为瘰疬或叫"国王的邪恶"（King's Evil）。人结核杆菌更为常见的是侵犯肺，称为痨病。入侵的病原体不断损害肺部组织，开始时是"斑块"，一般在肺尖部，然后扩展到整个肺，经常造成组织坏死，产生大量渗出液，伴有脓血、浆液。病人的症状有咳嗽，高热盗汗，迅速衰弱并咯血。

感染一次牛结核菌就能保护病人不受人结核菌侵犯。牛结核患者差不多都是孩子，得病后实际上能保证以后不再得更致命的病。虽然牛结核也会造成死亡或畸形，但许多孩子只是淋巴结肿大，体温轻微地短暂升高。他们被牛结核杆菌感染上，但他们的天然抵抗力能够克服小的感染。这次"侵袭"足以抵御牛结核再次感染，也能抵御人结核。这一情况的重要性必须加以强调。在像工业城镇这样拥挤的社区，人结核的入侵可能要严重得多，也更难抵抗，因而由牛结核带来的免疫力就确实有帮助。在高发病年代，许多医生尤其是工业化时代英国的医生都认为，将牛奶去掉结核杆菌也有危险，因为这样做虽然会救几个孩子免于死亡或畸形，但又会因以后将不得不与人结核接触而冒大得多的危险。

在欧亚和非洲遗存中发现结核病传染的证据表明，结核病至少在新石器时代就有了，在约公元前 800 年美洲印第安人的骸骨中也有发现。比较有趣的一项医学考古学发现是一个死于约公元前 1000 年、名叫内史佩雷汉（Nesperehan）的亚扪人祭司的木乃伊。他的身体反映出，他不仅因晚期脊柱结核成了典型的驼背，而且在下腹部髋关节上已形成了一个现在称为腰肌脓肿的窝。希波克拉底的著作中记载了已发现的病症和这种病的出现。公元 2 世纪的作家亚历山大里亚的阿雷塔欧描述了"痨病体质"（habitus phthisicus），19 世纪的医生称之为"结核素质"。这种人实际是得了肺结核："身材细长，喉结突出，肩胛像翅膀一样翘起，脸色苍白，胸部扁平。"所有文明和所有国家都避不开结核病。各个时代的医生也在治这种病。印度人劝人去户外生活、健身，在羊圈里睡觉。盖伦教导说这种病会传染，警告人们不要与病人接触。他让病人去加普里岛对岸的意大利海滨胜地斯塔比亚，就如同 20 世纪初的医生劝富裕的"肺病患者"去法属里维耶尔一样。中世纪阿拉伯学派的拉齐斯和阿维森纳推荐服用驴乳和蟹壳粉。后一种药补充钙，长期为人们所用，在 19 世纪后期再度引起重视。

神奇疗法采用的是一种奇怪的形式，也有其影响。"国王的邪恶"或瘰疬通常影响颈部淋巴结，据说只要国王触摸就会有疗效。触摸是一种古老习俗，可能是公元 496 年前后法兰克人克洛维最早采用的，在英格兰直到 12 世纪才有明确的记录，据说是忏悔者爱德华第一个使用。英格兰的查理二世在流亡中就触摸瘰疬患者，1660 年复辟那年他触摸了 6275 名患者，到 1683 年死时触摸了不少于 92107 人。他治疗多少

148

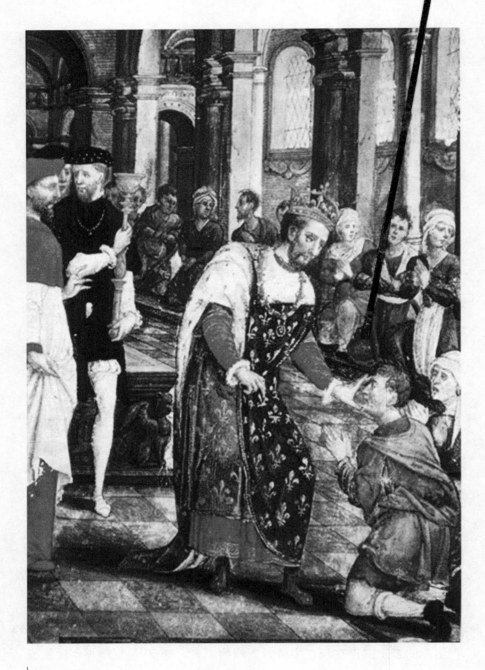

亨利二世触摸瘰疬病人

人与历史没有什么关系，但这一数字表明 17 世纪淋巴结核的发病率之高。威廉三世继续这种仪式，但不相信其价值，因为他在每次触摸时都要说"上帝给你更好的健康和更多的见识"。1711—1712 年，安妮女王只触摸了一个人，他就是两岁的塞缪尔·约翰逊。约翰逊肯定是最后一批接受这种奇异仪式的英国人，乔治一世 1714 年即位时废除了这种仪式。法国国王的正式触摸仪式到 1775 年结束，坚信君权神授的查理十世 1824 年即位时曾短暂恢复这种习俗。最后记载采用这一仪式是在1825 年。

149

人们对肺结核的早期历史不完全清楚，部分原因是所用术语混乱。在英格兰，"tissic"一词可能是指这种病。如果是这样，都铎王朝的国王都深受其害，亨利七世和他的长子亚瑟两人死于这种神秘的病。亨利八世的非婚生子里士满公爵也死于此病。前面已经提到，亨利唯一的婚生子爱德华六世看来是死于梅毒和肺结核同时发病，这在 19 世纪是夺去城镇儿童生命最常见的两种病。许多历史学家认为，痨病到 18 世纪都只是营养良好的上层阶级而非贫困阶级得的一种病。名人之死引人注目，而小人物的死不引人注意，由此逻辑推断，从大批有名的皇家和上层人士死于肺结核来看，这种病传播范围广，袭扰了各个阶级，其中也包括最有权势的阶级。

从 18 世纪后期到第二次世界大战的近两百年中，肺结核在贫困者中远比在富裕者中更为常见，虽然后者按现代标准也饱受磨难。肺结核开始等同于贫困。在比较富裕的阶级中，"消耗病"（consumption）一词成了禁忌，他们宁可承认自己受到一种"衰病"（decline）的折磨。现在的观点认为，在贫穷是主要因素时，糟糕的居住环境和工作条件加上不充足、不健康的饮食还不能完全解释肺结核在劳动人口中特别高的发病率。在所有大规模的战争中，肺结核发病率上升或许主要是由于这些原因，但患者的体质和心理紧张也起了作用。在工厂雇用的孕妇中得病者明显增加，也支持"紧张"致病的说法。不应单单指责工业城镇，因为它们缺乏可用于减轻传染危险的那些条件：新鲜空气、阳光、足够闲暇和个人卫生所需的必要设施。所有这些不足还不能完全解释19世纪城市发病率高的原因，因为这些缺陷在以前较小的城镇全都存在。新的因素使以前的弊端恶化，家里和厂里过于拥挤，因长时间工作高度紧张，以及为担心失去生计而压力很大。最后一点是肺结核特有的现象，因为这种病拖延的时间长，患者因过于虚弱干不了重活。

科学家托马斯·扬于1815年写道，痨病使每四人中有一人"过早死亡"。同一时期在巴黎，尸检结果表明，所有死者有40%死于痨病。约翰·布朗利是一位统计学家，曾参与创建流行病学，他认为伦敦的死亡率最高时约在1800年，而各郡工业城镇在四年后死亡率达到高峰。1838年至1843年在英国每年平均有6万多人死于肺结核，然后死亡率开始下降。病理学家提出，尸检结果表明，几乎所有受检者生前都生过某种结核病。户籍总署署长提供的数字显示，1881—1890年有664963人死于各种结核病（每年死于肺结核约为6.6万人，而1838—1843年每年死于肺结核的有6万人）。在以后的十年中，死于各种结核病的人数达到566162人，平均每年减少1万。

对这一死亡率的减少不能做简单解释。在上一章简略谈到的立法，19世纪末开始发挥作用，其结果正如威廉·D.约翰逊所描述："工业经济的早期阶段一般都是这样，许多人面对着拥挤、贫穷的生活条件，造成结核病的死亡率增加。然而，最终工业化的物质利益还是改善了居住和营养状况，减少了感染和再感染的危险，降低了发病和死亡率。"社会立法、设施改善以及最终个人财富的增加结合在一起，使得工业城镇要比农业乡村更有利于身体健康。仅就结核病而言，死亡率的不断减少，在20世纪40年代之前都不能归功于任何特效治疗。

认为结核病有传染性的说法很早就有，但直到1865年才得到证实。

那一年，一位年轻的法军军医让·安托万·维尔曼通过试验证明，这种病可以用接种传给动物。即使到这时，结核病的病因仍然不明，直到德国沃勒斯坦的罗伯特·科赫 1882 年分离出了致病杆菌，现在称为"结核分枝杆菌"（Mycobacterium tuberculosis）。尽管有了科赫这一几乎是整个医学史并且肯定是细菌学史上最重要的发现，人类也不能直接杀死毒菌。像吸入碳酸这样的"消毒剂"杀死致病体的做法，结果以灾难告终。直到第二次世界大战，治疗肺结核的方法还是靠食物精良、日光充足、空气新鲜以及休息得好。在早些时候，许多人反对呼吸新鲜空气，因为很多医生认为由空气带来的"瘴气"是得病的原因。伯明翰的医生乔治·伯丁顿可能是第一个为痨病设立新鲜空气疗养院的人。1843 年，他在萨顿煤田开设疗养院，但又被迫放弃自己的计划。赫尔曼·布雷默 1859 年在西里西亚的格贝尔多夫开办了一家疗养院，他的一个病人彼得·德特维勒 1876 年在法尔肯斯坦建造了一家类似机构。到这时，细菌学说正在代替瘴气学说，这可用来解释爱德华·利文斯顿·特鲁多为什么在美洲有利于健康的阿迪朗达克山萨拉纳克湖建造疗养院获得成功的原因。特鲁多本人也是个患者，1884 年他计划在中心试验室周围建造若干分散的小茅舍。他的疗养院成为许多国家众多疗养院的原型。托马斯·曼 1924 年的小说以他自己在达沃斯的经历为基础，不留情面地描述了给那些住在"魔山"山坡上的患者提供的治疗。

托马斯·贝多斯最早意识到肺结核是家族的灾难而不仅是个人的疾病。1803 年，他在布里斯托尔的一个贫民区"小塔院"建立了他的"预防疾病所"。他准备不仅检查病人，还要检查病人家看来健康的人，目的是尽可能早地发现病情。1799 年，贝多斯注意到采铜工和采石工特别容易得痨病，确认了帕拉切尔苏斯 1567 年的发现，即肺病与采矿有关。大家逐渐认识到，多粉尘行业尤其是硅石扬起的粉尘对工人特别危险，呼吁实行立法保护他们。在这一领域更为有益的一项进展，是在

152 制造合成宝石过程中无意发现了无害高效的研磨剂金刚砂，这是 1891
年由宾夕法尼亚的爱德华·G. 艾奇逊发现的。

贝多斯的"社会路径"直到 1887 年才有人跟随。这一年，爱丁堡
的医生罗伯特·菲利普建立了"维多利亚痨病诊所"。菲利普教导说，
要将病人全家当做一个调查单元来考虑。因此，他开始寻访结核病的接
触者。他还实行通告、隔离、疗养和组建提供轻巧工作群落这些方法。
两年后，有三位医生 H.M. 比格斯、T.M. 普鲁登和 H.P. 卢米斯在纽约
建立了一套类似的诊疗和调查系统。

用结核杆菌来预防或治疗肺结核的努力没有成功。用已死杆菌的
提取物结核菌素或"科赫液"作为疗法被实践证明不仅无用而且还明
显有害。经过奥地利人克莱蒙斯·冯·皮尔克和法国人夏尔·芒图的
努力，一种更纯净的"科赫液"被用于皮试，可以反映一个人是否得
了结核病。寻求一种更安全、更有效接种方法的工作仍在继续，结果
出现了一些奇怪但最终没有价值的治疗方法。1902 年，马尔堡的埃米
尔·冯·贝林研制出一种毒性小的人体杆菌，希望用它来治疗牲畜的
结核病。1906 年，巴黎巴斯德研究所的阿尔贝·卡尔梅特和同事卡米
耶·介朗开始研究冯·贝林采用外来杆菌的想法，想用一种牛杆菌来治
疗人的结核病。卡尔梅特花了 13 年时间才获得让人满意的结果，他研
制出一种毒性小而又稳定的疫苗。"一战"前夕他迁居里尔，1914 年至
1918 年德军占领这座城市，征用了所有牲畜，卡尔梅特就转而用鸟的
结核杆菌做试验，把鸽子作为研究对象。他所用鸽子的数目引起了德国
人的怀疑，差点被当做间谍枪毙。

卡介苗（Bacille-Calmette-Guérin），即有名的 BCG，最早在
1921 年被用来保护婴儿和幼犊。卡尔梅特 1924 年在全法国免费分发疫
苗供人使用，并警告疫苗只能用于婴儿。到 1925 年底，1317 个婴儿接
种疫苗，其中 586 人与得肺结核的亲属有接触。在接种六个月内，有 6

个孩子死于肺结核，这引起人们对这种接种方法的不信任。1930 年在 　153
德国的吕贝克发生了一起令人吃惊的灾难，总共有 230 个婴儿接种同一
批卡介苗，其中 173 人得了肺结核，68 人死亡，一切都发生在几个月
里，对此从未有过让人满意的解释。结果直到"二战"后才再次使用卡
介苗，那时更好的实验室控制和标准化条件使得实际已不可能再发生这
样的事故。到 1963 年，1.5 亿人接种了卡介苗，只造成 4 人死亡。

　　同时，德国维尔茨堡的威廉·康拉德·伦琴 1895 年发明了 X 光，
对诊断有了革命性的改善，可以让异物定位和断骨检查更加准确。他
1922 年第一次对肺部进行 X 光拍片，1924 年由于使用一种辐射不透明
显影液使效果大为改善。由于方法得到改进并且有了经验，医生可以在
病的临床症状出现前越来越早地发现肺部损害。设备简化使用于常规胸
片普查的流动机器广泛投入应用，结果发现想象不到的大量患者在临床
上没有被诊断出来。20 世纪 40 年代后期，透视结果显示，世界上肺结
核的发病率至少被低估了三分之一。

　　对牛的结核病人们有很多争论。它对人是否安全？哈佛大学的西奥
多·史密斯 1898 年分离出有关杆菌，说明它既能在牲畜身上也能在人
身上造成结核病。1907 年，一个有关结核病的英国皇家委员会称，来
自病牛的乳汁是人得病的一个潜在因素，强调必须阻止出售病牛的奶。
路易·巴斯德已经证明，只要隔绝空气，加热的牛奶不会变酸。1880
年，阿什本的德国企业制造了第一台对牛奶进行"巴氏消毒"的商用设
备，目的是延缓牛奶变酸。1907 年，纽约的查尔斯·诺斯建立了一家
巴氏消毒工厂，不仅可以杀死所有致病有机体，而且还能延缓牛奶变
酸，因而具有商业价值。同时，史密斯在著作中建议消除乳牛身上的结
核病。这相对比较容易，因为人们可以像在人身上一样在母牛身上化
验出结核病菌。而唯一可行的解决方法是杀死病牛，所以也所费不赀。
1917 年，约有 16％的美国奶牛和约 25％的英国奶牛得了结核病。这一 　154

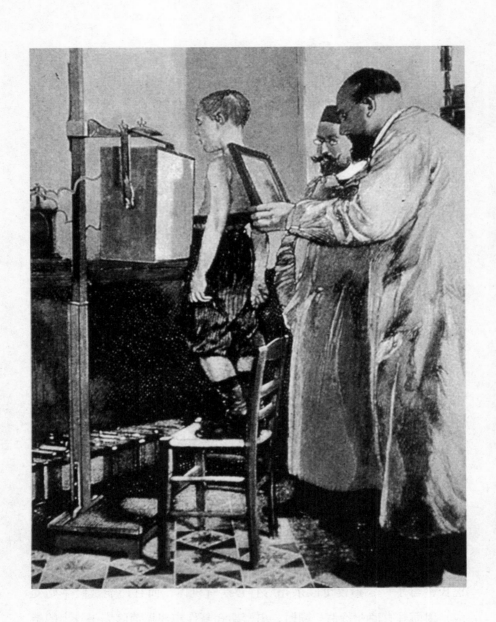

伦琴做 X 光检查

年，美国开始了一项消除牛结核病的计划，使得美国儿童中结核病的发病率减少到英国同期的一半。英国直到 1922 年才开始做出努力。从这时开始，影响淋巴结、骨骼和关节的牛结核病发病率大为减少。

直到"二战"后人们才有可能对结核杆菌直接开战。青霉素对治疗结核病没有疗效。1944 年，美国新泽西的塞尔曼·瓦克斯曼研究了一种霉菌，这种霉菌是从养在施过重肥田里鸡的喉咙中发现的。这种霉菌属于放线菌（Actinomyces）类，他从中研制出一种抗菌素放线菌素，对许多细菌都有致命的效果，但用于人则毒性太大。这使他又发现了一种相关的霉菌灰链霉菌（Streptomyces griseus），从中分离出抗菌药链霉素。1948 年，梅奥诊所的 W.H. 费尔德曼教授将链霉素大规模用于治疗结核病。不幸的是，链霉素的使用经常遇到结核杆菌产生的抗药性。潜力是如此之大，于是费尔德曼教授决心找到一些防止细菌产生抗药性的办法。在做了多次试验后，他发现，将链霉素加上对氨柳酸和异烟肼，就能取得很好的疗效，并能减少产生抗药性的危险。

现代化的结核菌试验、常规胸片普查、在严格控制下的卡介苗接种和以链霉素为基础的药物治疗，这些都是驯服结核病的利器，现在患病人数在逐渐地缓慢下降。即便如此，最新的数字表明，2012 年有 860 万人患肺结核（年轻人中发病率最高），这一年死亡的 130 万人中 95% 来自中低收入国家。因此，在世界比较贫穷的地区，尽管各地都试图开展普遍的防疫活动，但结核病仍是健康中存在的大问题，原因主要是住房过于拥挤以及营养不良。直到这些弊端能够得到矫正，以及能设想出应对抗药性挑战的解决办法（这将在结论中作为现在要关注的一个重要问题讨论），这时肺结核才不会是一个巨大的祸害。

155

即使是像这样部分地击败这种病，也肯定对世界历史有影响。虽然善讽者可能会说，结核病既杀死了许多潜在的伊丽莎白·弗赖（**弗赖**

[1780—1845]，英国贵格教派慈善家，主张改革英国的医院制度并人
道地对待精神病人。她推动了欧洲的监狱改革——译者按），也杀死了
许多萌芽中的希特勒，但这么多幼儿夭折，肯定夺走了我们潜在的杰出
科学家、艺术家和类似有天分的人。让我们以一个年轻英国人为例，他
的故事不但强调了这种病特有的家庭病性质，而且更确切的是，整个故
事恰好印证了 19 世纪把"痨病"尊为基本上是一种浪漫折磨的习惯看
法。对这种病一度成为"时尚"，我们有充足的材料（虽然这种病经常
容易与危害较小但同样浪漫的"时髦"病萎黄病混淆，萎黄病人由于缺
铁性贫血也同样面色苍白）。在小说、戏剧、绘画和诗歌中，我们不断
遇到无血色的男主人公和面色苍白的女主人公，他们每个人都放射出
愈益幽微的光亮。不过，这种象牙白色的美貌是用来揭示他们患的痨
病，他们不仅受到爱情之火的燃烧，还受到被加以矛盾净化的朽烂身体
病情无情发展的侵蚀。假如这样的浪漫主义会激励我们为威尔第的维尔
莱塔或普契尼的咪咪的虚构命运洒一掬之泪的话，那么我们更应该为约
翰·济慈最后得病时的实际情况所感动。

约翰·济慈是托马斯·济慈的长子，生于 1795 年 10 月 29 日，他
的父亲在其岳父詹宁斯先生所有的一家代养马房当经理。约翰是四个孩
子中的老大，他有两个弟弟，乔治和汤姆，和妹妹范妮。他们家境富
裕，是一个快乐、和睦的家庭。男孩被送到恩菲尔德的一所好学校去受
教育，这所学校的校长是约翰·克拉克。约翰·济慈是个典型的学童，
长于运动，功课不是很好，小时候太爱争吵，让别人感到不太舒服。

然后悲剧发生了，1804 年 4 月 16 日，他父亲落马摔死，这是约翰
过九岁生日前几个月的事。不到两个月他母亲再婚，很快又分居，去埃
德蒙顿与自己的母亲住在一起，一住就是五年。埃德蒙顿离恩菲尔德不
远，男孩子还是住在学校。在他 14 岁进入青春期时，约翰改变了个性，
变得不那么爱争吵，而是更为敏感，成为一个和善、合群的男孩。他花

在运动上的时间减少，开始在日常功课外广泛阅读。

这时他母亲得了痨病。约翰对她很有感情，倾心帮助照料她，但她还是在 1810 年 2 月去世。她的去世对家庭是个可怕的损失，使得约翰成为四个没钱孤儿的老大。外祖母詹宁斯把他们交给两位监护人，其中一位监护人理查德·阿比让约翰·济慈 1810 年底离开学校，去给埃德蒙顿一位叫托马斯·哈蒙德的外科医生当学徒。约翰成了他过去校长儿子考登·克拉克的密友，他也就经常从埃德蒙顿走到恩菲尔德的学校。在其中一次拜访时，校长借给济慈一本埃德蒙·斯潘塞的伟大史诗《仙后》，正是这部作品激励济慈去写诗。

他给哈蒙德当学徒的期限是五年，这就意味着他在 1815 年底 20 岁时可以当一名外科医生，但 1814 年秋出了一些事。通常的说法是他与哈蒙德发生了争吵，但更有可能的解释是哈蒙德是个不够资格的外科医生，济慈想要获得完全的资质。授权药师学会规范行医的"药师法案"当时正在讨论，1815 年才成为法律。1814 年 10 月，济慈去伦敦注册听课，并在最大的一家教学医院圣托马斯和盖伊联合医院的病房实习，这家医院当时在伦敦桥南侧。起初他与几个同学在圣托马斯街同住，但在他的两个弟弟来伦敦在阿比的办公室工作时，他们就一起住在切普西德。

济慈学习努力，似乎要显示自己是个有前途的学生。1816 年 7 月济慈第一次考试就通过获得药师学会证书，当时有个叫亨利·斯蒂芬斯的人大为惊讶。济慈的执照编号为 189，他被选出获得了盖伊医院令人羡慕的外科医生助手（现在称住院医师）职位，但在病房尤其是在手术室做手术的经历让他感到难受。我们必须记住那时的手术没有麻醉，而外科医生却变得更加雄心勃勃，他们不顾病人剧痛，采取的步骤要比一分钟的膀胱结石切除或两分钟的截肢更长。1816 年冬天，济慈认定他无法行医。

157

1816年初，老校长约翰·克拉克把济慈介绍给了批评家、诗人和编辑詹姆斯·利·亨特。济慈成为一个艺术家和作家圈子里的一员，这些人大多是二流的，但也包括雪莱，其中还有一个名叫查尔斯·布朗的老年商人，此人愿意帮助这些年轻人。在怀特岛和肯特海岸度过几个月后，济慈和弟弟汤姆在汉姆斯泰德与查尔斯·布朗合住一幢房子。这时，他已下决心要靠写诗来维持生计。

亨特已经在他的报纸《观察家》上发表了济慈的一些诗。朋友圈子里的人尤其是雪莱催促他出版一本诗集。诗集在1817年3月出版，但未得到多少好评。这时，济慈开始写长诗《恩底弥翁》（*希腊神话中月神所爱的年轻牧羊人——译者按*）。他在1818年3月出版了这首长诗。1818年夏天，他与查尔斯·布朗结伴去湖区和苏格兰漫游。这时他并不快活，因为他的弟弟汤姆好像得了痨病，被送回德文郡的特恩芒茨，同时他另一个弟弟乔治结婚了，济慈北行的部分目的是去利物浦送乔治夫妇启程去美国开始新的生活。9月，济慈回到汉姆斯泰德，发现汤姆的情况很糟。就像为母亲做的那样，他也倾心帮助照料弟弟，但汤姆在1818年12月的第一周去世。

1818年秋天，约翰·济慈遇到了范妮·布劳尼，一个租查尔斯·布朗房子房客的女儿。他们租房时济慈还在北方，现在成了邻居。两人爱得很深，圣诞节订了婚。这时济慈开始有了生病的初期迹象，而这种病害死了他的母亲和弟弟。1819年4月，他遇见了塞缪尔·泰勒·柯勒律治，后者记下了他预感到济慈死期将临。这真有点悲凉，因为柯勒律治是托马斯·贝多斯及其助手小汉弗莱·戴维身边圈子中的一员，他们两人在布里斯托尔试验吸入各种气体以治疗或是缓解痨病。

后来是济慈18个月的狂热创作过程，他几乎每天要写一首新诗。在他去世前不久写的一首诗《无情的美人》中，表达了自己在痨病最后阶段的感受：

　　在你额上看见一朵百合

　　带着痛楚的水气和燥热的露珠，

　　在你颊上看见一朵逝去的玫瑰

　　也在迅速衰败枯萎。

　　也就在这一时期，他写下了诗作《夜莺颂》、《希腊古瓮》和《秋颂》等，许多评论家不仅把这些诗当做他最好的作品，而且还宣称这也是英国最好的诗。

　　济慈一直单独住在伦敦，1820年1月初一天夜里，他又出现在汉姆斯泰德的住宅，样子好像喝得大醉。查尔斯·布朗意识到，他的毛病不是喝酒而是生病。济慈解释，他坐在马车外侧座位，夜晚凄冷，受了点凉。他又补充道："我现在感觉不到，但我有点发热。"布朗立即让他上床，他爬上床后开始咳嗽，用

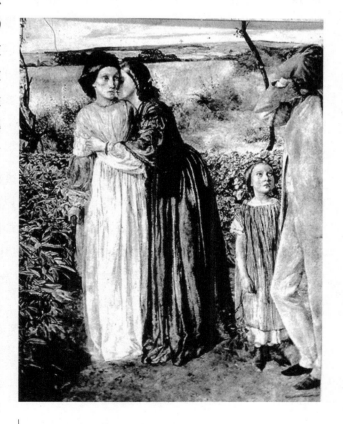

《生命的尽头》，描绘晚期肺结核病人

手帕捂住嘴，然后把染着殷红血迹的手帕扔掉。"给我一支蜡烛，我一定要看看这些血。"他缓缓地盯着朋友的脸，平静地说："我知道这种颜色——这是动脉血，我肯定要死了。"

到了春天，他好了一些，感受到"痨病的期望"（spes phthisica），一种虚假的希望和快乐的感觉，这是重症肺结核常见的症状。这时他几乎什么也不写，花着母亲去世后分给他的少许钱财。布朗借给他足够用的钱，范妮·布劳尼照顾他。医生关照他要在气候温暖的地方过冬，他收到在比萨的雪莱让他去的邀请，但济慈从来就不喜欢雪莱。年青艺术家约瑟夫·塞弗恩获得了皇家艺术院的一份去罗马学习三年的奖学金，他提出让济慈同去，在他们到达后就安排济慈在那里接受治疗。济慈接受了邀请，9月18日他们乘船起航。由于在英吉利海峡遇到暴风雨，船停在卢尔沃思，济慈就在那儿上岸，写下了他最后的诗篇《明亮星辰！我像你一样真诚》。在他们到达那不勒斯后，塞弗恩带他去了罗马，把他交给克拉克医生照料。克拉克就是后来的詹姆斯·克拉克爵士，是维多利亚女王信赖的医生和顾问。

克拉克和塞弗恩对他们的病人照顾得很周到，济慈的病情似乎有了改善，但在12月10日发生了一次严重的大出血，以后就再也没有真正恢复过来。在他生命的最后一个月，每天早晨醒来都感到失望，自己怎么没有在夜里死去。在最后一个早晨，他对塞弗恩耳语，他要坐起来："我要死得舒服些——别害怕——要坚强，感谢上帝它终于来了。"约翰·济慈1821年2月23日死于痨病，时年25岁。

这里讲的是肺结核给世界造成损失的一个明显例证。

第八章

蚊蝇、旅行与探险

在开拓地球每个角落的过程中，人类遇到并克服了一些极其可怕的危险。西班牙征服者乘小船经历长途海上跋涉，来到中美洲和南美洲的陌生地域。在北美广袤乏味的平原和高耸的山地，居住着充满敌意的土著部落，这挡不住那些坐大篷车从大西洋岸向太平洋岸进发的拓荒者。地理上的障碍可以克服，甚至是人类最凶猛的敌人或是最好斗的食肉动物，在射击准确的火枪面前也显得一无所能。

差不多一直到 19 世纪末，对人类造成最大危害的不是巨大动物而是微小生物。在湿热沼泽地繁衍的蚊子以及在非洲草原和森林孳生的萃萃蝇，都是人类难以战胜的敌人。这些生物本身并不构成危险，但它们唾液中携带了更小的有机体：引起疟疾的微小寄生物、黄热病病毒和导致昏睡病的锥体虫。热带的炎热、潮湿和尘污给病菌提供了理想的生存条件。

在前面第一章，我们已简要提到疟疾对罗马帝国覆灭的影响。在罗马征服并移居非洲地中海沿海地区时，希腊与埃及已有交往，可能正是通过这个途径，疟疾传到了欧洲。毋庸置疑，疟疾起源于非洲。实际上，疟疾是最危险、传播范围最广的非洲疾病。它是由一种叫"疟原

161 虫"的微小原生动物引起的。"疟原虫"有好几种，"三日疟原虫"或"间日疟原虫"在欧洲和美洲更为普遍，而"恶性疟原虫"则是常见于非洲的寄生物。一个欧洲人即使对"间日疟原虫"引起的疟疾有了抵抗力，他仍然会感染"恶性疟原虫"引起的疟疾。

这种寄生物有一个复杂的生活史，它在人的血液中进行无性繁殖，而在蚊子体内进行有性繁殖，完成其生长周期。简而言之，疟原虫是通过雌性按蚊的叮咬进入人体的，先寄居在红血球内，靠吞噬血红蛋白为生，而后胀破细胞壁，再释放出消化血红蛋白产生的毒素。

这些毒素导致疟疾的典型特征出现：寒战期、发热期和出汗期。疟疾最初的症状出现在被蚊子叮咬两周以后，发病时间根据人体受叮咬注入的疟原虫数目的不同而稍有变化。在"孵化期"疟原虫迅速分裂，达到足以影响患者健康的数目——每立方毫米血液中有几百个。它侵入一个红血球需要的时间在48—72小时之间，生长起来后布满其间，再分裂为6个或12个新个体，并胀破细胞壁，释放出毒素。

由一只蚊子叮咬注入的所有疟原虫都处于同样的发育阶段，遵循非常严格的生长时间表，因而疟疾发病都按正常的时间间隔发作。因为这个原因，一种疟疾称为"间日疟"，说明它每48小时发作一次，那就是第一天、第三天、第五天发作，以此类推。"三日疟"每72小时发作一次（第一天、第四天、第七天发作），是由一种类似的疟原虫引起的，这种疟原虫有更长的生长周期。最主要的非洲型疟疾被称为"亚间日疟"或"每日疟"，是由"恶性疟原虫"引起的，其发病几乎不间断，因而特别凶险。这种病常会使人迅速死亡，但假如在第一次发作时没死，病人又被疟原虫定期重新注入，那么后来的发病就与受凉、轻微发热没有什么不同。

间日疟、三日疟不治疗很少会自愈，而是成为慢性病，逐渐使患者
162 身体虚弱，让他们对其他病的抵抗力下降。造成病人体质长期虚弱的主

要原因是，由于疟原虫破坏红血球中的血红蛋白引起贫血，而含铁的血红素主要功能就是把氧气运到身体各部位。所以，假如疟疾大规模地袭扰一个社区，那里居民的活力就

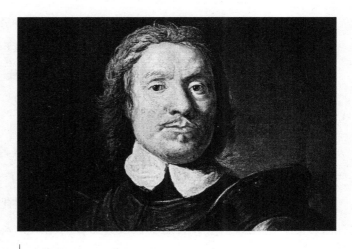

克伦威尔

会衰退。这就是为什么 19 世纪的旅行家在去像庞廷沼泽这样疟疾横行的地区后，都会谈到当地居民的虚弱和他们过着的污秽生活。

　　17 世纪疟疾传播的范围最广，很少有国家能不受传染。奥利弗·克伦威尔生于英格兰的芬兰 (Fenland) 沼泽区，一生受疟疾困扰，1658 年 9 月 3 日死于"间日疟"。验尸报告表明，他的脾脏已"完全病变，里面全是像油渣一样的东西"，这是疟疾晚期极为常见的情况。脾脏肿大，可能会因一次很小的事故破裂或者本身就自发地出血。血块被感染形成脓肿，导致病人死于毒血症。直到 1840 年，疟疾在英格兰还很常见，此后发病率急剧下降，到 1860 年除肯特海岸的谢佩岛外就难觅其踪影。一位现在的作家在翻阅他所在医院的旧病历时发现了一个病人的情况，这人从没出过国，却在 1874 年得了疟疾。他住在普拉姆斯泰德沼泽，这是邻近泰晤士河的一块水洼地，隔河与伦敦码头相望。这提醒我们，即使在没有疟疾的国家也能发现按蚊，如果碰巧带进了疟原虫，就有可能传染给他人。

　　直到 17 世纪，医生还是用对热病同样的方式治疗疟疾。许多医生

只知道两种热病，"间歇热病"和"持续热病"，这种分类有时会造成灾难。用泻药清肠、节食和放血是普遍采用的疗法，这些方法肯定是加速断送了许多因疟疾而贫血的不幸者的性命。1632 年，西班牙人从秘鲁带回一种有奇特疗效的树皮。这种被大家称为"树皮"的东西还有一段奇妙的故事。

多年来有这样一种说法，被称为金鸡纳的树皮得名于秘鲁总督的妻子钦琼伯爵夫人，她服用这种当地药物的浸液治好了一种顽固的热病。作为感恩，她向利马市民免费分发这种药，也正是她把原物随身带回了西班牙。不过真相不会有这么浪漫。秘鲁的印第安人给一种树取名为"奎纳—奎纳"，意思是"树皮的皮"，这种树生出一种被称为"秘鲁香脂"的树胶。这种树胶成为欧洲风行一时的药，以致药房都无法满足需要，于是就将包括金鸡纳树在内的其他树皮树胶提取物掺杂在一起。结果金鸡纳合剂特别有效，成为处方中最常用的药。医生逐渐意识到，不是夸大疗效的"秘鲁香脂"而是掺和的金鸡纳有助于治疗热病。1820年，两位法国化学家，皮埃尔·佩尔蒂埃和约瑟夫·卡文图，从金鸡纳树皮里提取了活性生物碱，但他们误将其取名为奎宁，因为这个名字来自美洲印第安人制作"秘鲁香脂"的树皮"奎纳—奎纳"。

奎宁对疟原虫有致命的杀伤力，可以用来治疗这种流行病。如果定期服用以保持其在血液中的含量，就足以杀死疟原虫，因而奎宁对预防疟疾很有效。这种药或许是根据经验有效治病的经典范例。没有人知道病因以及治疗为何有效，但它确实有效。奎宁是味苦药，要想服下足以杀死疟原虫的剂量就会有副作用，像呕吐、头痛、出疹子，影响视力和听觉。许多定期服奎宁的人都饱受严重的耳鸣之苦，他们感觉"耳朵里有歌声"，甚至会接近完全耳聋。一种较好且更现代化的药是金鸡纳生物碱的衍生物氯奎。就在"二战"前不久，一种全新的药物盐酸化合物阿的平问世，它被发现在做预防剂和遏抑剂时特别有效（这就是说，它虽不能治愈病情恶化的病人，但却能遏止最严重的病症）。在缅甸和新几内亚战役中，阿的平的效果非常显著，并且还铲除了最致命的一种疟疾黑尿热。阿的平也有让人讨厌的副作用，它不仅会把人全身的皮肤变黄，而且还会引起呕吐，有时造成大脑皮层兴奋。更新的两种药，乙胺嘧啶和磺胺类药，单剂服用，可用来预防疟原虫。越南战争之后，美国国内出现了一些疟疾病例，这要归因于那些忽视防疫的归国士兵。在没有疟原虫的国家也会出现一些零星病例，原因在于那些去疟疾流行地区的旅行者认为，在当地逗留几天没有必要那么小心谨慎。我们在结论部分还要谈到，因为出现了不断增加的抗药性这些因素，近来对疟疾的治疗受到阻碍。

许多年来，人们都将疟疾尤其是毒性强的非洲型疟疾与黄热病混淆。黄热病经常被称为"黄旗"（Yellow Jack），因为对船进行检疫通常是为了预防这种病，这时船上必须升起一面黄旗。引起黄热病的病毒以另一种蚊子埃及按蚊为宿主，在蚊子吮血时进入人体。这种病令人痛苦，症状危险，发高热，出黄疸，呕吐，还有难以止住的腹泻、尿潴留和极度疲劳。病人得病一次就有终生免疫力。因此，在黄热病局部流行地区，相当多的人都有免疫力，就像麻疹一样，母体的抵抗力会传给没得过病的孩子。所以，在传到从没经历过这种病的社区，黄热病最为危险。18、19世纪往返于非洲和美洲之间的水手特别害怕黄热病，在没有传染过这种病的船上，只要有一个病例就会毁了船上所有的人。

黄热病的原发地还没有确定。有一种传言，埃及按蚊喜欢在船上的水桶里孳生，这有可能是真的。这一说法解释了这种病广泛分布的原因：蚊子可以乘船从非洲来到西印度群岛。有些流行病学家的看法恰好相反：这种病起源于西印度群岛，被带到了非洲西海岸。他们看法的依据是，最早详细记载这一疫病暴发是在1647年的巴巴多斯、瓜德罗普

164

和尤卡坦。在长时期内，人们相信这种病是在 1778 年的埃及爆发的，对此塞内加尔圣路易的 J.P. 肖特留下了记录。晚些时候人们又发现，牙买加金斯敦的一位医生约翰·威廉姆斯也描述了在西印度群岛黄热病的流行。他写道："人们认为这次热病是一次地方疾病，我不这么看，因为我已经在非洲沿海见过这种病，并听说远行迦太基时，贝宁河流域有一种胆热病或叫黄热病比这里的病厉害得多。人一旦得了这种热病不到 24 小时就死了。"约翰·威廉姆斯在航行于几内亚和西印度群岛之间的奴隶船"几内亚人"号上当医生。他自己在非洲的年份已弄不清楚，但远行迦太基是在 1740—1741 年，比设想中在非洲的第一次流行早了差不多 40 年。

威廉姆斯试图将黄热病与疟疾区分开。他大概是行医者中第一个懂得两者区别的人，这得益于他在非洲和西印度群岛两地的经历。在西非当地流行的重症疟疾常被与致命的黑尿热联系在一起，这种做法可能使存在于非洲沿海地区真正的黄热病不为人注意。威廉姆斯的看法在牙买加遭到许多人反对。反对的意见是这样强烈，以致一位主要的批评者帕克·班内特医生向他发出了决斗的挑战，结果两人在决斗中都死了。

不管黄热病是起源于非洲还是美洲，在 17、18 和 19 世纪，它已成为世界许多地区的一种常见病，在美洲东海岸流行得特别猛烈，向北远至哈里法克斯、新斯科舍。1861 年新斯科舍经历了一次大流行。17 世纪末纽约就有黄热病，一百年后的 1793 年，费城也遭受一场病灾，恐怖程度肯定可与黑死病那场天灾相比。至少十分之一的人在 4 月至 9 月死亡。人们精神极为沮丧。霍华德·W. 哈格德在他的《病魔、药物和医生》一书中引用了下面这段出自一位疾病目击者的评论：

> 事情发展到这样不幸的阶段，人们都陷入极度绝望。对眼前出现的骇人听闻的场景，我们不会感到吃惊，这似乎表

明社会纽带中最亲近、最可贵的联系已经完全解体。谁能无动于衷地想到：一个丈夫会抛弃相伴他已有 20 年、痛苦垂危的妻子；一个妻子会不动感情地离开她在临终病床上的丈夫；父母毫无怜惜地丢掉他们唯一的孩子；孩子忘恩负义地不过问父母，不问候父母的健康或安全，让他们听从命运安排。

在这个暗淡的故事中也有一个亮点，这就是曾被人称为"美国外科之父"的菲利普·萨因·菲齐克的举动。菲齐克曾离开美国去伦敦，师从名医约翰·亨特学习，亨特要他做自己的助手，但他却选择了回国。当瘟疫流行时他只有 25 岁，正在费城行医。菲齐克尽心竭力照顾病人，直到自己也得了病。虽然他后来康复了，但精力大不如从前。后来，他被任命为宾夕法尼亚州立医院的外科医生和宾州大学的教授。

166

像战胜其他主要传染病所做的努力一样，人类对疟疾和黄热病所做的斗争在旅行史上有重大意义，因而有必要在这里简要地述说一下这段故事。1857 年，法国里尔大学的化学教授路易·巴斯德研究了发酵问题，他得出结论，发酵的原因不像以前认为的那样是瘴气造成的，而是飘浮在空气中的一种极小的微粒造成的。他认为这些微粒像其他生物一样，具有生命并能繁殖。1864 年 4 月 7 日，巴斯德在索邦演讲，他向听众展示一烧瓶经过消毒并密封了几个月的牛奶，他还给这些微粒起了名字：

　　我等待，我观察，我质疑，请求它为我重新开始那造物的美妙场景。但自从这些实验在几年前开始以来，它一直毫无动静，毫无动静。它毫无动静是因为我将它与人类唯一不能生产的东西隔开来了，与飘浮在空气中的细菌隔开，与生命隔开，因为生命是一个细菌，细菌也就是生命。

就这样产生了细菌学说，不是用来解释生病的原因，而是被错用来解释生命的起源。约瑟夫·李斯特在他当酒商父亲的指导下学会了使用显微镜，弄清了是微生物的存在促成了发酵。他将巴斯德的理论用来预防手术脓毒症，1865 年 8 月 12 日，他在给病人包扎伤口时首次试用了天然的石碳酸来除臭。当时，有很多人认为细菌不是疾病的原因而是其产物。早在 1849 年，弗朗兹·波兰德就在显微镜下看到导致炭疽热的杆菌，但波兰德不了解他发现了什么。1876 年，罗伯特·科赫成功地分离出了这种杆菌，并将其放在培养基中生长。

路易·巴斯德 1877 年初在不了解科赫所做工作的情况下开始研究

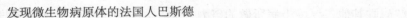

发现微生物病原体的法国人巴斯德

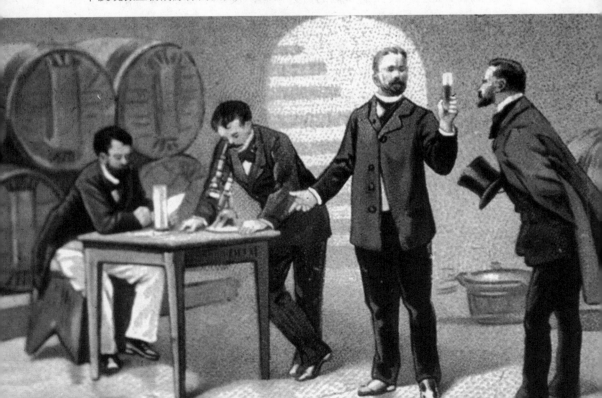

炭疽热，那时这种病在法国的牛群中特别流行。他通过实验发现杆菌在尿液中会快速繁殖。他从一头受感染的牛体内抽出一滴血，混入 50 毫升经过消毒的试管尿液中。他先让这一培养物生长，再从中取出一滴与另外 50 毫升消过毒的尿液混在一起。以同样的方式进行下去，他就得到大约十亿分之一原有血样的稀释物。这时血样已觉察不到，但尿液中充满了炭疽热杆菌。巴斯德发现，只要对一头温血动物注射一滴这种稀释后的尿液，它就会得炭疽热死去，就像向它注射了一滴被炭疽热感染的牛血的效果一样。

罗伯特·科赫扩展了他的研究范围。1878 年，他确定了六种引起外科手术感染的细菌，并证明这六种细菌经过几代生长后仍能致病。他的培养基或多或少会受外来微生物感染，但在 1881 年，他通过移植经几代筛选的菌落成功地制作出了纯净的培养物，他让菌落在覆盖着骨胶、肉汁这些培养基并隔绝空气的玻璃片上生长。1882 年，他得出了可能是其一生中最重要的发现，他发现了导致结核病的杆菌。在同一份报告中，他记下了制约细菌和疾病之间关系的几条原则：

· 在每个病例中都能发现微生物。

· 在宿主体外肯定能通过几代纯净培养物得到微生物。

· 经过隔离和数代培养的微生物肯定能使易感动物再得原有的病。

这些就是人们所说的"科赫假设"。这些假设最终证明，某种特定的疾病是由特定的微生物引起的。

巴斯德、科赫和其他人所做的工作使得能够发现得病的细微原因，但传播途径还有待考察。1877 年，当时在香港的帕特里克·曼森爵士展示了"丝虫"的幼虫卵，"丝虫"是导致象皮肿的病因，夜间由库蚊

168

在吸人血时吸入丝虫卵，然后在蚊子体内发育，再在蚊子叮咬另一个人时传播出去。曼森的理论一直无人相信，但在1881年古巴的卡洛斯·芬莱提出了类似的看法，黄热病是通过蚊子叮咬传播的，不过他提不出任何支持他观点的证据。1880年，驻阿尔及利亚的法军军医阿方索·拉韦朗用显微镜看到了被感染病人红血球中的疟原虫。意大利人卡米洛·戈尔基也看到了疟原虫，他还注意到间日疟原虫和三日疟原虫的区别。

1894年，在伦敦工作的曼森遇到了在英印军队休假回国的年轻军医罗纳德·罗斯，并向他展示了拉韦朗在一张血液涂片上发现的疟原虫。曼森告诉罗斯，他相信疟原虫在"一些吮吸昆虫"体内生长，就像丝虫卵在库蚊体内孵化一样。回到印度后，罗斯开始着手一项长时间的调查，最后在1897年8月20日（此后他把这一天称为"蚊子日"）发现了按蚊胃里的疟原虫。他的发现在第二年被罗马的吉奥瓦尼·格莱西证实，后者还证明雌性按蚊是唯一能传播疟疾的蚊子。由此逐渐弄清了疟原虫的生命周期。1900年，带有疟原虫的蚊子被从意大利带到伦敦，它们先咬了罗斯的儿子，他得了疟疾。有一项对比实验也同样很成功，罗斯的三名助手在一个专门防蚊的小屋里住了几个月，虽然外面是疟疾流行的罗马平原，但他们没有染上疟疾。

这些发现使人们对卡洛斯·芬莱认为黄热病是通过蚊虫叮咬传播这一未经证实的理论产生了兴趣。沃尔特·里德也是一名军医，他曾在巴尔的摩著名的病理学家威廉·韦尔奇指导下学习。1900年，里德与两位来自巴尔的摩的助手詹姆斯·卡洛尔和杰西·拉齐尔一起，在哈瓦那加入了卡洛斯·芬莱的工作，组织了一个黄热病委员会。拉齐尔和卡洛尔让伊蚊叮咬自己，结果都得了黄热病。拉齐尔几天后就死了，卡洛尔在得了一场重病后复原。沃尔特·里德继续从事这项工作，他在证明蚊子与黄热病之间的关系后，还提出了控制措施，要在三个月内使哈瓦那摆脱这种病。不过，直到 1928 年人们才分离出致病病毒。里德 1902 年去世，他在哈瓦那的工作由威廉·克劳福德·戈尔加斯接替，此人以前在得克萨斯当军医时曾得过黄热病。在修建巴拿马运河的过程中，戈尔加斯上校曾领导过一场引人注目的针对疟疾和黄热病的战役。

假如疾病阻碍了人类的旅行，而战胜疾病显然就消除了这一障碍，这体现在在疾病肆虐地带开挖巴拿马运河先失败后又成功的历程之中。以前，要想从欧洲到达太平洋，只能绕过南美洲顶端的合恩角经过漫长而极为危险的航程。1879 年，设计苏伊士运河的工程师斐迪南·雷塞普开始考察穿越狭窄的巴拿马地峡开凿一条运河的可行性，路线依照一条已建成的铁路线规划。据说铁轨上每根枕木都有一个劳工死去。雷塞普预计运河完工大约需要八年。他遇到了巨大的困难和一些财政麻烦，但工人中可怕的得病率是他失败的主要原因。蚊子聚集在运河必经的贮水湖泊和沼泽里。工人因各种原因死亡率达到 176‰。雷塞普在 1889 年 5 月放弃了他的计划。以后工程中断了 18 年，在巴拿马修运河的设想一度被放弃，人们打算通过尼加拉瓜修一条更长的运河。

1904 年，美国开始对重开巴拿马运河航线感兴趣，并任命威廉·戈尔加斯负责有关健康的事务。哈瓦那的沃尔特·里德采用的预防措施之一就是把所有黄热病人隔离在蚊子飞不进的房间里。这种做法加上积极的灭蚊，是有理由获得成功的。戈尔加斯这时提出了类似的计划，但遭到当局的顽固反对，当局认识不到是蚊子而不是肮脏导致了疟疾和黄热病。

经过持续了差不多长达一年的艰苦努力，他最终说服了美国政府管理的运河委员会同意按照哈瓦那提出的办法行事。他大规模地组织卫生队对蚊子发动强攻。为工人和官员建造专门的住房，所有这些房子都用优质铜纱网围起来。只要有可能，死水水塘被抽干填满。用除草剂喷洒淤塞渠道取得了很好的效果，不仅使流水更畅，而且还摧毁了成

170

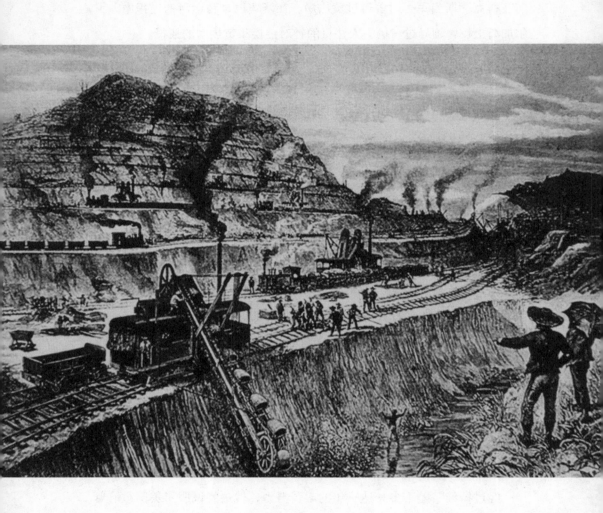

巴拿马运河挖掘工地

蚊的栖息地。在排水不畅的情况下，定期向水面喷洒煤油以杀死孑孓。
1907 年运河挖掘重新开始，这时黄热病已被战胜，最后一个病例出现
在 1906 年，疟疾的发病率也大幅度下降。1913 年 11 月 17 日，第一艘
船通过巴拿马运河，1914 年 8 月运河完全通航。"官方的"开通仪式安
排在 1915 年 1 月 1 日，但因为在前一年 10 月地层塌陷而不得不推迟，
由于"一战"的缘故一直到 1920 年才举行。到 1913 年，从事这项工
程的工人因各种原因的死亡率降至仅有 6‰，而同时期美国正常的死亡
率为 14‰，伦敦为 15‰。通过努力取得这一巨大成功的戈尔加斯上校
在"一战"中组织了美军的医疗服务。

　　各种通过蚊蝇和水传播的疾病阻碍了对非洲的探险，疾病使探险者
虚弱疲惫，一直无法进入遥远的腹地。白人不固定地在沿海地区活动。
詹姆斯·林德，人们之所以记住这位海军军医是因为他用柠檬汁预防船
上的坏血病，他相信内陆高原肯定为欧洲人提供了更好的生活条件。人
们对到达中央高原的实际困难并不知情，也没有疑虑。河里满是蚊子；
沿途都会得痢疾和其他肠道病；被荆棘和其他东西刺破的伤口溃烂难以
愈合。可怕的锥体虫让人得昏睡病，让马染上致命的锥虫病。锥体虫寄
宿在萃萃蝇体内，这或许是最关键的因素。由于这一原因，在赤道非洲
马不能用作运输，而在同一纬度的热带，马在不同环境的中美洲长得很
强壮。在赤道非洲，所有穿越国界的旅行不得不靠步行，货物要靠当地
人用头顶着运送。

　　在 400 年中，不畏艰苦的人们一直在尝试这毫无希望的旅程。1569
年，一队葡萄牙殖民者从沿海平原骑马登程，在赞比西河中下游探险，
然后又向内地进发去寻找黄金。很久以后有消息传来，所有马匹都死
了，人生了病，还遭到敌对部落攻击。18 世纪 70 年代后期，一个名叫
芒戈·帕克的苏格兰外科医生决心去寻找尼日尔河源头。在失败了一次

171

后，他又再次尝试。1805 年 4 月 28 日，他与一支 45 个欧洲人组成的队伍一起出发，这些人中有科学家、士兵、4 个木匠和 2 名水手。在穿越疫区跋涉了 500 多英里后，他终于在 8 月 19 日到达尼日尔河。这时全队人都得了痢疾发热，到 11 月 11 日除 4 人外所有人都死了。帕克和可能是另一唯一幸存的白人马丁上尉造了一条独木舟，他们试图乘船在河上以保障安全。他在与剩下的人奋力渡过激流时可能淹死了，也可能被敌对的土著杀死。有个土著仆人逃生，五年后讲了这个故事。一些遗物被发现，但帕克的日记一直没有找到。

1816 年，皇家海军的詹姆斯·塔基船长试图探航刚果河。他把船开到急流处上岸，随他上岸的一队人中有一两个科学助手。他们发现那里气候"宜人，气温很少超过华氏 76 度或低于 60 度，雨量稀少，空气干燥"。尽管有这些有利条件，整个探险队还是遭到一种重症"间歇热病"的袭击，病人呕吐咖啡状物，基本可以断定他们得了非洲型的恶性疟疾。14 人死于途中，另外 4 人死于上船以后。欧洲人总的死亡率在 37％，死者中包括塔基船长和科学家。

1832 年，麦格雷戈·莱尔德少校带两艘船"阔拉"号和"阿尔巴肯"号去探险，他打算探测尼日尔河三角洲，然后溯河而上。10 月 18 日，他们进入一条支流贝努埃河。到 11 月 12 日，几乎所有船员都生病发烧，两天后只有一个欧洲人还能值勤。1833 年 8 月，当"阔拉"号回到海上时，只有 5 个欧洲人活了下来。11 月"阿尔巴肯"号返航，船上 19 个欧洲人中死了 15 人。

172　　乘坐汽船旅行也同样失败。1841 年，H.D. 特洛特船长领导了一次更大规模的远征，远征队中有 145 个欧洲白人、25 个在英国招募的非欧洲人和 133 个在塞拉利昂招募的非洲人。他们乘三艘铁制蒸汽船"阿尔伯特"号、"威尔伯福斯"号和"伦敦"号航行。8 月 26 日，汽船到达尼日尔河距海 100 英里的地方。9 月初热病爆发，"整个远征队瘫痰"。他们又前进了一些，但疾病传播使得"威尔伯福斯"号和"伦敦"号在 9 月 19 日开回海岸，船上搭载着他们两艘船和"阿尔伯特"号上的病人。"阿尔伯特"号又向前行驶了一段，10 月 4 日被迫返航，10 天后到达海岸，总共在河上停留了 9 个星期。在 145 个欧洲人中有 130 人得病，50 人死亡。11 个从英国来的非欧洲人得了病，但全部康复。从塞拉利昂招募的 133 个非洲人没人得病。与以往的多次探险一样，这些探险也是灾难性的，这就清楚地表明为什么在很长时间非洲内陆不为人所知。

我们现在知道，疟疾流行区的许多非洲人都有一种叫做镰状细胞性贫血的基因缺陷。疟原虫不能在这样单薄的镰状红血球内生长，因此这些人虽然贫血却对疟疾有免疫力。与非洲人能免疫相比，欧洲人却易于感染"热病"，这让医生感到困惑。他们提出许多理论来解释当地人为什么有免疫力：也许上帝有意这样安排以便让非洲人能生活太平，也可能他们不得热病是因为他们没有体验过欧洲人奢华的生活方式。还有一种容易被人接受的理论认为，非洲人有更强的排汗功能，因而能更好地排除"污秽恶臭气体"，正是这些气体使欧洲人在炎热气候中中毒。

许多医学权威认为，非洲人的身体构造一定有所不同。他们为种族主义创造了一种伪科学至少是伪医学的理论基础。在热带气候条件下，非洲人可以干体力活而不生病，而白人则不可避免要生病。所以，白人要做的是指挥和管理，让当地居民去干重活。这些荒谬的观念导致了白人对黑人的极端不公和不执行好的政策。这也可以解释，为什么在初期阶段热带医学主要着眼于要避开"白人的坟墓"，而不是去关注当地人所受的痛苦。

在四个世纪中，欧洲人对热带非洲的海岸已开发殆尽。由于无法向内陆渗透，他们就与当地酋长和阿拉伯商人签订条约，由这些人搜寻未知的内陆社区，征服这些社区，把当地的幸存者带到沿海地区来。白人

173

急于用少量劣质商品来买这些俘虏，把他们头挨着脚装进肮脏的帆船舱里，将那些经过海上航行到达布里斯托尔或是穿越大西洋活下来的人卖掉，价格是他们在非洲付款的一百倍。有些奴隶尤其是 18 世纪的男孩被富户人家买下当奴仆，他们或许能过上一种比本土好得多的生活。更多的奴隶在西印度群岛的甘蔗种植园和北美南方州的棉花地里干活，他们的命运要依主人是仁慈还是残忍而定，主人只向他们提供很少的食物和简陋的住处。他们经常被当做动物一样看待，这些奴隶的怨愤一直延续到奴隶被解放之后，甚至直到今天还留存在他们后代的记忆之中。

在非洲的游历，对疾病更多的了解以及大剂量服用奎宁，使白人探险家在 19 世纪后期能更进一步深入非洲。但昏睡病这种致命传染病仍在困扰非洲当地人，也对欧洲移民有所困扰。昏睡病是一种属于锥虫类的微寄生虫引起的，这种微寄生虫由舌蝇属的萃萃蝇传播，锥体虫在非洲不同地区有许多变种。另外还有一种名为"恰加斯病"（Chagas's Disease，**以发现该病病因的巴西医生的姓命名——译者按**）的锥虫病，由虱子传播，只出现在巴西和委内瑞拉。

非洲锥虫病的分布范围广泛，大致分布于西北沿海的冈比亚河至东南沿海的林波波河之间，因而囊括了整个非洲的中央高原和全部赤道非洲。影响人类的有两类昏睡病，分布在西非、中非的冈比亚型和出现在东部和中部地区的罗得西亚型。这两种类型由两种不同的萃萃蝇传播，它们在不同的地方栖息。传播冈比亚型的萃萃蝇在阴暗、潮湿处繁衍，而传播罗得西亚型的萃萃蝇则生活在空旷、灌木生长的乡野。这两类栖息地意味着，在中非没有地方能逃脱这两类病中的某一种，因为第一种病流行于潮湿的森林地区，第二种病流行于干旱的草原。

萃萃蝇的叮咬就像被烧红的针刺一般，通常部位都是耳朵或脖子后面的娇嫩皮肤。被叮咬的部位先肿起来，然后消退，如同被一只普通马蜂叮咬。假如这只萃萃蝇带有锥体虫，被叮咬处会在约十天后再次肿胀、疼痛。这种肿胀有时也称为下疳，与梅毒引起的下疳类似。锥体虫在两三个星期内侵入病人血液，通常这时病程就开始了。临床病症依类别有所不同。

冈比亚型病程较长，更为常见。病人无规律地发低烧，淋巴结尤其是颈后淋巴结肿大，摸上去有独特的橡皮质感。此后发热时间更长，通常长达一个星期，肝脾肿大。几个月后，中枢神经系统受到影响，病人抱怨头疼得厉害，行为也不太理智，感觉极为困倦，不时会发无名火，有时有暴力行为。最典型的症状是正常睡眠规律颠倒，夜里失眠，白天嗜睡，发展下去就会四肢颤抖、麻痹，没有胃口，逐渐消瘦到只剩下皮包骨头。病人渐渐陷入昏迷状态，直至死亡。

罗得西亚型病情要严重得多。病人热度更高，而且发热是持续性的而非间断性的，在被叮咬后几周就病得很重，还因高热对心脏的直接影响，病人常会很快死亡。如果不是这样，病程的最后阶段就会像冈比亚型，四肢颤抖，嗜睡逐渐加深直至昏迷。

昏睡病无疑起源于古代非洲，但对它最早、最典型的描述却来自古巴。1803 年，在西印度群岛工作的英国医生 T.M. 温特博特姆在从西非沿海运来的奴隶身上观察到了这种奇怪的病。这些奴隶在横渡大西洋的长途旅程中一定已表现出初期的病症。现在，人们还因他提出的"温特博特姆症"记起这位医生，这种病的具体症状是颈后淋巴结长时间肿胀并有奇特的橡皮质感。伟大的传教士探险家大卫·利文斯敦 1857 年对萃萃蝇有一番描述，他说牛马死于萃萃蝇的叮咬。利文斯敦用砷制剂治疗患有"锥虫病"或种马病的马匹。因为病因不清楚，他的治疗方法肯定是从经验中得出的，但即使是在锥体虫已被确认后，含砷制剂仍是不错的首选药物。

萃萃蝇喜欢在乡村地带聚居而不是随处传播。这是非洲土著而不是欧洲人发现的。19 世纪末，昏睡病在土著居民中流行得更频繁，这是因

175

为白人开辟了新的商路，原来几乎是静态的赤道地区人员来往增加，生态遭到破坏。同时牛马得锥虫病的也相应增加。锥虫病的流行限制了牲畜的活动。1894 年，英国陆军医务官大卫·布鲁斯爵士抵达纳塔尔调查这一问题，他的妻子随行，后来还积极协助他工作。他们检查了所有送来的受感染牛马的血样，发现了被称为"布鲁斯锥体虫"的寄生物。布鲁斯还表明，这种寄生物是通过萃萃蝇的叮咬传给动物的，这就证实并扩展了利文斯敦在 1857 年观察的结果。

1901 年，在冈比亚工作的医生约瑟夫·埃弗里特·达顿在昏睡病病人的血液中发现了锥体虫，给它起名为"冈比亚锥体虫"。第二年，他的去世过早地结束了调查工作，去世前他正在研究另一种由昆虫传播的疾病——刚果河流域的回归热。1903 年，一场昏睡病大流行使乌干达死了很多人。大卫·布鲁斯和妻子与一队人前去调查，队伍中包括意大利著名的热带病专家阿尔多·卡斯太拉尼。卡斯太拉尼对神经系统症状特别感兴趣，例如颤抖、麻痹交替出现的狂暴和困倦。他检查了病人的脑脊液，脑脊液存在于包裹大脑和脊髓的两层膜之间，他在这里发现了一种微小寄生物。布鲁斯在得知这一发现后，把注意力转向昏睡病患者的血液，在病人血液里发现了类似的寄生物，与他从得锥虫病的牛血液中发现的锥体虫一样。所有的谜都解开了，布鲁斯明白无误地表明，动物的锥虫病和人的昏睡病都是由萃萃蝇所带的锥体虫引起的。他建议通过限制受感染人和牛的活动以及灭蝇来控制疾病蔓延。

176

不幸的是，要做到这一点并不容易。控制冈比亚型锥体虫相对较为简单，因为这种传病蝇不常见，它们只在潮湿阴暗的地方生长。清除湿热河岸的草木就毁掉了它们的孳生地，很快就能减少其数量。但传播罗得西亚型锥体虫的萃萃蝇来自长满灌木的干旱草原。受锥体虫感染的家畜死亡率很高，限制了肉、奶的产量。这是流行一种加纳语称为 Kwashiorkor 病的主要原因。由于缺乏高蛋白质食物，这种病对生长发育期的孩子有不良影响。控制萃萃蝇靠的是大面积清除灌木并限制牛群活动。后者来自非洲古代牧人观察的结果，因为萃萃蝇只在白天活动，牧人们发现，他们可以在夜间赶着牛群从一处牧场穿越灌木丛（萃萃蝇地带）安全地到达另一处牧场。有人建议大量养殖野生动物作为补充蛋白质的替代方式。野生动物有了足够的抵抗力就不会被感染，但如果不对其进行严格控制，它们也会成为寄生物的宿主，把病传给家畜和人。

直到 20 世纪 20 年代初，人们对这两种昏睡病的治疗才有实际的疗效。医生处方上经常开的药是氨基苯肿酸钠，还有就是大剂量静脉注射吐酒石剂。要去萃萃蝇肆虐地区的欧洲旅行者都被建议在脸和颈部蒙上纱面罩，戴手套，穿上可以塞进靴子的长裤。虽然在炎热、潮湿的气候条件下这种装束很不舒服，但正因为这样，欧洲人才比全裸或半裸的非洲人得病要少得多。1922 年，德国企业拜尔公司推出一种疗效不错的药——锥虫砷胺。此后，在治疗和预防两方面又有疗效更好的合成药出现。再加上猛烈消灭萃萃蝇以及使用长效杀虫剂，这些措施使得昏睡病和锥虫病到 20 世纪 60 年代得到一定程度的控制。不过从那时起，许多地区政治上的动荡造成许多人流离失所，随之而来的是公共卫生服务系统遭到严重破坏，结果使得这些病又卷土重来。比如，前十几年 70% 报告的病例来自刚果民主共和国，部族间的内战使之又流行起来。

近四个世纪对各种疾病所进行的长期斗争给当地民族带来一个不同寻常的问题。北部地区——摩洛哥、阿尔及利亚、突尼斯和利比亚——或多或少与它们的欧洲邻国保持同步发展。埃及的古代文明屈服于蛮族的进攻，但这个国家也按照与欧洲类似的方式发展。南非的舒适气候和肥沃耕地曾被早期的葡萄牙殖民者忽视，但自 17 世纪初以来却相继吸引了荷兰和英国的移民。随着在 19 世纪 70、80 年代发现了钻石和黄金，来自世界各地的移民潮把欧洲类型文明的福祉和弊病都带进了南非。

这种活动渗透不进非洲内陆。当白人的良知意识到买卖人口令人讨

177

厌而使奴隶贸易于 19 世纪 30 年代终止时，沿海与中央高原之间的交通实际上中断。这时，人们又焕发出对神秘内陆的兴趣。传教士和医生历经艰难向内陆前进。随着对疾病了解的增多以及更容易得到奎宁，他们获得了更多的成功。这些具有奉献精神的人中最有名的是大卫·利文斯敦，从 1841 年直到他去世的 1873 年 5 月 1 日，他一直在忙于建教堂，为当地人布道，给当地人看病和探索大片的赤道非洲地区。另一位著名人物延续了他的探险工作，这就是威尔士的孤儿约翰·罗兰。他 15 岁时逃离济贫院，靠在船上当役童乘船去了美国。他被一个新奥尔良商人收养，这人叫亨利·莫顿·斯坦利，这个姓也为他所用。他受《纽约先驱报》派遣，去寻找 1869 年就传闻已死的利文斯敦。1871 年 10 月 28 日，斯坦利发现利文斯敦还活着，但已是皮包骨头。疾病还远未被攻克。斯坦利和利文斯敦多次差点被疟疾和痢疾打垮，而利文斯敦建的教堂没有一个能维持几个月以上。

利文斯敦和斯坦利真正的重要性不在于他们直接做了什么事，而在于人们以他们为榜样激发出的热情。他们是 19 世纪后期激励国际上对未被开发有潜力的非洲产生兴趣的一长串先驱者中的第一批。他们发现了按欧洲的标准来看并不开化的社区，那里的居民有时完全一丝不挂，处在本书导论描述的那种生存类型。他们的报告中提到，这里的整个民族不仅将被基督教拯救，被教育成现代世界的公民，而且还有商业开发价值。

到 1877 年，斯坦利完成了沿刚果河而下的旅程。这一年，在非洲站住脚的几个外来国家是英国、葡萄牙和法国。葡萄牙人宣称对 70 万平方英里的地区拥有主权，但有效控制的不到 4 万平方英里。法国人拥有 17 万平方英里的势力范围，但几乎都限于地中海沿海地区。英国人与荷兰的布尔人一起控制 25 万平方英里，主要在非洲南部。欧洲人"统治的"整个地区达到 127.1 万平方英里，大约是整个非洲大陆的十

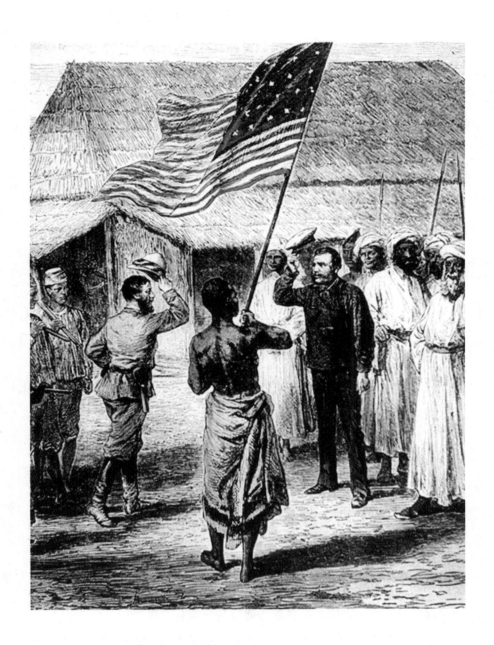

利文斯顿与斯坦利会面

分之一。除了撒哈拉和利比亚大沙漠外，整个非洲约有一半是由当地部落居住、统治，而这些地方大多在未经探明的热带地区。

1870—1871 年的普法战争极大地影响了非洲的未来。德国在获胜统一后渴望得到海外领地。战败的法国也把复兴的希望寄托在扩大的殖民帝国上。比利时国王利奥波德二世的一次原本是善意的举措引发了对非洲殖民地的争夺。1876 年 9 月，利奥波德召集所有列强的代表来布鲁塞尔开会，目的是禁止奴隶贸易并讨论未来对中非的探险和开化。与会代表并不代表他们的政府，政府也不给予任何官方的支持。这次会议同意建立一个"国际非洲协会"，总部设在布鲁塞尔。由于国际间相互猜忌，缺乏合作，这个协会失败了，对中非的冒险成为比利时人自己的事。刚果自由邦在利奥波德二世个人的主权控制下，并很快成为他个人的私产。

利奥波德的统治很快招来了敌意，其他国家敏锐地看到反对他的愚昧管理有物质利益可得。斯坦利已经说明，刚果河有个颇有吸引力的特点，从其入海的深水河口向内陆几乎有一千英里的通航水道。1879 年 1 月，斯坦利接受了任命，成为利奥波德二世在刚果自由邦的正式代理人。他建立商站，与刚果河南岸沿线的当地酋长签订条约。葡萄牙人重申他们的所有权，基于的是传统而不是法律。法国人则怀疑比利时的渗透。1884 年，萨沃南·布拉柴代表法国签约，在刚果河北岸建立商站，并试图通过沿海地区与廷巴克图连接起来，廷巴克图在理论上是法兰西殖民帝国的最南端。1884 年，德国宣布吞并西非海岸一条狭长地带及多哥和喀麦隆的腹地。除了在南非外，英国人动作较慢，这时它也正式宣告对尼日尔河三角洲、拉各斯和塞拉利昂拥有主权。

这些争夺土地的行动显然已经失控，除非有关国家能够达成某种协议，否则就难以避免会导致大规模战争。列强于 1884 年 11 月 15 日参加了柏林会议，确定一个欧洲国家要拥有非洲任何部分必须是实际有效的占有，要想兼并非洲大陆任何部分必须将其意图通知所有缔约国。一个预示不祥的词"势力范围"第一次出现在这个条约中。这场"非洲争夺战"延续的时间不到四分之一世纪。到 1914 年，将近 1100 万平方英里的非洲土地落入欧洲人手中，只留下 61.3 万平方英里还保持独立。欧洲人能巩固对这些被分割地区的有效统治，既要归功于来复枪，也要归功于奎宁。

在 1939 年第二次世界大战开始时，非洲只剩下三个独立国家：南非联邦、埃及和利比里亚共和国，后者原是美国废奴主义者将它作为获得自由的奴隶的家园而建的。就在 20 多年后的 1962 年，已有 28 个独立的非洲国家成为联合国有表决权的成员国。就在这 23 年中，整个中非的人民获得了自治和自决权。无疑，这一变化太快了。到 1962 年，许多赤道非洲人在他们的一生中经历了从石器时代文明到原子时代的变化。

我们可以通过估算 1934 年非洲的铁路长度来对这一变化的迅捷速度有点概念。1934 年，在欧洲和美国蒸汽交通正在让位于内燃机，而在整个赤道非洲只有 318 英里铁轨，包括"白人"南非在内的整个非洲大陆的铁路总里程是 42750 英里，正好是同时期面积不大的英国铁路里程的两倍。欧洲与俄国的相应里程是 235719 英里。几乎都没有用过马或蒸汽的非洲直接从步行交通进入了内燃机时代。

实际上，非洲大陆是进行巨大技术和社会实验的场所。到 20 世纪末，实验远没有结束，因为贫穷、饥馑、疾病、陋屋、部落仇视和种族仇恨仍然存在。没有人能准确地预测，未来会怎样或实验的结果会是怎样。困难有部分原因是出于这种变化的速度。我们要意识到，在 19 世纪最后的 25 年非洲还存在着疾病流行的危险，在后来的一百年，攻克这些疾病带来了迅速但还不完全的社会和医学方面的进展。这很可能就是未来将面临的一个最大的世界难题。

第九章

维多利亚女王与俄国君主制的覆灭

人们一开始都会认为，维多利亚女王最不可能是把列宁和他的布尔 什维克同志送上权力宝座的人，她得不到这靠不住的荣誉。但在历史上就发生了这样的怪事，"伟大女王"实际上是沙皇制在其末期被推翻的主要原因之一，即使她所起的作用只是间接的、无意的。欧洲的皇族可能已经开始对他们是按"君权神授"实行统治的说法产生了怀疑，但他们仍固守一条荒谬的原则，只有他们才配戴皇冠。平民不能玷污皇室血统，联姻只限于皇室的圈子。由于这个圈子相当小，一个家庭里，妻子就经常会与丈夫有很近的亲戚关系。

直到19世纪后期，也没人完全了解近亲联姻会有什么危害。基督教会禁止直系亲属结合，但允许兄弟或姐妹的孩子即堂表兄妹通婚。大家还认为，假如两兄弟都才智出众，那么他们的孙辈即两兄弟儿女的后代就很可能有更高的才智。不过没人注意到，才智并不是从父母那里遗传得来的唯一东西。

为了理解维多利亚在沙皇制垮台中所起的作用，我们需要追溯到19世纪中期，当时有个叫格里高尔·孟德尔的不出名的天主教修士对种豌豆有了兴趣。他在奥地利布鲁恩修道院的园圃干活，对这件事感到困惑

182 不解：他撒下高株豌豆的种子为什么长出来的豌豆并不总是高的。他试着将矮株豌豆与高株豌豆一对一杂交，撒下种子，出乎他意料，长出的豌豆株几乎全是高的，而不是像他预料的那样一半高一半矮，或全是中等高度。他继续工作，得到一种全长高株豌豆的品种和另一种全长矮株豌豆的品种。然后，他把两个品种一对一杂交后撒种，结果长出的豌豆四分之三是高株，四分之一是矮株。

孟德尔断定，一定有一种"遗传因子"决定了高矮，就像高的因子会压倒矮的因子，这种因子肯定是双重的。假如这种因子是双重的，一株纯正高豌豆（T）与一株纯正矮豌豆（t）杂交，那么两个因子就会有四种可能的组合：TT、Tt、tT、tt。真正让孟德尔感兴趣的是，高因子肯定为主，因为其四分之三的后代都是高的（TT、Tt、tT），只有剩下的四分之一是矮的（tt）。但在高株豌豆中只有三分之一（TT）会长纯种豌豆，而在与另一种 TT 杂交后，会长出不混杂的高株后代；其余的三分之二（Tt 和 tT）中含有一个矮因子，即使与一个 TT 杂交也会长出一定比例的矮株。

在经过十多年研究后，1866 年孟德尔发表了他的"遗传因子"理论。不幸的是，他的发现在一本没有影响的期刊里被埋没了，当时没有引起注意。如果其理论能被更快地理解，那么欧洲的历史就会理所当然地有所不同。事实上，直到 35 年后，才有来自三个不同国家的三位植物学家有了相同的看法。在研究过程中，他们都读过孟德尔的论文，并证明他的理论是正确的，这成就了他的身后名。1905 年，在剑桥大学从事香豌豆杂交研究的威廉·贝特森，给孟德尔的遗传因子起了名字"基因"。

这些来自父母某一方的基因，决定了子女的外貌以及他或她对周围环境影响做出反应的基本方式。人来自于一个单一的雌性细胞卵子和一个单一的雄性细胞精子的结合。两个细胞中都有一个细胞核，每个核内有一种叫染色质的物质，在显微镜下看就像一团细心捆扎的螺旋线。染色质的主要成分是核酸，这就是我们今天通常称为 DNA 的非常重要的物质。当卵子受精后，两个细胞就混合组成一个单细胞。构成人体的几十亿个细胞最终都来自这个单细胞。当这个单细胞最初一分为二时，新的细胞含有同样的两性成分，这一过程贯穿人体的胚胎和发育生长阶段。当受精卵细胞开始分裂前，染色质的螺旋线就联合组成许多形似 X 的东西，这种东西称为染色体。正是这些染色体承载着遗传基因。

183

孟德尔原有的理论建立在肉眼观察的基础之上。他在种杂交豌豆时无法看到豌豆内部发生了什么变化。现代的显微镜观察研究证实了他的假说，遗传因子（比如 TT 或 Tt）个体都是双重的，父母一方只能遗传一半这种因子给后代。在人体中，女性的卵子和男性的精子细胞中各有 23 条染色体，因此受精卵就有 46 条染色体。在很少情况下，也可能会多一条染色体，这会造成不幸的后果。在人类所有成员中，随着每个细胞的分裂，染色体数目总是保持恒定，但染色体的大小和形状不同造成了遗传性状的差异。

由于染色体承载着不同基因，以及父母只有一半的染色体传给后代，那么一个孩子从父母处各继承 23 条承载基因的染色体，就绝不可能与父母中的一方长得一模一样。同样，也不可能长得完全不像。同一个家庭，也不可能一个孩子与另一个孩子长得完全一样，除非是由单个受精卵细胞破裂成为双胞胎，他们在基因上相同。

通过观察画像我们可以发现，在几个世纪前就常有同一家族长相相像的情况，比如哈布斯堡家族成员都长得垂唇尖颏。尽管如此，如果能找到一幅生活在公元前 100 万年哈布斯堡家族成员的全身像，我们也不应该指望他与 20 世纪初统治奥地利的后人有任何相像之处。差别之大还不能完全用联姻不断注入新的基因来解释。他的脸和身体已与生活于今天的任何人实际很少有相像之处。

184　　　　这是基因自身变化的结果。在数千年的演进过程中，正是由于基因
突变，才从类人猿祖先甚至是人科生物出现前无人知晓的动物造就出了
人类。这样的基因变化对有序的演化进程是必不可少的，因为这些变化
使生物能适应逐渐变化的环境和更复杂的生活。在我们掌握的现有科学
知识与技术能力的范围内，存在着这样一种诱惑，鼓励用人力去实现基
因突变。我们之所以必须认识到"基因工程"有危险，其中原因之一就
源于我们了解的在自然演进过程中已经出现的差错。

　　　凡事皆会有失误。突变后的基因会产生一种以前基因类型中没有的
怪异基因。这一变化或许会导致疾病。真正的基因疾病并不常见，因为
假如这种病限制了个人的活力，这个家族很可能会在几代之中就完全灭
绝。有一个例外，这就是最早被确认的一种基因缺陷——"亨廷顿舞蹈
病"。这种病能使病人智力逐渐衰退，并伴有连续不自主的身体痉挛。
1872 年，美国医生乔治·亨廷顿第一次详细描述了这种病的病情，他
在纽约长岛诊治过几个患者。亨廷顿的父亲和祖父治疗过其中几个病人
家族中的先人，他祖父早在 1797 年就开始在那里行医。亨廷顿家的孙
子因此能追溯病人家族的过去。他指出，这种病（也就是突变的基因）
存在于英国萨福克郡布雷斯村的一个家族中，这个家族 1630 年在波士
顿登陆上岸。他们的剧烈痉挛和精神病症引起了人们的怀疑，有些人因
此在 1692 年臭名昭著的塞勒姆女巫审判（**这场审判发生在马萨诸塞的
塞勒姆，许多妇女被控行巫术，20 多人被处死——译者按**）中受到指
控。亨廷顿舞蹈病是一个罕见的基因缺陷长期延续的例子，虽然无法治
疗，病人通常也要到中年时才发病。因此，他们的孩子在发病前就出生
了，这些孩子中约有一半会得病。在这个例子中，移民家族的病史前后
不间断地延续了 12 代。

　　　在其他基因疾病中，卟啉病特别让人感兴趣，不仅是因为它引发了
相当出色（仍有争议）的一次医学的探究工作，而且还对历史进程产生

了一些影响。"卟啉"意为"紫尿"，与此病最常见的症状有关，病人不 　185
时会排出紫褐色尿液。这种病通常在 20 多岁或 30 多岁比较明显，急性
发作并伴有腹痛、便秘，还有局部的神经症状，比如皮肤过敏、风湿痛
和精神错乱。20 世纪 60 年代，艾达·马卡尔平和理查德·亨特经过研
究发现，大不列颠和汉诺威的国王乔治三世是这种病的患者。乔治生前
被残酷地看做"疯子"，用现代术语来说，他患有躁狂忧郁精神病，但
现在许多医生认为他是个卟啉病患者。马卡尔平和亨特把这种病上溯六
代到苏格兰的玛丽女王身上。在他们的家族中，发现这种病迹象的有玛
丽的重孙女安妮女王和普鲁士国王腓特烈一世。乔治三世的四个儿子都
有得病迹象，到 20 世纪 60 年代还活着的两位王室成员也有这种病。
他们隐名埋姓，一人是腓特烈一世的后代，另一人是乔治三世妹妹的
后代。

　　乔治三世生于 1738 年，死于 1820 年，在 1762 年 24 岁至 1804 年
间他八次发病，每次症状都相似。1810 年 10 月，他再次得病，经过两
年的恶化和缓解后，陷入了没有希望的精神错乱之中。他 81 岁高龄时
去世，死时疯癫、目盲、耳聋。他最后一次发病时 72 岁，可能与卟啉
病无关，更像是老年痴呆症的严重昏聩。

　　许多人将他的"疯癫"与其统治时最著名的事件即英国丧失美洲殖
民地及独立的美利坚合众国诞生联系在一起。无疑，乔治是个顽固、缺
乏想象力的人，人也不很聪明，在 1775 年引爆独立战争的愚蠢挑衅
中，他支持首相诺思勋爵。但在几次发作的间歇期，他没有精神错乱迹
象。他有些唠叨，会问像"苹果怎样填进布丁"这样的怪问题，经常显
得对萝卜要比对国政更感兴趣，但他统治国家还算胜任且较为稳定。在
1762 年至 1766 年 1 月间，他只发过一次病，但病情不重，只延续了一
个月。此后直到 1788 年 7 月他都没病。由于在 1766 年至 1788 年找不
到任何有关他"疯癫"的证据，我们就不能把在 1775—1781 年战争中

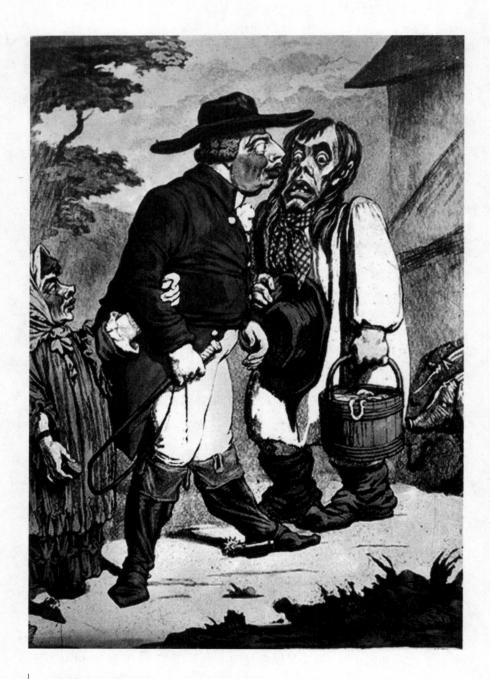

患有卟啉病的疯癫国王乔治三世

美洲殖民地的丧失归罪为卟啉病。国王的错误判断可能加速了危机的到　186
来，他的刚愎自用也可能阻碍了友好解决争端的可能性，但他的错误要
由大臣、下院多数议员和大多数英国公众一起承担。

实际上，乔治的病真正产生影响的不是美洲问题而是爱尔兰问题。
18 世纪，尽管天主教徒不能在都柏林的议会当议员，新教移民与天主
教本地人在爱尔兰仍能友好地在一起生活。在 18 世纪最后几年，共和
制的法国表示愿意帮助爱尔兰从英国奴役下解放出来，这一许诺引发
了 1798 年的叛乱，天主教徒希望建立一个由天主教教士统治的"凯
尔特共和国"。在叛乱被英国军队和爱尔兰新教徒联手残酷镇压后，威
廉·皮特首相决定两个岛合并，在威斯敏斯特设立一个议会，以期实现
恢复秩序和正义的良好愿望。他诱使爱尔兰议会自己解散，并让其在
1800 年宣布与英国合并，达成的谅解是天主教徒有资格在新的联合议
会中成为议员。换言之，皮特使自己投身于天主教解放运动。

但皮特没有将其意图告知乔治三世。乔治把自己看做是纯正新教信
仰的捍卫者。当大法官让国王注意皮特的建议时，国王立刻表示反对，
皮特辞职。十天后，1801 年 2 月，乔治的卟啉病发作，并伴有严重精
神错乱。3 月，他恢复正常，皮特对他郑重允诺，在国王的有生之年再
也不提天主教的解放。"现在我总算放了心，"乔治回答道。于是，为了
不激怒国王，天主教解放问题被搁置了 28 年。缺乏这一基本的要素，
皮特抚慰爱尔兰的计划注定要失败。对爱尔兰天主教徒来说，与英国合
并意味着让外来暴虐的新教徒统治。或许卟啉病要为 19、20 世纪的爱
尔兰纷争付一部分责任。

维多利亚女王在历史上所起的最致命的作用是，把"甲型血友病"
这种罕见的基因疾病传给了她的不少后代。这种病有个几乎一成不变的　187
特点，女性是传播疾病的携带者，而只有她们的男性后代才会受病症折

磨。即使是患病的父亲也不会直接把血友病传给儿子。与之不同的是，他的女儿会成为基因携带者，传给她们的男性后代。一个女性只有在母亲是基因携带者父亲是血友病患者的情况下才会得血友病。这种病的症状是流血不能在正常时间内凝结。这一不正常现象几个世纪前就被人尤其是行割礼的犹太人注意到了。对此最早的明确描述是在 1803 年一个叫约翰·C.奥托的费城医生写下的："一种流血不止的现象存在于特定的家族中。令人惊异的是，只有男性才会得这种怪病。虽然女性不会得病，但她们仍能把病传给她们的男孩。"毛病出在病人体内对凝血有关键作用的血清（血的液体部分）中缺少一种蛋白质。正常血液凝结需要 5 到 15 分钟，而血友病人体内的血凝结至少需要半小时，一般是几小时甚至是几天。因此，血友病人生活在极度危险之中，在正常人是微不足道的小伤口就会使他们有生命危险。皮下毛细血管破裂引起的青紫也会让病人特别疼痛，因为淤血涌进了组织。由于外科医生只能用清创来对付，因而这样的内出血特别危险。

　　这种缺陷或突变的基因似乎来源于维多利亚女王，也可能来源于她的母亲肯特公爵夫人。维多利亚是唯一的孩子，因而就难以确定其基因的来源。在英国王族和她母亲的萨克斯—科堡—萨菲尔德家族中，都没有血友病史。维多利亚四个儿子中利奥波德亲王死于血友病。在她的五个女儿中有两个把血友病传给了儿子或孙子。遭遇最惨的是她最小的女儿比阿特丽斯公主，她嫁给了巴腾堡的亨利亲王。他们生的两个儿子都死于血友病。一个女儿恩娜嫁给西班牙国王阿方索八世，生的两个患血友病的儿子分别死于 20 岁和 31 岁。这是一部典型的家族病史，由于患者不能追溯到维多利亚已知祖先的母系或父系任何一方，有关她是私生女的话题就不可避免地被提出。她真是肯特公爵的女儿，还是某个隐名者的孩子？尽管她的面容很像肯特公爵和她的祖父乔治三世，也有可能基因就是首次在维多利亚身上或她的公爵父母其中一位身上自发突变

（血友病有记录的病例中约四分之一是这种情况），但仍有人怀疑其生父的身份。

维多利亚的第三个孩子即第二个女儿艾丽思生于 1843 年，嫁给黑森—达姆施塔特大公路易四世。他们婚后生了两个儿子，其中一个 3 岁时死于血友病。他们生了 5 个女儿，活下来的最小的一个叫艾莉克斯，嫁给了全俄罗斯沙皇和皇帝、至高无上的君主尼古拉二世，因而就把维多利亚女王的血友病基因带给了罗曼诺夫家族。

艾莉克斯全名艾丽思·维多利亚·海伦娜·路易丝·比阿特丽斯，黑森—达姆施塔特公主，1872 年 6 月 6 日生于达姆施塔特。她 6 岁时在白喉流行期间失去了母亲和一个妹妹。全家人每年常规拜访一次"维多利亚外婆"。在女儿去世后，女王把丧偶的女婿当成自己的儿子，他们去英国宫廷拜访得更频繁了。

艾莉克斯长大后容貌姣好，是个身材高挑的少女，满头金红秀发，蓝眼睛，肤色白皙中透着绯红，惟有孤傲、冷漠的表情有损她的古典气质。作为一个少女，她不是特别聪明但也绝不笨，15 岁时已对历史、地理、文学和音乐有了很好的基础。她对医学很有兴趣。维多利亚时代的伟大理想，勤奋、自律和奉献贯穿她的一生。她成了维多利亚时代一个典型的正经"淑女"，私下里对性感到困惑，将公开讨论这一话题看做令人作呕之事。她有着病态的羞怯，缺乏本应成为王室成员基本条件的魅力。了解她的人不多，对那些了解她的人来说，她是"亮丽的"（Sunny），这一叫法用来指她富有光泽的秀发和明亮闪烁的眼睛。

1884 年，这个无足轻重的 12 岁小王室公主第一次去欧洲最强大的陆上帝国的宫廷旅行，是去参加她姐姐与谢尔盖大公的婚礼，大公是沙皇亚历山大三世的弟弟。在那里，她遇到了沙皇亚历山大 16 岁的儿子、皇太子尼古拉，尼古拉出生于 1868 年 5 月 18 日。这是个一见钟情的例子。

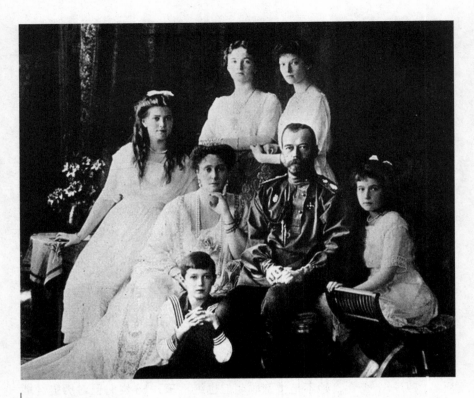

尼古拉二世全家

189   假如艾莉克斯有基因问题，那么尼古拉也有。他问题的根子出在孟德尔观察到的第一个"遗传因子"，身高的变异。亚历山大三世是高个，身高六英尺六英寸，肩膀相应也宽。他能够用手折弯银币，有一次他用肩膀顶住损坏的火车顶篷，全家人才得以逃脱。还有一次，奥地利大使不明智地在饭桌上谈到，可能有必要在边境上动员一两个师，亚历山大拿起一把沉甸甸的银叉，轻易地把它弯成个结，扔给这个大使说："这就是我要对你的师做的事。"这个像头强壮公牛的男人，看起来像个木头疙瘩，但实际上说话做事都很干脆利落。他娶了个性格要复杂一些的娇小女人。尼古拉更多受他母亲玛莉亚·达格玛而不是受他让人敬畏的父亲遗传。尼古拉的性格特点是有魅力、勇敢、敏捷、聪慧,也表现出羞怯和犹疑,但致命的一点在于他易受个性更强者摆布。他长得矮小瘦削,只有五英尺六英寸高,而在他周围有一批人高马大的罗曼诺夫王朝的亲戚。

维多利亚女王对这门婚事很热心,因为他们结婚对她心爱的外孙女来说是个极好的机会,但一开始这件事就蒙上了阴影。亚历山大和皇后都不同意,因为他们两人讨厌德国人。另外,未来的俄罗斯沙皇皇后必须是东正教徒,而艾莉克斯是狂热的路德派新教徒。孝顺儿子尼古拉在日记中写道:"长久以来我压抑着感情,尽量用不可能的事欺骗自己,认为我的美梦终将成真。"在写下这些话的两年后,他的梦真的成真了。1894 年 4 月,沙皇得了严重的肾病,儿子的婚事突然成了一件国家大事。尼古拉除了艾莉克斯对别的姑娘都不了解,他的父母只有顺从他的心愿。

亚历山大的身体每况愈下,到 10 月他显然快要死了。艾莉克斯被匆忙召来,10 月 23 日到达克里米亚的里瓦几亚,正式的订婚仪式在沙皇的寝室举行。垂死的沙皇还象征性地坚持要在仪式上身着全副盛装。10 月 28 日,艾莉克斯在尼古拉的日记中插入一段话,似乎是对未来的预言:"亲爱的孩子,你的亮丽姑娘会为你和你所爱的父亲祈祷的。坚强起来,每天要让医生单独到你这儿来,这样你就总是第一个知道,不要让别人抢先,你却被丢下,要表达你自己的想法,不要让别人忘了你是谁。"1894 年 11 月 1 日,伟大的亚历山大去世,时年 49 岁,26 岁的尼古拉二世获得了全俄罗斯君王、沙皇和皇帝的称号。

190

艾莉克斯以亚历山德拉·费奥多罗夫娜的名字被东正教会接纳,婚礼在 11 月 26 日一种深切哀悼的气氛中举行。尼古拉忙于国务,无暇去度蜜月。但皇室婚姻不管是出于爱还是出于策略,它的主要目的都要实现，亚历山德拉在这方面没有疏于职责。1895 年 10 月，他们的第一个孩子出生，在以后的 6 年中又生了三个。每生一个孩子也就增添一份失望，因为四个都是女孩。最后在 1904 年 8 月 12 日，灾难的日俄战争正在进行中，圣彼得堡的大炮轰鸣，报告发生了一件改变俄国历史进程的头等大事。这天，不幸的男孩阿列克赛出生，亚历山德拉把维多利亚的血友病突变基因传给了这个她期盼已久的儿子。

在阿列克赛六周大时，血友病最早的迹象是他的脐带流血不止。很快，他在爬行或学步时轻微的碰伤就会出现淤血。毫无疑问，他得了血友病。亚历山德拉对所有孩子是一个事无巨细都要管的母亲，她不得不承认是她把这种可怕的病传给了自己无辜的儿子。她一直无法从了解真相的打击中恢复过来。没有生育一个血友病儿子经历的人不可能完全理解这个母亲的痛苦。她陷入了一个阴暗、没有阳光的孤独世界。假如这个男孩成为皇位继承人，痛苦必然就会更大，因为无法对人述说，生活成了一派谎言。

这就是尼古拉和亚历山德拉逃避社交生活，在皇村隐居的原因，他们在沉闷、狭小的宫廷圈子过着中产阶级的家庭生活。在许多方面，亚历山德拉都像她的外祖母维多利亚。她在皇村隐藏自己的绝望心情，就像维多利亚在失去深爱的阿尔伯特后在郊区的温莎城堡所做的一样。她们两人都有要强的个性，但两人也都要求被人控制，并从社会下层选择她们的主人。维多利亚有她的约翰·布朗和芒希，亚历山德拉有她醉酒的村夫。像这样生活，不可避免会有谣言流传。有段时间人们传言，隐居的维多利亚步她祖父的后尘也疯了。彼得堡的社会也在传闻，沙皇皇储不被允许在公开场合露面，是因为他得了癫痫，或许天生就是白痴。由于这个得血友病的男孩是俄国皇位唯一的直系继承人，真相更不能透露。

尼古拉、医生和侍臣们都对此束手无策。皇宫教堂教士的祈祷也同

191

样无济于事，对东正教圣人的祈求没有回应。但上帝不会完全抛弃像亚历山德拉这样的人，她坚信主的仁慈是这样热诚，崇拜主是这样真挚。在什么地方一定会有个人，他的圣洁和力量足以能从上帝那里得到神奇的干预力，能独自拯救她的孩子阿列克赛。因为是这样真诚希望有这样一个人，这个人的出现就是理所当然的了。他出现时用了"拉斯普廷"这个名字，意思是"心灵导师"或云游圣人。

1907 年 7 月，阿列克赛在床上躺了三天，濒临死亡。拉斯普廷被皇后召到皇村，他是由一位大公夫人也可能是皇后的一位身份卑微却关系密切的朋友安娜·维鲁鲍娃引荐的。圣人静静地坐在男孩的床边，握住他的手，给他低声讲童话故事和西伯利亚民间故事。第二天，阿列克赛不疼了，能够坐起来。当时很可能采用这种"治疗"方法，让病人安静的休息也算成功了一半。

下一次发病情况与这次完全不同。1912 年 9 月，阿列克赛 9 岁时，沙皇全家出访波兰东部的比亚罗韦扎。这个男孩在跳出小船时摔了一跤，左大腿根部出现大片淤血。他抱怨疼得厉害，家庭医生尤金·博特金让他卧床休息几天。两个星期后，当阿列克赛看来已恢复后，他们全家人去了斯帕拉，住在茂密森林中一个密闭阴暗的猎棚里。在这样昏暗的

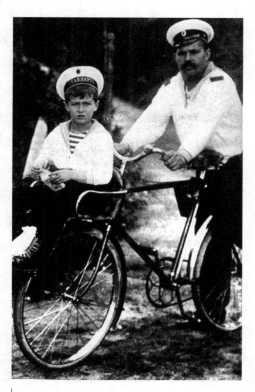

皇子阿列克赛与陪护他的德雷温克

环境中，阿列克赛的病情没有起色，他看起来很不舒服，脸色苍白，感觉不好。亚历山德拉认为坐在敞篷马车里长途旅行会对他有好处，但道路崎岖不平，马车颠簸得厉害。在走了几英里后，阿列克赛开始感到大腿根部和下腹部剧烈疼痛。他的惊恐万状的母亲下令立即返回，归途成了一场噩梦。很显然，阿列克赛必须尽快卧床治疗，但让马快跑又颠簸得更厉害，这个孩子痛苦得大叫。当他们终于到达斯帕拉时，他已处于半昏迷状态。

192

两个星期前，阿列克赛跳出小船时重重地摔在船桨顶部，腿部表面的淤血误导了医生。阿列克赛跌破一根小血管，这根血管位于大腿根深处或是腹腔内壁。只要他不动，流血会很少。马车的颠簸不仅造成新的出血，还可能扩大了已经受损的小血管上的伤。

没有办法止住出血。在 11 天内，阿列克赛徘徊在生死之间，失血过多，发高烧，受着疼痛折磨。在这期间，亚历山德拉坐在他床边，几乎不睡觉，只是抓紧时间在他房间的沙发上休息片刻。最后，外科医生费奥多罗夫提醒沙皇，他的人民必须对皇储的死有所准备。沙皇下令在全国祈祷，还发布了通告，但没有提到病因。10 月 10 日，教士们主持了临终圣仪，讣告已起草好，下一步就可能宣布皇储去世。

那天夜里，亚历山德拉决定召拉斯普廷来。他已经回家去西伯利亚，只能通过电报联系。他不能立即坐火车赶来斯帕拉，于是回了一封电报："上帝已经看到你的眼泪，听到你的祈祷。不要悲伤。孩子不会死，不要让医生打扰他太多。"

24 小时后流血止住了。

无疑，这个故事基本上是真的。除非医生参与了这个有些神秘的阴谋，否则无法说明白，但这不影响结果。我们怀疑，此时拉斯普廷已对阿列克赛的母亲必不可少吗？任何有关拉斯普廷劣迹的报告会让皇后反对他吗？只有这个人才值得她为他祈祷，只有这个人拥有能直接并成功地与上帝沟通的神奇力量。既然上帝倾听他的话，拉斯普廷就肯定是好人。既然他是好人，任何违背他意愿或中伤他的人都肯定是坏的。事情就这么简单。

有关格里高利·叶菲莫维奇（又称拉斯普廷）的情况已出版了许多书和学术文章，但他仍然是个谜。在这里，我们只关注他与沙皇皇后以及她儿子之间的奇特关系，还有他控制她对俄国未来所造成的影响。拉斯普廷在约 1860 年或 1865 年生于西伯利亚的波克罗夫斯克村，1903年第一次出现在圣彼得堡。1905 年 11 月 1 日，沙皇在日记中写道："我们今天会见了一位圣徒格里高利，他来自托博尔斯克省。""圣人弄臣"、占卜者和侏儒历来是俄国宫廷侍从的一部分。拉斯普廷不是第一个进入沙皇家庭内层圈子的行奇迹者。急于盼望生儿子的亚历山德拉一度深受一个名叫菲利普·尼采尔－瓦绍的江湖医生影响，以至于她误以为自己怀了孕。拉斯普廷很少拜访沙皇家庭，一年不会超过六次，但他与皇村之间的联系，他与一些大公夫人、富裕工业家、贵族妻子的密切关系，他在公众场合喝醉酒以及他公开的淫乱都在报纸上报导过（1905年后取消了新闻检查），这使许多有责任心的俄国领导人感到吃惊。

作为一个极少能进入皇村内层圈子的外来者，拉斯普廷显然对那些希望影响政府政策的人有用。不能指望他会明智地选择自己的雇主，这是他控制沙皇家庭最糟糕、最灾难的方面。但即使是他在不知不觉间破坏了所有人对政权的信任时，拉斯普廷的建议也不总是坏的。他深谙世故，了解他的农民伙伴。1914 年战争期间，他不停地敦促更公平地分配食品。他预言，如果不采取措施加快分配的速度以防止人们在寒风中排长队等好多小时，那么必然出现严重的麻烦。他的预言被证明是对的，因为 1917 年 3 月的革命就是在彼得格勒为买食品排长队时爆发的。假如皇后少依赖他一些，他在宫廷的出现就能施加一种稳定政局的影响，因为大多数农民对他纵欲狂饮的故事没什么印象，而对他们中的一

193

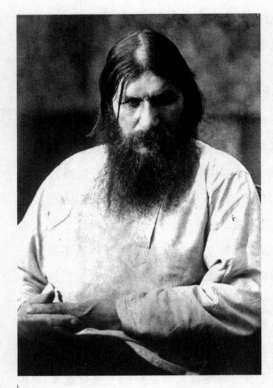

194

拉斯普廷

员能冲破贵族壁垒到达他们的小父亲沙皇（拉斯普廷亲切地称沙皇为"父亲"、皇后为"母亲"——译者按）身边印象深刻。

他用什么方法止住导致阿列克赛剧烈疼痛并使之生命垂危的内出血的呢？他串通好了御医，让他们告诉他施展他那所谓神力的恰当时间了吗？他采用了江湖医生彼得·巴德马耶夫介绍的"西藏神方"了吗？他采用了催眠术吗？还是他碰巧发现有这种可能，任何病甚至是无法控制的大出血或许都有心理因素，可以用精神疗法来辅助治疗？还是只是碰运气？对这些问题，我们永远也弄不清了，但基本的事实是，亚历山德拉坚信拉斯普廷有神力。

有证据表明，沙皇并不像他妻子那样对拉斯普廷着迷。他的日记或他写给皇太后和亚历山德拉的信对拉斯普廷的神力着墨并不多。他把皇储在斯帕拉的康复归功于所做的临终圣仪。尼古拉把拉斯普廷看做一个普通的俄国农民。"他不过是一个善良、虔诚、头脑简单的俄国人，"他这样写道，"当遇到麻烦或感到困惑时，我喜欢和他谈谈，然后总能感到心情宁静。"能收到警察报告的沙皇肯定比亚历山德拉更多了解拉斯普廷的放荡生活，无疑他有时也为皇后依赖这样一个人感到烦恼。不管他怎样和善、朴实，按上流社会的标准，这个人的行为放浪形骸。据说，沙皇的宠臣尼洛夫海军上将有一次斗胆问他，为什么还容忍拉斯普廷傲慢无礼的行为。尼古拉简短地回答，"拉斯普廷比歇斯底里的人要好些。"

1914年7月，与德国的战争迫在眉睫，这时拉斯普廷在西伯利亚家中调养以前匕首留下的刀伤。在听说沙皇已下达动员令后，他给皇村发去电报："让爸爸不要计划战争，因为这场战争会断送俄国和你自己，你将损失掉最后一个人。"沙皇气愤地把电报撕成碎片。他希望直接指挥他心爱的军队，好不容易才劝说尼古拉·尼古拉耶维奇大公担任总司令，此人是皇族中最有经验的军人。没有准备的俄国仗打得很糟。8月26—30日的坦能堡战役分散了西线的德军，从而挽救了法国，但却几乎毁了俄国的正规军。军火匮乏不断地阻碍俄军战斗力的复苏。虽然俄军对奥地利取得了一些惊人的胜利，但对德军作战却没有什么进展。到1915年8月，俄属波兰大部分丢了，近400万人死伤或是被俘。这时，沙皇决定自己接过最高指挥权。他不听大臣的劝告，决意这样做，但他得到了亚历山德拉的热诚支持。

这一举动即使可以理解但也是愚蠢的，她之所以热诚地支持沙皇是因为受这样的信念支配，即在帝国内她的丈夫决不能屈居任何人之下。无论是写信还是发电报，沙皇夫妇通常都用英语联系。1915年6月24日，亚历山德拉给当时在前线的尼古拉写信："亲爱的，你总是需要别人推一把，提醒你是皇帝，能够做任何你乐意做的事——你从没享受过其中的乐趣——你必须表现你有自己的办法和意志，不要让尼古拉大公和他的参谋军官牵着鼻子走，他们限制你的行动，你到什么地方去都必须得到他们的允许。不，你要摆脱大公自己行动，用你的出现把祝福带给前线的将士。"

从1915年9月5日尼古拉离开皇村接过军队指挥权起，一直到

195

1917 年 3 月 20 日他在莫吉廖夫被捕那天为止，通过他和妻子的通信，我们可以追寻沙皇制度最后几个月所发生的几乎让人难以置信的悲剧事件。这一套信札组成了一份让人惊异的重要历史档案。但我们无法理解这些信件，除非我们理解并同情这对不幸的父母，他们完全信赖那个唯一能恢复他们心爱儿子健康的人。

　　1915 年 9 月 4 日，亚历山德拉给很快要到大本营的丈夫写了一封信："别担心后来的事……亲爱的，我在这儿，别笑话你的傻老伴，但她已穿上你看不见的裤子。"尼古拉回信欣喜万分："想想，我的妻，你就不来帮帮你此时已心不在焉的丈夫？真遗憾，你已很长时间至少是在战争期间没有尽自己的义务了！"9 月 10 日，亚历山德拉接受了对她的委托，回信道："哦，心爱的，对你需要我的帮助我深受感动，我总是愿意帮你做任何事，只要不是不经同意的乱搅和就行。"就这样通过这些傻气的孩子话，俄罗斯的最高管理权落入皇后手中。喜好权力的皇后欣然接受，但她仍需要被人控制。她唯一能依靠的只有一个人，这就是拉斯普廷。

　　直到皇后亚历山德拉 1915 年底插手政府事务时，有关拉斯普廷的丑闻才成为一个迫切的问题。沙皇继位之初决心大权独揽，但在 1905 年革命临近爆发时做出妥协，同意建立一个称为"帝国杜马"的议会政府。亚历山德拉有两个原因讨厌杜马。首先，这个机构在 1911 年要对有关拉斯普廷的丑闻进行一次公开调查。其次，这个选举产生的杜马只要存在，就意味着限制了她丈夫的绝对权威，更糟的是对她儿子未来的统治也是限制。她对孩子健康的病态担心转变成一种信念，她儿子必须要作为拥有全权的君主进行统治。为了这个目的，尼古拉自己必须成为像伊凡雷帝、彼得大帝那样能把不受挑战的权力传给儿子的严厉专制君主。她一再提到这个话题："看在宝贝的份上，我们必须坚强，否则留给他的遗产将糟透了。按他的个性，他不会向任何人低头，他要自己做

196

主。""我们要把一个强大的国家交给宝贝，为了他决不能软弱，否则他的统治将会更艰难，他要来纠正我们的错误。勒紧你放松的缰绳。""他有自己强烈的意愿和想法，别让东西从你手指间滑掉，再让他不得不再次全部重建。"正是这样的驱动力引导尼古拉在他掌权的最后 18 个月犯下了本可避免的致命错误。

在战争爆发时，俄国总理是个圆滑的老官僚，叫戈列梅金，他就像沙皇的管家一样主持朝政。他也反对沙皇接过指挥权的决定，但没有料到自己在 1916 年 2 月 2 日被解职，由宫廷典礼官 B.V. 施蒂默接任。不用说是亚历山德拉提出了这个人选。此人起初是拉斯普廷靠得住的朋友，得到亚历山德拉支持，被委任了内务大臣这一兼任的关键职务。他对自己的职责一无所知，也很少尽力去完成这些职责。即使他不乏才干，但施蒂默这一条顿人的姓也让他招人怀疑。许多有影响的人包括协约国的大使都认为他会促使沙皇与德国单独媾和。11 月初，杜马对他进行了激烈的批评。亚历山德拉形容他为"一位诚实、正直、可靠的人"，但 1916 年 11 月 7 日她给尼古拉写信："为了安抚杜马，施蒂默应该称病离开，休息三个星期，他已成了招惹那座疯人院的红布，最好应该消失一段时间，到 12 月等那些人离开后再回来。"

尼古拉同意妻子的说法："诚如你所言，他不仅对杜马是块红布，而且对整个国家也是如此，哎！我听到四处都在议论他，没人相信他。天哪！我担心他将不得不走得干干净净。"11 月 22 日，他解除了施蒂默的两个职务，任命内阁资深成员交通大臣 A.F. 特列波夫担任临时总理。亚历山德拉对此一点也不高兴："特列波夫，我个人不喜欢他，对他也不可能有像对老戈列梅金和施蒂默的那种感觉……假如他不信任我，不信任我们的朋友，事情就麻烦了。我让施蒂默告诉他，如何对待格利高里并始终要保护他。"

特列波夫的任期一直延续到 1917 年 1 月，然后被沙皇统治时的最

197

后一任总理尼古拉·戈里岑亲王取代。伯纳德·佩尔斯形容戈里岑是"一位身体虚弱的诚实老绅士,皇后了解他是因为他曾为皇后出任一个慈善委员会的代主席"。戈里岑对这一任命诚惶诚恐,声称自己体弱,没有经验,但他不能不听从沙皇的直接命令。他根本不必担心自己或特列波夫要为沙皇统治最后岁月的任何事情费心。皇后和拉斯普廷发现了一个理想的搭档来配成这三人政治,这人就是 A.D. 普罗托波波夫,他先当代理大臣,然后是沙皇政府最后一任的内务大臣。

乍看起来,挑选普罗托波波夫是明智的,因为他曾是杜马的副主席。实际上,他甚至连出任第一个职务都不合适。在亚历山德拉对沙皇多次要求后,他才在 1916 年 9 月 23 日担任这一职务。几年前他得过梅毒,由江湖医生彼得·巴德马耶夫用"两藏神方"治愈。拉斯普廷有效治疗沙皇皇储的病可能就得益于巴德马耶夫,此人是"拉斯普廷帮"中名声更臭的一员。无疑,普罗托波波夫此时得的是典型的后期梅毒,又称为"麻痹性痴呆"。许多跟这位大臣来往的俄国人都把他看做疯子。他对自己的工作一窍不通,在当内务大臣时把大部分时间花在制订要求彻底改革军队、政府和整个帝国的怪异计划上,计划书中还画了繁杂的图表。他怕麻烦,很少出席内阁会议并明智地避开杜马。

198　　尼古拉开始怀疑让一个疯子出任主管内部事务的大臣是否明智。1916 年 11 月 10 日,他给妻子写信:"我对普罗托波波夫很抱歉——他是个善良诚实的人,但他常从一个主意跳到另一个主意,不能决定任何事。一开始我就注意到这一点。他们说他几年前生了场病后就很不正常(那时他正向巴德马耶夫问医)。在这样的时候把内务大臣位置留在这样一个人手中是危险的……我只是求你,别把我们的朋友扯进这件事里。责任在我肩上,所以我希望能自由做出选择。"但沙皇不能"自由做出选择",因为"我们的朋友"拉斯普廷已经做出决定,普罗托波波夫必须留任。亚历山德拉给丈夫送去一封言辞相当激烈的信:"我请求你不要现在就换掉普罗托波波夫——他对我们是诚实的。哦，亲爱的，你可以信任我。我也许不够聪明——但我有一种强烈的感觉，这种感觉经常比大脑还管用。我求你，在我们见面前不要撤换任何人，让我们平心静气地讨论这个问题。普罗托波波夫尊重我们的朋友，他会得到祝福。他没疯，只是他的妻子为看自己神经的毛病找过巴德马耶夫。让我放下心来，答应我吧，原谅我吧，但我这样抗争都是为了你和我们的宝贝。"

亚历山德拉已安排好去看望在莫吉廖夫的丈夫。11月12日，在写过这封信的两天后，她出发去大本营，在那里待了三个星期。这不是一次轻松的旅行，因为尼古拉表现得一反常态的固执。他声称自己在各方面都很讨厌普罗托波波夫。她恳求他要"坚强"、"严厉冷峻"，表现出自己是一国之君，不在乎民意鼎沸，尤其是必须信任拉斯普廷。就在这场危机爆发前不久，她写道："啊，亲爱的，我诚心向上帝祷告，想要让你感觉并意识到，他是关心我们的。如果他不在这里，我都不知道会发生什么。他用他的（His）祷告和睿智忠告救了我们，他是我们信仰和救助的基石。"应该注意到，在这里拉斯普廷不仅是"我们的

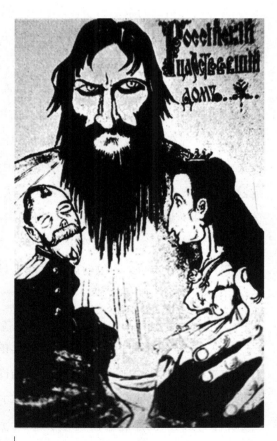

描绘拉斯普廷控制沙皇夫妇的漫画

朋友"，还在用指称他的代词时冠以代表神的大写字母。12 月 4 日，亚历山德拉离开沙皇，尼古拉写信给她，对自己在她来访期间表现出如此"情绪郁闷和不受约束"表示歉意。但她仍随心所欲，普罗托波波夫保住了位子。

199 　　到 1916 年秋天，沙皇、皇后和拉斯普廷在俄国各阶层中都极不得人心。这种仇恨情绪在不到 18 个月中发展起来。许多人善意地想让沙皇了解真实情况。他的母亲、几位大公、英国和法国大使、杜马主席都恳请他摆脱拉斯普廷，"让自己和人民站在一起"。亚历山德拉最喜欢的姻叔保罗大公和她的亲姐姐伊丽莎白大公夫人，都恳请她摆脱拉斯普廷的邪恶影响。他们试图让她明白，拉斯普廷对军事事务的干预给人的印象是，她在背叛国家，帮助德国的统帅部。他们全都没有成功，因为她听不进任何说拉斯普廷的坏话。结果，皇族中有些成员决定直接行动。

　　不幸的是，他们不能就行动的最佳方案达成一致。大多数人认为，亚历山德拉现在可以被看做是疯子，但他们发现，除非沙皇退位，否则没有办法除去她。这一极端的方案遭到拒绝，因为大家认为这样做太危险。最后，他们决定谋杀拉斯普廷，认为此人一死就可以使亚历山德拉住进精神病院治疗，那时就可以劝没有主见的沙皇不再担任总司令，并与杜马合作统治。谋杀计划由沙皇的姻侄费利克斯·尤苏波夫亲王制订。他还得到两个人的协助，这两人是沙皇最喜爱的堂弟、保罗大公的儿子德米特里大公和一个狂热的君主主义者、杜马的极右翼成员V.M.普里什克维奇。

　　这次 1916 年 12 月 30 日对拉斯普廷的谋杀水平低劣，计划不周，有关的故事已讲了多遍，也有许多不同的说法，因而就不需要在此详细讨论。肯定有不少人怀疑在他喝的酒和吃的饼中到底投入了多少氰化物（假如有的话），但他确实被左轮手枪近距离击中，又在稍远处再次击中。然后，他被扔进涅瓦河的冰面下，人们随后发现他是在呛水后才死的。所有这些表明，如果罗曼诺夫家族的其他成员谋杀都如此无能，那么他们当沙皇也不会比尼古拉好多少。拉斯普廷的死对亚历山德拉的影响似乎与预料的正好相反。她远未陷入无望的躁狂中，而是很快就从刚开始的惊愕中恢复了过来。这个故事中最精彩的一章是这个病女人表现出令人惊讶的坚强，她支撑这个家庭度过了以后 18 个月悲惨和屈辱的生活。

200

　　沙皇却垮掉了，在妻子的急迫要求下，他匆忙从大本营返回皇村，在那里只住了两个多月。在这段时间，所有见到他的人都为他外貌和态度的改变感到吃惊。他昔日的魅力消失了，脸上布满皱纹，表情麻木，眼白浑浊，瞳孔失去光泽。他郁郁寡欢，迟缓犹疑，有时看上去连当天是星期几都不知道，对周围环境也视而不见。有些人认为他喝醉了或是使用了毒品（"由巴德马耶夫提供"）。没有任何证据支持这些说法，但我们可以假定，他的崩溃有精神和身体的原因。在过去 18 个月中，沙皇不仅生活在极度的压力之下，而且还几乎完全被孤立开来，因为他所有的顾问和旧日的密友都在亚历山德拉的命令下辞职或被免职。他肯定知道，他的这种孤立状态是由他忠于妻子和她对拉斯普廷的看法造成的。拉斯普廷对她已必不可少，所以必须不惜一切代价来保护。现在拉斯普廷不在了，实际上亚历山德拉看来却不为所动。所有这些牺牲和错误都是不必要的。

　　导致沙皇崩溃的身体原因见于他的两封信中。早在 1915 年 6 月，他在回复亚历山德拉询问的信中写道："是的，我亲爱的，我开始感到心脏的老毛病又犯了。第一次犯病是在去年 8 月萨松诺夫（**萨松诺夫是俄军将领，在 1914 年的坦能堡战役中他率领的集团军全军覆没——译者按**）大灾难之后，这次又犯了——在呼吸时我感到左边疼得厉害。"1917 年 3 月 11 日，他从大本营回来时又留下一段更加不祥的记载："今天早晨，我在祈祷时胸部感到一阵难以忍受的剧痛，持续了一

刻钟。我都不能坚持把祈祷做完，前额上布满豆大的汗珠。我不知道出
了什么事，因为我没有心悸的毛病，后来疼痛消失，在我跪在圣母像前
时突然消失。如果它再发作，我要去告诉费奥多洛夫。"沙皇似乎是得
了不严重的心肌梗塞，也可能是心绞痛。

就在三天前，尼古拉被阿历克赛耶夫将军从皇村紧急请回大本营，
可能是因为一些军队的纪律出了问题，引起了他们的警觉。同一天，彼
得格勒爆发骚乱。即使是对俄国的冬天来说，今年的天气也异乎寻常的
酷烈。许多火车头的锅炉被严寒冻裂，铁路几乎陷于停顿，没有煤和食
品能够运进城里。据说政府存有大量面粉，但却因燃料太少烤不成面
包。杜马猛烈抨击政府的食品政策，大批民众在街头漫无目标地游荡，
要求得到面包，但他们没搞什么破坏就在警察的命令下平静地散开。第
二天人更多，一些食品店遭到抢劫。哥萨克帮助警察恢复秩序，但无论
是示威者还是执法者似乎都不愿意攻击对方。

一直到 3 月 10 日星期六，游行队伍中才出现政治活动的迹象。人
群中有几个人举着红旗，一些人呼喊"打倒那个德国女人"的口号。从
其他方面来看，这场混乱不过是场范围较大的食品骚动。到星期天，群
众的情绪更激烈，警察召集军队向人群开枪。帕夫罗夫斯基团兵变，拒
绝开火，但他们被著名的普列奥布拉任斯基近卫军解除了武装。夜幕降
临时秩序得到恢复，在白天表现得不可靠的沃伦斯基团回到了营房。当
天夜里，他们发动兵变，至少杀死一名军官。3 月 12 日星期一早晨，他
们也加入了街头的人群之中。就是这次行动把一次无目的的面包骚乱转
变为一场革命。

实际上，自从上星期五以来，俄国就不存在一个有效的政府了。那
天阿列克赛和他的姐姐奥尔加都在出麻疹，不久后另外三个女孩和安
娜·维鲁波娃也得了麻疹。亚历山德拉尽心竭力在照顾他们，无暇顾及
政务。普罗托波波夫几乎在独力实施统治，他能得到的帮助来自拉斯普

廷的幽灵，让拉斯普廷在一系列降神会上显灵。

3月12日星期一，杜马的左翼代表亚历山大·克伦斯基建议沃伦斯基团到杜马开会的塔利达官去。沃伦斯基团派代表去卫戍部队的各个团，请他们离开兵营，大家一起"保卫杜马"。到了晚上，除了伊斯麦洛夫斯基近卫军的三个连和轻步兵师的三个连以外，整个彼得格勒的驻军都发动兵变了。杜马给在大本营的沙皇发去了急电。

这时，杜马已经成了某种暴乱统治的中心，力不从心地企图恢复秩序，但时而遭到工兵代表委员会（苏维埃）的支持，时而遭到反对。苏维埃代表是在一千人选一名代表的基础上用举手方式匆忙选出的。3月14日夜里，经过激烈的争论，杜马和苏维埃达成一致意见，尼古拉必须退位，但继续保留沙皇制度，阿列克赛出任立宪君主，由他的叔叔米哈伊尔大公摄政。尼古拉试图去皇村，但被挡了回来，这时他正在普斯科夫与军队指挥官联系。两名杜马成员亚历山大·古契可夫和巴西尔·叔尔根起草了一份退位诏书，他们在3月15日黎明时分启程去普斯科夫。

同时，将军们在商议后做出决定，尼古拉必须退位。沙皇在犹豫片刻后同意退位，3月15日下午他起草了诏书，指定阿列克赛为继承人，他的弟弟米哈伊尔为摄政。然而他在与医生费奥多洛夫商量后又改变了主意。当古契可夫和叔尔根于那天晚上10点到达时，他告诉他们他不能与自己得血友病的儿子分开。他会退位，但只赞同米哈伊尔大公当沙皇。

这两位都是君主制支持者的杜马代表吓坏了，尼古拉破坏了整个计划。在杜马监护下的12岁孩子才能够被各方接受，米哈伊尔只会成为另一个罗曼诺夫王朝的专制统治者。结果证明确是如此。当两位代表在彼得格勒车站宣布米哈伊尔为沙皇时，遭到了民众的怒吼，他们费尽周折才逃离了愤怒的人群。24小时后，米哈伊尔也放弃了俄罗斯的皇冠。血友病毁掉了挽救罗曼诺夫王朝的最后机会。

202

　　接下来的夏天，在临时政府低效率的统治下，人们经历了无政府状态、幻想的破灭和战争的失败。本来还要在 12 月选出一个制宪会议来确定政府，但在 1917 年秋天，唯一能召集起俄国绝望民众的东西是面包、土地和和平。少数派的布尔什维克党向他们许诺的就是这些，因而他们赢得了政权。在随之而来的内战中，沙皇全家被送往由布尔什维克控制的一个矿业城镇——乌拉尔山脉东侧的叶卡捷琳堡。就在这里，1918 年 7 月 16 日夜里，叶卡捷琳堡苏维埃下令将他们全部枪杀。他们死时就像平时活着时一样，一家人聚在一起。80 年后的同一天，人们为在叶卡捷琳堡被杀的罗曼诺夫家族大部分受害者的遗骸在沙皇帝国过去的都城重新举行了葬礼。1998 年（大约在 7 年前苏维埃的统治结束），他们的遗骸被送回这座城市。这座城市不再叫列宁格勒，恢复了圣彼得堡的旧名。棺材里放的是尼古拉和亚历山德拉的遗骸，还有他们的女儿奥尔加、塔季亚娜和安娜斯塔西亚以及四个忠实侍从的遗骸，被一起安葬在圣彼得和圣保罗堡式教堂内作为罗曼诺夫家族陵寝的小礼拜堂内。2007 年，又有两具碳化的残缺遗骸在叶卡捷琳堡附近找到。在经过 DNA 测定后，俄国当局宣布一具是第三个女儿玛莉亚。另一具确定是男孩遗骸，肯定是这个故事最具悲剧色彩的人物，他将维多利亚女王与俄罗斯沙皇命运联系在一起。这就是患血友病的皇储阿列克赛。

　　1998 年在圣彼得堡举行的葬礼最引人注目的是，有约 50 位与尼古拉二世有不同亲疏关系的罗曼诺夫家族亲属出现。这些来访者中有些人借机四处看看，看到在涅瓦河上停泊着的过去帝国海军的"阿芙乐尔"号巡洋舰，布尔什维克起义开始时舰上的士兵曾用大炮威胁在冬宫里的临时政府的部长们，并由此揭开了 70 年共产主义专政的序幕。毫无疑问，这些皇族成员从苏维埃政权最近的解体中获得了一些宽慰，但他们又显然感到不满。在为罗曼诺夫王朝末代统治者举行葬礼时，圣彼得堡大主教竟拒绝参加并且不给予教会的认可。他认为这场葬礼毫无意义，理由是根据他的教义信念，法医所用的 DNA 测试根本无法鉴定出这些尸骨是皇室的遗骸。可悲的是，这件事只是表明，在沃森和克里克建立 DNA 分子模型将近 50 年，在孟德尔再次发现遗传因子近 100 年后，基因的观念还没有深入某些人的头脑，这些人随心所欲地对现代科学尤其是生物学视而不见，或是肆意嘲笑。随着 20 世纪临近尾声，在苏维埃统治之后的发展时代，俄国人为建立稳定的管理和经济结构遇到了严重的困难。所以，大主教这样做就更让人感到遗憾。在 1998 年 7 月这一以重新安葬沙皇为标志的政治和解的庄严时刻，人们看到教会仍坚持蒙昧主义，而这正是沙皇政权的主要弊端之一，这又使面临诸多问题的俄国遇到的麻烦更多。一个大好的机会被错过，这或许就是维多利亚血友病基因留下的真正遗产。

204

第十章

暴民癔症与大众暗示

从广义上讲，疾病有两类：肉体的疾病和精神的疾病。肉体疾病有 205
时又称为器官疾病，有明显的损伤，医生可以通过病人口述病情以及他
们自己能发现的病人体征来诊断疾病，可以采用触诊和听诊的古老方法
或是像 X 光和验血这样现代的辅助手段治疗。而精神的或情绪的疾病就
没有明显的身体损伤，但病人也确实受到真实病症的折磨。癌症是一种
可以通过特定体征和症状确定的肉体疾病。恐癌症就是一种很常见的精
神病，病人或许会述说与癌症有关的症状，但在身体检查时却没有相关
体征。上面所说的是一种简单化的说法，因为疾病很少是单纯肉体或单
纯精神的。病人得病可能与身体原因无关，诸如财政困难，事情不顺，
失眠和食欲不振这些麻烦都会造成与病人肉体疾病无关的精神症状。相
反，一种精神的疾病常会造成像抽搐、瘫痪、食欲紊乱这样的身体变
化，这些都与疾病本身的症状无关。

因为这些原因，我们可以说，所有疾病都程度不等地存在精神方面
的特征。可以来看看前面几章讨论过的两个例子。亨利八世得的梅毒几
乎可以肯定是肉体疾病。假如是这样，其影响就被他强有力的地位、傲
慢和不宽容增强了。而后两点就是精神缺陷。他的主要麻烦无疑是一种

206 肉体疾病，精神因素是次要的。相反，拿破仑在一生中得过许多肉体上的小病，但他真正的病是精神的。他自以为是世界的主人，因此就把自己看得超出了实际。

我们在圣女贞德这个让人迷惑的个案上，可以发现精神与肉体疾病结合的极好例证。贞德生于法国洛林杜瑞米一个富裕的农民家庭，1425年13岁时开始听到神秘的声音。后来，她宣称听到的声音来自圣米歇尔、圣玛格丽特和圣凯瑟琳。这些声音告诉她，上帝选择她为的是从英国侵略者手中解救法国。他们引导她去见法国王太子，劝太子加冕为国王。他的使命就是要驱逐英国人和勃艮第人出法国，奉献他纯洁的王国为上帝效劳。在这一点上，贞德无疑是不正常的，因为正常人不会听见超自然的声音，也不会看见圣徒的形象。但贞德肯定没有疯，不然的话，弗洛伦斯·南丁格尔也会被看做是疯了，因为她在17岁时听到上帝对她说话。就像南丁格尔小姐所做的，贞德表现出相当讲究实际，制订出最终获得成功的策略。所以，把她听到的声音和看到的形象当做是脑子有病的幻觉是很不明智的。当人们承认她是个"奇怪的姑娘"时，就是说她的行为与普通姑娘不同，我们应该来寻找这些视觉和听觉迷乱的肉体原因。

唯一可靠的证据是，1431年2月和3月她受审时在博韦主教面前所做的陈述。起初，贞德很不愿意讲述她的来自天上的客人。审判她的法官急于要证明是巫术给了她灵感，有一次还暗示她服了迷幻药。他们问她要曼德拉草做什么用。贞德回答："我没有曼德拉草，从来都没有。我听人说在我家乡附近有。我还听说这是邪恶、危险的东西。我不知道它有什么用。"

她勇敢地为自己辩护，整个审判期间都很坚强。在问她听到的声音时，她告诉法庭第一次听到是在13岁，声音把她吓坏了。她不能理解告诉她的内容，直到第三次才听懂。它们对她说了一遍又一遍，除非周

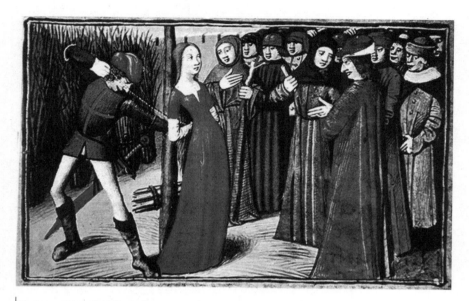

把圣女贞德绑在火刑柱上

围非常安静，否则就不能弄懂这些声音的意思。对她说话的圣徒的模样　207
也是后来才显露出来的。她拒绝描述他们的具体模样，但说她拥抱了他
们，他们身上有好闻的味道。再问下去，她两次声称幻影把她吓得要死
以致她跪倒在地。然后，她继续陈述，这是从医学角度来看她的最重要
的陈述："我听到声音在我右手边响起……如果没有一道光亮我就很少
听到声音。当声音响起时，光亮来自同一边，通常是一道强光。"有一
次她睡着了，声音把她惊醒，不是被触摸而单是被声音惊醒。声音不在
贞德睡觉的牢房，但她能肯定是在城堡的什么地方。她为感谢声音而起
身，坐在床上紧握双手。

　　贞德在火刑柱上被烧死 25 年后的 1456 年，法国为她举行了平反
审判，这次提供了更多一点的证据。两位牧师作证，在她被烧的那天
早晨，他们在牢房拜访过她。她告诉他们，她的圣徒或精灵以小斑点

的模样出现在她面前，数量非常多，也非常小。其他唯一有暗示含意的证据是，在审判期间她得了某种很神秘的病，使得审判延迟了三天。看押她的狱卒把这场病归因于她吃了西鲱鱼，一道卢瓦尔名菜，而贞德本人则认为祸根是博韦主教送给她的鲤鱼。负责照顾她的医生约翰·蒂费纳问过她，发现她有病，还吐了几次，与其他情况不同的是这次得病时间更长。

在这里还不能下一个明白、准确的诊断，但可以试着猜一猜。贞德在发育的年龄就有了这种毛病。她间歇地有耳鸣的毛病，耳朵里有歌声、铃声，有些人还把它们转变为说话声。（本书作者之一就有个病人抱怨说耳朵里不断有《基督徒士兵向前进》的歌声。）贞德的耳鸣在一侧，总是在右边，这是通常的表现。她还有视觉障碍，眼前会出现亮光、闪光，混杂着飞舞的黑斑。眼前出现斑点是恶心通常的症状，贞德有时特别严重，她实际在呕吐。同时她还感到头晕，使得她只能坐着或跪着。贞德可能得的是1861年最早由普罗斯帕·美尼尔描述的一种综合症——内耳性眩晕病，现在通常称为美尼尔氏综合症。

208

但在这个故事中，贞德的肉体毛病无论是什么，显然都是次要的。她让自己相信，她听到的声音要求她去解放法国。她对自己的使命是这样坚信，以致让其他许多人也相信了，从而引发了一场大规模的民众运动。法国当时正处于一种糟糕境地，国内人民在经历了70年不成功的战事和外国占领后感到没有希望。贞德以自己的榜样给她的同胞注入了新的希望。以贞德为例，我们可以有把握认为，个人可以引起民众行为的巨大变化。在历史上，有许多这种有关民众行为变化的例子。有时，我们挑选出造成一系列连锁反应的个人或事件，但在别的一些例子中我们就发现不了个人的促进作用，因为这时似乎有一种普遍的看法，有些看法无疑已被接受成为惯例。一个现成的例子是英国人对猎狐和猎鹿的态度。20世纪初，狩猎还普遍被认为是受欢迎、丰富多彩的"运动"，狩猎集合时所有阶层都在一起，买不起马的人就步行跟着。不到一百年，这一"运动"因其残酷对待动物遭到强烈反对，社会的各个方面都要求废除它。就这个例子而言，没有人能确认哪个人发动了这场大规模的民众运动，造成了人们思想方法和行为方式的改变。

在许多世纪中，狐狸被当做害兽捕猎，鹿则供人食用。也就是在最近一些年，人们对动物的感情使得大家开始关心它们。为动物着想是人类文明的一种进步，是人类的动物外表下另有东西觉醒的结果。在这些外表下仍然存在着人的动物性原始本能。恐惧、仇恨、愤怒、贪婪、自我保存和人类种族的保存这些本能始终存在。在人的一生中都会有个别时候外表破裂，某种原始的本能会暴露出来，由文明施加的控制丧失，我们可以恰当地称之为个人的兽性狂怒或动物性恐惧。

人是一种群居动物，这样的物种不喜欢与同伴分开，害怕他们会被赶出群体。这就是为什么我们会互相模仿，这也是为什么无理智、无缘由的恐惧或愤怒在适宜条件下会从个人传到大众中去。作为大众的一部分，那些像个人一样在面对面的相互交往中显然很敏感的男女总会有一种错觉，他们整个的同类都是相互敌视的。在世界历史上已有太多这样的例子，一群人把另一群与自己非常相似的人看成是怪物、魔鬼的工具、非人和破坏的手段。这就是常被称为暴民癔症的现象。

形式最简单的暴民癔症可以以常出现的集体昏晕为例。一个工人在工厂晕倒在地，另一人接着晕倒，几分钟内就有十多人"昏迷"。有时是有身体的原因，或许是车间太热，气味有毒。更多情况并没有明显的原因。实际上，第一个姑娘晕倒是因为她来月经失血过多，或是某个男子没吃早饭就来上班。剩下的人则都是"同情性昏晕"的例子。这种是癔症（歇斯底里）或情感的昏晕，没有体质原因。

恐惧也可以是传染的和歇斯底里的，有时会造成悲剧。一个著名例子发生在1883年5月30日，新的布鲁克林至曼哈顿大桥开通后不久。

209

不知怎么的，人群中散布开一种没有来由的恐惧感，说大桥的框架就要倒塌。在逃离本来很安全的大桥的慌乱中，12 人被踩死，26 人受伤。造成恐惧的起因一直没有找到。在 1944 年伦敦遭受空袭期间，一阵类似的没有根据的恐慌造成许多人死在通往地下的防空掩体台阶上。

同情性昏晕或恐慌都是依靠大众暗示，一个人昏晕或恐慌对别人就暗示着他们也应该做同样的事。这就是大众为何能够被操纵的原因。一个很好的例子是，在 1997 年 8 月 31 日戴安娜王妃悲剧性死亡后出现的歇斯底里狂潮。开车司机喝酒造成乘客死亡，有时还是有魅力很有名的乘客，这样不幸的事很平常，引起不了多少公众注意。王妃肯定是有魅力的，她婚姻的纠葛也让人同情，相当小范围的人还了解并赞赏她喜爱儿童以及她为禁止使用地雷所做的人道主义努力。假如一个询问者在事故发生前几天在英国任何地方挨家挨户走访，问一个简单的问题："你了解戴安娜王妃吗？"许多人的回答只会是"不了解"。然而，就在不到一星期后，成千上万的人由一种大众的行为模仿程序联合在一起，把一束束花放在肯辛顿宫门前，就像在悼念他们的至亲密友。

不管是在教堂的讲坛，还是在街角的肥皂箱上喧嚷，今天的媒体和过去政客的力量都是如此。明智的统治者知道得很清楚，上个星期大声向他欢呼的民众或许明天就会要他的命。向暴民恳请可以唤起他们对君王的爱国忠诚，也可以唤起恐惧、仇恨和愤怒这些更原始的冲动。这些冲动对个人来说就意味着，他或她更应该立即采取暴力，但也有可能没有打击的目标，或是抗议的对象过于强大。当这一对立即行动的要求主体由个人转到群体时，一场民众运动就会随之而来。因为参加者不能将他们的抗议有效转化，就可能会采用一种奇怪的形式。

中世纪德国的舞蹈躁狂就是后者的一个例证。我们或许能发现一个诱因，黑麦的麦角病。黑麦是欧洲北部通常用来做面包的一种谷物，有时在潮湿季节会感染麦角真菌，产生的麦角化学成分很复杂，其化合物

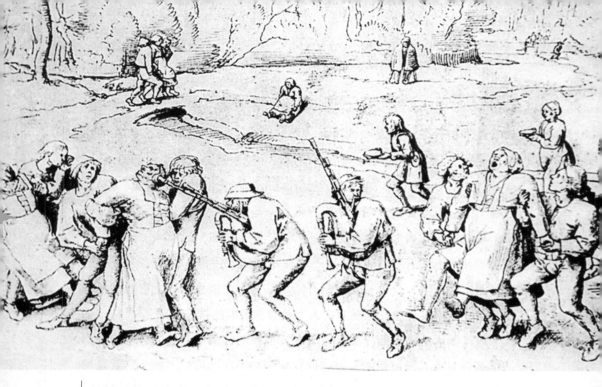

"舞蹈病"

之一是麦角酸酰二乙胺，通常称为 LSD，用其瑞士名称的首字母。这是在 20 世纪 60 年代通俗音乐会上使用的一种致幻药，它能增强对节奏的反应。其他作用还包括产生幻觉、激愤和色彩强烈的视觉形象。

从中世纪前期到 16 世纪后期，在德意志一直都有小规模的舞蹈躁狂。这种现象并不限于德意志，在许多国家也有发现。最后一次影响了许多人的著名"舞蹈病"，是在 1911 年靠近达达尼尔海峡通往地中海的入口处爆发的。最严重的发病开始于 1374 年 7 月的亚琛。患者控制不住自己，在街上跳舞，大声尖叫，嘴上泛着白沫。许多人产生了幻觉，有些人宣称他们浸泡在血海中；还有些人称自己看见天开了，基督坐在王位上，与圣母玛利亚在一起。

这些舞蹈者起初没有明确目的，但他们很快就有了模仿自己跳个不停的追随者，几千人受到影响。随着狂热情绪的发展，这一活动被具体化为反教士的抗议，目标主要对准让人痛恨的兼任公国君主的主教。舞

211

蹈者蜂拥进入低地国家（指西欧地势较低的荷兰、比利时、卢森堡三国——译者按），沿着莱茵河向前推进，在整个德意志召集新的追随者。暴民们聚集在修道院门前，赶走修道院正副院长，对修士们肆意辱骂。有趣的是，统治公国的主教中没有人被杀甚至都没有被赶走。在后来阶段，舞蹈者经常表现出对剧烈疼痛和其他外来刺激感觉麻木，这是一种歇斯底里症状而不是 LSD 中毒。这种躁狂症状很像本书第二章提到的鞭笞派运动。要记住鞭笞派运动开始时是为对付瘟疫而向上帝求情的祈祷活动，后来发展成一场反对富人、教会和政府的抗议运动。

鞭笞派运动和舞蹈躁动都造成愈演愈烈的性行为。暴力行动和暴烈情绪都会促动人最原始的本能、保存种族的性冲动或性本能。这就是舞蹈为什么是巫术仪式的组成部分。女巫狂热在好几个方面都是神秘的。有人肯定地认为，女巫狂热主要是教会在中世纪前期有意建立的一种魔鬼教义，这可以用来解释为什么不同地域、不同国家女巫的活动是那么相似。不过很少有证据表明魔鬼宗教的鼓吹者四处游荡去寻找改教者，但通过教士所写的书面谴责清楚地表明，这曾广为人知。

某种崇拜的暴民癔症和对这种崇拜进行镇压者的癔症同样有趣。我们不能把行巫术和猎巫分开来。假如镇压巫术的猎巫有时采取的是民众运动的形式，那么巫术本身也是采用同样的形式。就像对它的镇压一样，这种崇拜同时也四处传播。因此，当我们在谈论女巫狂热时，应该将同样的说法用于女巫和猎巫。女巫癔症流行的三个主要时期大致与文艺复兴、新教改革和天主教反改革这些事件相吻合。在这每一个事件中，我们注意到，对信仰一致的控制放松了，结果就促动了信仰的偏离以及对其进行镇压。巫术只是这些偏离中的一种，而猎巫则是对不守教义者进行普遍镇压的一部分，天主教徒和新教徒同样都要实施镇压。

行巫术有癔症的特征。有关女巫骑着长扫帚远距离飞行去参加夜半集会的传说是癔症的一种症状，人有升空的感觉。夜半集会时，大家筋疲力尽地狂舞，唱怪诞的歌并放荡纵欲，这是集体癔症。大嚼让人作呕的食物吃不出味道，跟恶魔头子接吻或交媾也感觉不到热度。女巫经常抱怨有一种蚂蚁在皮肤上爬的感觉。寻找女巫的人会用粗针在嫌疑者身上找没有感觉的地方。所有这些都是癔症明显的症状。

女巫被授予了想象的传播疾病和厄运的魔力，肯定就会成为不知情者实施恐怖行为的对象。但我们或许能发现与猎巫有关的一种更原始的冲动。虽然绝不是一成不变，但行巫术者一般都是拥有超自然力量的妇女，她是女性邪恶的体现。对那些独身教士和笃信征服妇女的严厉新教徒来说，她是仇恨和恐惧的一个特定对象。这些男人在巫术中不仅看到了对宗教的淫秽嘲弄，还看到了对男性至上地位的威胁。女巫成了原始的爱—恨关系和两性间争夺统治权长久斗争的一种象征。

在不受约束加以镇压的时代，巫术活动的实际增加造成了极大的恐慌。恐惧产生出恐惧，仇恨生发出仇恨，人们到处都发现了女巫。洛林的尼古拉斯·里米为人温和，有学者风度，他在 1595 年至 1616 年把两三千受害者送上了火刑柱。虔诚的特里尔大主教在 1587 年至 1593 年烧死了 22 个村庄的 368 个女巫，1595 年有两个村庄只剩下一个妇女还活着。从 1623 年到 1631 年，统治维尔茨堡的主教为镇压巫术烧死了 900 多人，其中包括他的侄子、几个孩子和 19 个教士。法国、德意志、瑞士、西班牙、瑞典和苏格兰都加入了这种集体谋杀。德意志受影响最严重，这个故事后来还有余波。在实施恐怖的高峰期，相信存在着巫术成了一种信条，而否认存在女巫会遭到谴责。

213

在英格兰和美洲殖民地，过火的镇压与清教极端主义有关。虽然那里的镇压从未达到欧洲大陆的程度，但有两次却臭名昭著。第一次发生在 1644—1647 年，受影响的是英格兰东部各郡，当时清教议会军正占上风。歇斯底里的指责和控告是由马修·霍普金斯煽动起来的，他经过钻营在 1645 年被委任为搜寻女巫总管。他本是伊普斯威奇的律师，此时在乡村中到处寻找女巫。还有一个名叫约翰·戈德博尔德的律师协助他，此人是为这次的特定目的经议会投票任命的法官。仅用一年多时间，这两个恶棍就在埃塞克斯郡吊死了 60 多个妇女，在诺福克郡和亨廷顿郡也有许多人被吊死。1647 年，霍普金斯出版了《发现女巫》一书，同年他被控告是江湖骗子。他没能通过游泳的考验，也就是把手脚捆着丢进水里结果是浮在水面。最后他被当做男巫判了绞刑。

美洲的事件发生在马萨诸塞殖民地波士顿城东北约 15 英里的塞勒姆村。女巫狂热开始于 1692 年，有个 10 岁的姑娘指控两个老女人和一个西印度奴隶对他们施魔法。那个奴隶叫蒂图巴，他的主人是塞缪尔·帕里斯大人。看来主要应该由帕里斯对煽起迅速传播的歇斯底里情绪负责。在四个月内，几百名妇女被抓受审。法官判决 19 个妇女绞刑，1 人因拒绝认罪被压死，许多人被判监禁。歇斯底里情绪的消失几乎与其出现的速度一样快，政府很快就对猎巫做出反应。1693 年 5 月，费尔普斯总督下令释放所有在猎巫时被监禁的人。

波士顿公理派牧师科顿·马瑟 1713 年成为皇家学会会员，他在这类事件中起了奇特的作用。有时他被认为是猎巫的发起者，但毫无疑问他本人也坚信巫术，在 1700 年前还就这一问题写过几篇论文。另一方面，他又警告那些采用不公正手段的法官，警告他们不公正地判决了几个受害者。不管真相如何，有趣的是，像马瑟这样一个严肃的科学家也会相信有女巫存在。

两百多年后阿道夫·希特勒和纳粹党的兴起表明，当一个有病的人、一种进行大众暗示的能量、一股实施迫害的狂热和一种暴民癔症状态结合在一起，用于整个国家，就能够推行什么样的迫害。希特勒本人不自觉地成为历史是如何不仅被疾病同时也被个人对疾病的看法影响的一个例证。他对一个有病国家的看法是建立在两个假定基础之上的。第一个假定是，社会不仅与一个生物有机体相似，而且实际上为了所有目的它就是这样的一个有机体。社会经常以"人体政治"（body politic）的名义被比作有机体。但希特勒像在他之前的许多人一样误解了对现实所做的比喻。在《我的奋斗》中，他宣称："作为雅利安人，我们可以把国家看做只是一个民族活的有机体。"他的第二个假定是从第一个假定衍生而来的，是他的种族主义思想意识的关键，其内容为：因为人类社会是一个生物有机体，那么它也会以与个人同样的方式患病、退化。再者，如同两个个人结合会产生出一个体质或智力较差的第二代，两个社会或"种族"结合也会造成退化的产物。

　　为了证明这一假说正确，希特勒必须假定存在着一个"纯粹人种"。于是他强化并发展出"雅利安神话"，即北欧条顿人是纯种雅利安人的谬论。由于他认为对雅利安人统治和文化最直接的威胁来自想象中的"犹太种族"，因而犹太人就代表着主要的退化因素。希特勒的遗传理论建立在古代讲究实际的混血观念基础之上。因此，他会使用像"种族的有毒污染"和"血液的疫病掺杂"这样无意义的说法。依照逻辑，他会进一步扩展有关疾病比喻的范围。由于他把"犹太种族"当做主要污染物，于是就将犹太人形容为侵蚀他所生活的社会活力的细菌或寄生虫："将探寻的刀小心插入这种脓肿，人们立刻就会发现一个小犹太人，像一具腐烂尸体中的蛆虫，突如其来的亮光常会弄瞎他的双眼。"这一有关疾病的观念处于希特勒对宇宙看法的核心，因而造成了人类历史上最恐怖的事件。然而，在某种特殊的意义上，希特勒也说得不错。从 1918 年到 1945 年，他确实生活在一个有病的社会。这种病不是体质上的而是思想上的。

　　在"一战"中德国做出的牺牲比其他任何交战国都大。1918 年春季，德国的胜利似乎已最终在望。俄国在布列斯特－里托夫斯克签订了

215

屈辱的和约，罗马尼亚投降，德军已经打破堑壕战的僵局，把协约国军队赶回巴黎和英吉利海峡一侧的港口。所有这些都在欣喜的战报里向德国人民宣布过了。但当进攻减缓、停顿并转而退却时，报纸上没有透露一点真相。有关局势已经迅速变得毫无希望的情况仍然几乎只限于让最高统帅部知道。10月初，宣布政府正在寻求签订和约的消息使德国举国震惊，感到迷惑不解。到这时，国内防线仍完好无损，这一消息传来就像晴天霹雳造成了恐慌。常常不为人提起的是，即使在11月11日全世界听到签订停战协议时，德军仍在外国的土地上坚守阵地，没有一个协约国士兵进入德国领土。

这时，德国的经济形势已变得更糟。在以后几个月中，一支复员的军队进入已在失业重负压力下不稳定的劳力市场，造成更严重的普遍不满情绪。支付赔款的需要造成马克贬值，美元与马克的比值从1914年的1:4降至1921年7月的1:75，而到1923年1月更降至超过1:1.7万。在这个月，法军占领了鲁尔工业区，减少了德国煤钢生产的80%。到1923年8月，美元与马克比值降至1:400万，到11月15日，更降至令人难以置信的1:4200亿。货币完全崩溃使得所有储蓄化为乌有，企业破产，民众失业，食品又开始短缺。对德国社会基础的动摇，马克崩溃起的作用远远超过战争、1918年革命和凡尔赛条约合在一起的力量。

以后，德国开始缓慢复苏，只是在遭遇世界大萧条时除外。这场经济大萧条开始于1929年的美国，在1930—1931年加剧。德国工业没有能力对付它。1929年失业人口上升至200万，到1932年增加至500多万。这时的德国已是有病的国家，国内大多数人半饥半饱，生活闲散，前途受挫，幻想破灭，把他们所受的困苦转变成了一种受迫害的怪念头。

这就是希特勒所了解的德国。他个人没有经历过1914年前很有效率、经济繁荣的德国，因为他不是德国人。他是哈布斯堡帝国一个海关小官员的儿子，1889 年 4 月 20 日出生于奥地利和巴伐利亚边境的布劳瑙。他的父亲阿洛依斯是玛利亚·安娜·席克格鲁贝尔的非婚生子。阿洛依斯的父亲是谁不确定，据说是约翰·格奥尔格·希德勒。阿洛依斯在阿道夫出生前 13 年在法律上采用了"希特勒"的姓。没有证据表明 J.G. 希德勒是犹太人，但阿道夫可能会相信这个有争议的祖父有部分犹太血统。可能这就是阿道夫·希特勒恶毒的反犹主义的一个基础，因为如果他的祖母不被一个犹太人诱骗，那么家谱上就不会有私生的耻辱。至少这一解释要比另一不止一个作家提出的说法可能性更大，后一种说法认为他的困惑源自他与一个犹太妓女的性关系。

阿道夫·希特勒在上奥地利州林茨城外的一个小村子度过了童年，他父亲 1903 年死在林茨，这时他还不到 14 岁。他在当地学校除了自己想学的科目外学业成绩不佳。1905 年 16 岁时，他离开了学校，没有拿到应该得到的结业证书。他继续与寡母住在一起，虽然不给她经济资助，但仍以自己奇特的方式爱着母亲。他怀有当一名杰出建筑师的雄心，但没有受过正规训练，只是喜欢在笔记本里画画，还画了重建林茨的精细计划。1907 年，他决定当一名艺术家并申请进入维也纳的艺术学院。他没能通过入学考试，当他一年后再次申请时甚至都没被允许参加考试。他的母亲 1907 年底去世。1908 年初，阿道夫没有朋友，没有能力，不愿工作。他有五年时间淹没在住房价格低廉并供应膳食的维也纳，在那里打零工。1913 年，他去了慕尼黑。

但希特勒不仅仅是个不愿工作的逃避者。现在已经清楚，他编造了自传中一些比较卑劣的部分。为此，他为自己寻找借口，因为希特勒是最喜好自怜的一个好例子，属于没有才能却自以为将成为有作为艺术家的那种人。这样的人是梦见自己杰作诞生的梦想家，在他们的幻想中，伟大的著作写就，画作绘出，交响乐谱成，从开始到完成不经过任何直

217

接的步骤。他们的梦想从来不创造二流的东西，因为他们的思想臆造的产物总是杰作。自然随之而来的是，他们自己是伟大的，周围全是一群宵小，这些宵小出于嫉妒、误解和无知不承认他们的卓越成就，或是不让他们拥有统治地位。因此，在长久地幻想自己伟大的同时，也会产生对其无价值同类的仇恨和蔑视。

阿道夫·希特勒的早年历史清楚地表明，他患有妄想症，其行为依赖于某种固定信念，完全与现实脱节。他得的是精神分裂型妄想症，认为自己是受迫害的对象，而其行动也就受对假想中迫害者的厌恶所支配。妄想症造成了他的懒散，造成了他在不得不工作时会爆发出狂热工作的热情，造成了在事情不像他希望的那样得到确切安排时会躁狂暴怒，造成了他时而郁闷绝望时而又失去理性地抱有希望。但这样一个人到底是如何获得最高权力的呢？

假如他不在"一战"中参军服役，决不会做成这些事。如果不在军队服役，他的悲惨生涯肯定会不可避免地在狱中或是贫民窟中结束，也可能是自杀。1914 年他 25 岁，战争恰好给了他最需要的东西：逃避不了的现实、发泄暴力的渠道、一个团伙的成员、严酷纪律的安全感。希特勒在战前尽量逃避服义务兵役，但在战争爆发时却自愿入伍。他没有加入自己本国的奥地利军队，而是要求加入作为德国军队组成部分的一个巴伐利亚团。希特勒是个优秀士兵，因为他是自愿为他仰慕的国家服役的，他发现在军队中有他不再能摆脱的稳定一致性。由于这一原因，他在战争结束时要比 1914 年时能力更强，情绪也更稳定，但他的毛病并没治好。他仍患有妄想症，迷恋于这样的幻想，认为自己远远高居于同类之上。

218　　希特勒似乎总是对政治活动以及那种在啤酒馆和街角流行的政治思想有兴趣。据说他在表达极端观点时表现得过分激烈，并在面对合乎情理的反对或是有所克制的辩论时毫无控制力。像这样一个人，不管在政

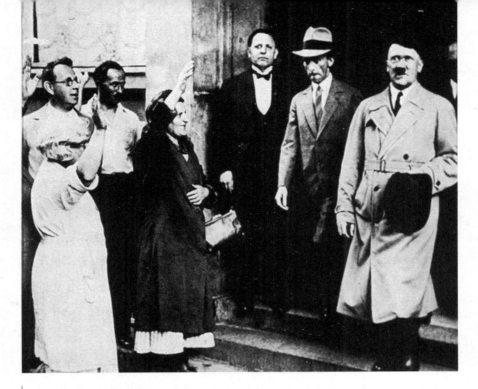

1932 年希特勒与戈培尔在魏玛

治上是右翼还是左翼，对民主类型的政府都没有用处。因为他认为自己
作为条顿人是上层精英的一员，所以雅利安人必须成为主宰种族。因
而，雅利安人的使命就是在他领导下使破碎的德国恢复昔日的伟大。只
有掌握绝对的权力，希特勒才能做到这一点。

　　希特勒的追随者或帮派是一伙心怀不满、嫉妒和愤恨的人。像赫尔
曼·戈林这样的前军官、阿尔弗雷德·罗森堡和约瑟夫·戈培尔这样的
失意知识分子、失去工作的工人、被通货膨胀毁了生意的小店主，所有
这些人都能在其中找到自己的位置。希特勒拒绝给予一种阶级或年龄的
认同。他对自己的大批追随者写道："这些好伙计，他们什么牺牲都愿
意做出，为了党整天都在工作，整夜都在执行任务。我特别要寻找那些
衣衫不整的人。穿着硬领衣服的资产阶级会把所有事弄糟。"奥地利的
资产阶级没有资助大人物希特勒，弄得他在维也纳的贫民窟勉强过活。
而随后证明，他必须得到中产阶级的支持，他不能像列宁那样只是靠

工人的肩头登上权力宝座。然而，他还是经常表现出对白领支持者的蔑视。

在希特勒夺取绝对权力的 13 年期间，他的组织发展到德国青年中，创建了新的更有进攻性的团伙。1926 年前后，希特勒建立了青年团，这是对童子军的丑陋模仿。这个团伙人数增加很快，到 1931 年在波兹南火炬照亮的体育场已有十多万团员在领袖面前接受检阅。学生联盟和纳粹学童联盟是他向青少年灌输思想的另外方式。纳粹主义活跃的突击组织冲锋队人数发展迅猛，从 1925 年的 2.7 万人增加到 1929 年的 17.8 万人。但在 1923—1929 年，德国正尽力趋向繁荣时，纳粹党作为不满分子组成的好斗党派难以有大的发展。随着全球经济不景气，他们的机会出现了转折。1928 年，纳粹党在国会选举中获得 81 万张选票。在经济不景气的第一年 1930 年，他们获得了 6409600 票，接近总票数的五分之一，1932 年 7 月获得 13745000 票。这时希特勒已成为一个主要政治人物。骚动的冲锋队有着更加不祥的预兆，连他本人都难以控制。作为一支主要来自失业者的准军事部队，冲锋队此时人数已超过 40 万——四倍于凡尔赛条约允许德国拥有正规军的规模。

阿道夫·希特勒 1933 年 1 月 30 日作为总理执掌权力。在 1932 年 11 月的另一次国会选举中丢了 200 万张选票后，他只拥有全国选票的 33%。他不是通过爱国的英雄主义急剧高涨（就像这一细心编造的神话所说的那样）实现了自己的野心，而是通过与右翼政党这些"旧卫队"进行卑劣的交易实现的。希特勒及其追随者在过去一些年一直攻击这些党派。这些右翼政党的目的是，要重新发挥其过去统治阶级的作用，摧毁共和国，恢复霍亨索伦王朝君主制，镇压工人和工会，推翻凡尔赛条约，重建德国的军事力量。此时在年老昏聩 80 多岁的兴登堡和贵族气的弗朗兹·冯·巴本领导下，他们犯了最后的错误，相信阿道夫·希特勒是他们找到的会帮助他们实现这些目标的人。因此，他们没有怀疑自己控制希特勒的能力，信任了他做出的许诺。他们不是唯一这样做的人。尼维尔·张伯伦、爱德华·达拉第和约瑟夫·斯大林都犯过类似的错误，造成了灾难的后果。精神病学不是培训政治家的必修科目，如果他们不了解不应相信一个妄想狂患者的行为或是诺言，我们不能去指责他们。

于是，德国落入了团伙帮派的统治之中。这一团伙要求人们服从其法律和习俗。希特勒及其同伙，自我陶醉的戈林、邪恶的戈培尔、虐待狂的希姆莱，他们都向民众宣扬纳粹主义的美德，而民众则报之暴民的歇斯底里大叫，以示崇敬，就像40年后没头脑的年轻人聚在一起对他们敬佩的明星歇斯底里尖叫以示崇拜一样。但年轻人虽然傻却无害，而德国暴民则不然。他们攻击假想的敌人，毁坏财产并宽纵凶手。

在出任总理后的几个月内，元首就确定纳粹党是德国唯一合法的政党，然后开始了一场现代版的猎巫运动，目的是消灭与其团伙类型不同的每一个人。由于希特勒将犹太人当做恶魔的代表或腐败机体的工具，"犹太种族"就顺理成章遭受了最大的灾难。他们受迫害就像在16、17世纪德意志迫害女巫一样，但规模更大，并因技术进步，一切能做得精密细致。在第三帝国时期，大约有500万犹太人死于德国控制的集中营和灭绝营。在这些地方，有关细菌和寄生虫的说法转化为丑陋的现实。对最狂热的纳粹分子来说，犹太人不是人。那些信奉希特勒世界观的人转而将他们远古的部落祖先称为"人"，这就意味着其他部落、群体或村民不具备人的美德或天性。

纳粹分子的目的是保持他们想象中的种族不受污染，他们害怕并仇恨任何会威胁其自我保存的东西。因此，恐惧和仇恨、自我保存和种族保存这些原始的本能都突破了文明的外表，露到表面。20世纪20、30年代，绝望的德国人抛弃了隐藏着原始人性的外表。他们发现自己立即

220

就在暴力中获得了满足并认同于这一团伙。希特勒的整个活动，包括在纽伦堡的歇斯底里集会、向青年灌输思想、猎巫和荒唐的种族理论，其中部分是两次大战期间那种特有的忧虑促成的。不过，这也体现了对原始时代的仇恨、欲求和恐惧的回归。这是由大众暗示与暴民癔症带来危险和妄想的一个可怕例证。

现在尚存的问题

本书前面已清楚地描述了西方"科学"医学取得的许多杰出成就，尤其是过去一个世纪的成就。即使是允许去考虑植根于世界其他地区不同"传统"医学实践体现出的各种见解，它们也不能替代已被证明有效的治疗疾病的那些方法，也没有任何能与之相比的体系在全球范围取得了类似的影响。在这一点上，可以理解研究现代西方医学史的学者会经常使用"进步"这一说法。然而，本书还要说明，对某种病完全征服的例子仍然很少，在其他许多方面以及在整体上征服疾病都太复杂，因而不能只是将其看做是不断取得进展的简略编年叙事。

比如，我们需要注意，医学科学的发展随之也带来了难以解决的社会、经济和伦理难题。像查德威克和西蒙这些人早期取得的成就，促使保健成为整个社会不断肩负的一种责任，这是20世纪在更为权威的医学与国家权力扩大之间建立更紧密联系的基础，无论是自由的还是专制的政权都是如此。几乎不管其有什么特定的意识形态立场，政府都已是为防治疾病进行集体动员的主要代表。这一过程还受到医生（他们本身这时已越来越多地成为国家雇员）倾向于使政策问题在广泛范围内有更多医学化的促进，这些政策问题包括环境质量、饮食质量、住房质量和工作条件以及建立"福利"社会的其他内容。

这些发展意味着，到 21 世纪初，医学在经济增长中已成为一个大产业。公共和私人花费的具体平衡不管是多少，在西方国家最富裕的社会中，保健开支普遍已增加到接近国民生产总值的 10%。然而，在开风气之先的美国，这一数字螺旋式地上升得更高，到 2011 年为 18%，自70 年代初以来已翻了一番。这一统计数字显示，这些社会现在正在尽力攻克疾病，使人们身体更健康，寿命更长。这一过程使医疗成为一项主要的服务业。医疗行业的运转需要大量投资于各种形式的职业教育以及建造和管理复杂的医院系统，这些医院现在都成了使用"高技术"设备的主要场所。医疗还成了向医疗保险和药品生产这些领域积极经营的公司提供巨大商业利润前景的行业。病人更为常见的只是成为会计算账的对象，尤其是在那些想要使私人利润最大化或是要限制公共开支的人看来更是这样。

在公共开支的范围内，对 20 世纪后期卫生经济冲击最大的是，西方社会几乎无限制地要求改进医疗保健的倾向。近年来科技进步激发的希望，要远远超过现有可用资源能够满足的程度，在此情况下，期望值的上升与费用的增加不断发生冲突。在新千年来临之际，生活在西方的人一般要比以前任何一代人都更健康，同时又更担心自己的健康。在他们关心的问题中，比较合理的是对医疗服务"定量配给"的担忧，这已成为公众辩论的一个重要话题。在一个活得更长、活得更老的居民对资源有更多需求时，这是一个极为迫切的问题。但与那些生活在贫穷大陆上的人的命运相比，这些忧虑似乎只是相对富裕的西方因难以选择而产生的副作用。当 21 世纪来临之际，在非洲、亚洲和拉丁美洲的广大地区，长期的政治不稳定和无法解决的贫困排除了所有这些选择，对医学科学的传播施加了非常彻底的限制，而医学是战胜疾病的决定手段。即使在今天，正如拉尔夫·达伦多夫所说，"全球化世界有一个贫穷和死亡的底层"。

　　现有的一些困境和忧虑与对科学诸多方面影响的一种可以理解的矛盾态度有联系。在医学领域，从对"医源性"病症的关注来看表现得特别清楚。"医源性"病症是由医生自己造成的疾病或残疾，这体现出现代治疗方法的复杂。一种药治疗某种疾病是无价之宝，但有时也会造成危险的伤害。在现代，最糟糕的例子可能是萨立多胺，这种药20世纪50年代先在西德使用，后来很快成为广为使用的非处方药。作为一种安眠药，它似乎比任何巴比妥类药物都更安全，不会上瘾，安全剂量之大足以使得不会因服用过量有危险。大约在1960年，西德的儿科医生遇到了从未见过的大批婴儿短肢畸形，又称"海豹肢畸形"，这是当时罕见的一种先天性长骨缺失毛病，病儿的躯体上直接长出正常的或残疾的手脚。这些孩子还有眼耳、心脏以及消化道、泌尿道畸形。很快真相大白，这些畸形与一种叫反应停（Contergan）的零售药有关。这些孩子的妈妈在怀孕早期（第二个月是关键阶段）服过这种药。其他以萨立多胺为主的制剂，比如在英国出售的迪亚塔瓦和在美国试用的克瓦东，很快也造成了类似的影响。据估算，约有20%在怀孕时服这种药的妇女生了畸形后代。西德卫生部长估计，大约有1万不正常的婴儿出生，其中只有一半活了下来。英国生了500个畸形儿，死亡率与西德大致相当。美国幸免这场灾难，管理药物的药学家弗朗西斯·凯尔西对这种药的安全一直存疑，她成功地顶住了强大的商业压力，不同意投入市场使用。

224

　　萨立多胺是某些药物的一个突出例子，这些药物出现是为满足公众需要，给生活增添便利，替代更危险的制剂，但却带来了想象不到的更严重的危险。在其他例子中，对药物的副作用尤其是长期副作用的怀疑经常被谈到，但很少有肯定的结论。对使用"女性口服避孕药"，人们就有这样的忧虑。这种药使用很方便，在20世纪后期对性"放纵"的

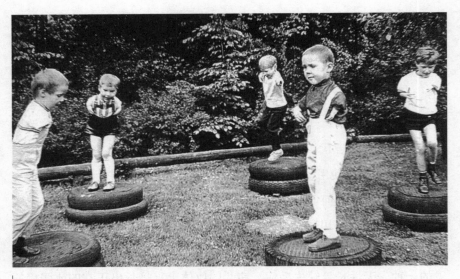

服"反应停"残疾的儿童

迅速发展起了主要作用。类似的忧虑还可能与伟哥有关，这是一种"治疗"男性性无能的药物，1998 年公布时大加宣传，伟哥似乎注定很快就成为寻欢用品而不是严格的药品。

　　更为常见的还有来自抗药性的严重危险。在这一过程中，细菌、病毒、真菌和寄生物的基因突变使得那些有害微生物不太受以前对其有效的医学手段的影响。那些不具抗药性的类别被有选择地淘汰，剩下的都是些"超级病菌"。我们从医院常见的一些由细菌引起的重病注意到了这一发展，比如对新青霉素有抗药性的金黄色葡萄球菌就是如此。医生习惯于过多使用抗菌素使得情况更糟，出现危险的部分原因是，病人也经常自己很想要这类化学"常用药"。事情越来越清楚，使得微生物产生抗药性世系的基因突变完全是自然现象，但如果想要医学不退回到抗菌素出现前的那种状况，就必须对这种现象采取反制措施而不是视而不见。

这一特定问题还具体表现为，在 21 世纪来临之际，医生和基因学者相互影响的领域进一步取得科学突破的前景看来最为光明，但威胁也最大。差不多在克里克和沃森破译 DNA 后大约 50 年内，与消灭疾病有关的科学的主攻方向对准的是分子而不是细胞。这重点体现在人类基因组计划中，这是 80 年代发起的一项国际合作计划，2003 年完成。科学家们计划绘出每个染色体上每个基因的位置，绘制出通过 DNA 双螺旋线的 30 亿分子"碱基对"顺序。在确立了这样一个基体后，调查者希望能够确定任何疾病或是遗传缺陷的准确基因源。此后，最迫切的挑战不可避免就是控制遗传材料，以便消除有毛病的缺陷。到 2000 年，基因筛选已被逐渐用于怀孕时检查未出生的孩子，看他是否会得囊性纤维变性、血友病这样的遗传病，而用于成人的检验技术也可加以完善，以便能够预测某个人是否容易得亨廷顿舞蹈病或早老性痴呆病。在这样的情况下，与现代科学潜力有关的伦理困境在不断加深，尤其是对基因程序适当改动的性质和限制提出的疑问。在什么条件下，有益的"改善"会成为潜在的危险"乱弄"？例如，在克隆羊后，一个赫胥黎式"勇敢的新世界"令人恐怖的前景离我们越来越近。在这个世界中，人类的婴儿可以经过"生物工程化"具有预想的完美体质。有关营养的类型也与此相似，人们越来越害怕，谷物转基因技术的迅速发展受到对眼前商业利润的强烈驱动，却对触发预想不到、无法控制且长期损害健康的危险没有予以足够重视。

225

到 20 世纪 70 年代末，有些人倾向于用大获全胜的说法描述人类征服疾病的历史，他们这样说也有些根据。正如前面第四章中提到，最具体的是这时已到全球消灭天花的最后阶段。在这样无可怀疑的基础上，人们会认为医学科学将继续迅速取得全面征服传染病的重大进展。然而，人们会事后聪明地看到，用比较严谨的说法，天花实际是比较容易

226

击中的靶子。正如杰夫·沃茨所说："天花没有动物充当病原储存，这种病容易识别、诊断，有有效的疫苗对付它，大家都害怕这种病。"而对其他许多类似的主要疾病就远没有这么凑巧。更关键的是，这些因素（在刚开始，对疾病的害怕简直就是纯粹的无知）都没有被立即用于另一种传染病，在赢得天花战役的胜利后人们很快就发现，这种病是对全球健康新的严重威胁。

这种病很快就被称为艾滋病（获得性免疫缺损综合症）。阿伦·M.布兰特对艾滋病爆发时机的历史意义做了评价："这种病出现于对传染病相对较为志得意满的时刻，尤其是在发达国家。它不像 1918—1920 年的流感有那么大的潜在破坏力。西方发达国家在健康上已经历了从传染病为主到慢性病为主的转变，开始关注自身的资源，并注意常规的、非传染性疾病。艾滋病就出现在这一历史性的时刻，这时应付公共卫生危机还缺少社会经验和政治经验。"在 1980 年开始的调查初始阶段，这一问题的性质和规模都没有被充分意识到。虽然几乎可以肯定有几例更早但没被诊断出的病例，但问题在于这些让人困惑的免疫缺损病例最早是在洛杉矶人数不多的男同性恋住区发现的，后来又在旧金山和纽约的同类住区发现。没多久，同样的问题在欧洲的主要城市出现。早期阶段称呼这种病的名称有"同性恋病"和"GRID"（同性恋相关免疫缺损）。患者表现出对疾病的抵抗力大为降低，尤其是对肺炎和肺结核。到 1983 年，致病体被确认是一种核糖核酸逆转录酶病毒，后来称为 HIV（人体免疫缺损病毒），通过血液和其他体液传播。另外，让人感到焦虑的是，有些人在出现得病（因而是在悄悄传播）的迹象前好几年可能就已携带了病毒，一旦出现症状，他们最终肯定会死于艾滋病。

这种病是前所未有的，至少在具体识别的对象和传播形式上以前没有见过。然而，病毒专家很快就明确表示怀疑，认为 HIV 已经存在了很长时间。1985 年，在中非西部发现的第二代病毒（命名为 HIV-2）说明，在这一地区生活的孤立社区中，这些类型的病毒可能已存在了多年。到 90 年代末，在阿拉巴马大学的协调下，一支国际研究队伍所做的工作清楚地表明，人类的得病几乎肯定是起源于"丛林肉食贸易"的结果，这种贸易在加蓬和喀麦隆这些国家极为常见。泛类人猿亚种的黑猩猩与智人基因相似程度很高（98%），长期以来就是一种几乎与 HIV 一致的病毒的携带者。尽管这种病毒看起来对类人猿无害，但一旦通过血液混杂跨越了物种阻隔，它就会将病传给人，而血液混杂肯定是由屠杀和食用黑猩猩造成的。因此，艾滋病以前未被诊断出，人们以在中非西部肆虐的其他许多传染病来称呼它，使其不为人知。它当时是一些自给自足地区的地方病，后来才突破地区界限成为流行病。

艾滋病最终爆发的性质和速度显示，人们的流动性增强，还有其他行为的改变（包括性行为更"放纵"），这有助于说明我们所处"全球化"时代的特点。正如威廉·H. 麦克尼尔注意到，"艾滋病毒如何避开过去对其栖息地限制的准确传播路线尚不明了，此后它就沿着非洲的牛车路传播，再通过飞机传遍世界，无疑不到 20 年就在全球繁衍。"根本就不用怀疑，以前就有的其他没有记载的病毒疾病会有如此的传播能量——即使是考虑到已发现的马尔堡、拉撒、裂谷、埃博拉（2014 年埃博拉开始不受控制地传播到几内亚、利比里亚和塞拉利昂的部分地区）这些危险热病在内，而还在传播的艾滋病就大不相同。在西方，艾滋病首先主要通过男性间性行为传播的特点激起了许多人以此来寻找替罪羊（就像过去对麻风病的反应），自然就指责同性恋不讲道德。同样有害的是，这也使得许多人认为这种磨难就是他们开始想象的"同性恋病"。不管怎么说，到 1986 年世界卫生组织制订全球艾滋病计划时，迫切需要提醒公众知道，艾滋病危险的范围要广泛得多。现在已更为清楚，传播方式还包括异性性接触（HIV-2 的病例显然就是如此）、母婴之间围产期的联系、输血以及静脉注射非法毒品共用针头。另外还愈益

228

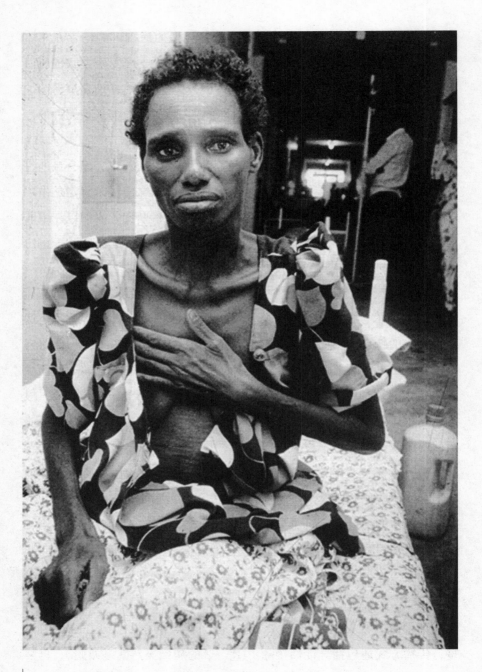

非洲的艾滋病人

明显，导致艾滋病的病毒要比流感一类病毒能更快突变，而流感这类病毒会转变为新类型，已经使得要想全面控制它颇为困难。

　　到 20 世纪 90 年代，流行病学家正在追寻艾滋病在三大地区的分布类型。在北美、西欧、大洋洲，还有拉丁美洲的城市地区，传播的主要动力来自于同性恋，尽管由于静脉注射毒品造成异性恋的传播率不断上升，而因围产期传染造成儿科病例的数量也在上升。传播的第二种类型出现在撒哈拉以南的非洲地区和拉丁美洲大部分农村地区，绝大多数通过异性恋传播，对男女造成的危害一样大。第三类传播区域包括北非、中东、东欧、亚洲和太平洋地区，在那里艾滋病直到 80 年代中期才出现，主要是通过与以上两个地区被感染者接触得病。2012—2013 年，世界卫生组织报告，艾滋病自出现以来全球的死亡人数已超过 3600 万。现在还活着的艾滋病患者大约也有这么多，几乎 70% 的病人在撒哈拉以南的非洲地区。尽管加利福尼亚和纽约在 80 年代前期因艾滋病这一严重传染病迅速扩散而成为关注的焦点，但必须强调，这一疾病到 21 世纪初已成为发展中国家的又一主要病患。更为悲惨的是，它现在又以前所未有的有害方式"返回"非洲。艾滋病进一步扩散使这个多灾多难的大陆增加了社会和政治进一步不稳定的潜在危险。

　　为防止艾滋病流行的威胁，国际上不仅对政府而且对医学界所做的动员在许多方面给人们留下了深刻的印象。正如米尔科·戈尔姆克所说，"现代医学的伟大——它的高超——或许就体现在能迅速解决像艾滋病这样的一些复杂问题：它的症状学和病理学、致病体性质、传播途径和流行病学的监视。"不管怎么说，他也乐于承认，我们在现有情况下不得不对现有医学的可悲和低水准感到遗憾，这"在我们要从了解转向行动、从知识转向力量时就显而易见"。在现代征服疾病的斗争中，免疫学发挥的关键作用此时最为清楚，现在科学家会突然遇到一种疾病，这种病彻底破坏免疫系统自身的工作。甚至是在过去 20 年分子医学已

229

有如此新发展的情况下，仍然没有研究出对付这种疾病的治疗方法。不过让人感到欣慰的是，已开始越来越多地使用一种抗逆转录病毒药合剂治疗艾滋病，以延缓其发病，经常也有病人得尽天年。即使这些药物治疗有鼓励人们放松对性行为持严谨态度的危险，但在花费公共开支进行大规模健康教育后，仍然在北美和西欧减缓了艾滋病的传播。至于现在世界上最迫切需要从艾滋病传播中得到解救的那些地区，贫穷继续限制它们得不到比避孕套更复杂的预防用品和有价值的治疗药物。有数百万人将注定在与历史上任何时代一样黑暗的"疫病"阴影下进入新千年。

230　　　大约在 2003 年出现了同样的事件，一种人们不熟悉的病毒性疾病突然流行，几乎引起了全球性的恐慌。这是一种致命的肺炎，很快被称为"非典"（重症急性呼吸综合症，Severe Acute Respiratory Syndrome，SARS），是"非典型性肺炎"的简称，起源于中国。这时，报警的级别相应提高，但跨洲的航空旅行使得情况更为复杂。因为没有疫苗，第一道防护就是预防用的口罩，很快口罩就同样改变了北京和多伦多部分地区的街景。国际金融市场受到严重打击，全球运输和旅游业遭受重创。这时，世界卫生组织仍有足够的时间来协调，做出努力以缓解病毒带来的严重破坏。即便如此，在 27 个国家死亡人数还是迅速达到 800 人左右。科学家认为，像艾滋病一样，这些人得的病是在经过某种跨物种传播后才出现的，一种中国人爱吃的美食灵猫成了动物中被怀疑的主要对象。

　　尽管 2003 年国际上对非典的反应过于强烈，但这种肺炎的出现仍是很实际的威胁。像流感这样的病毒性疾病暴发都是如此，其样式人们完全不熟悉，与以前的症状相比也有了重大的变化。比如，2009—2010 年爆发的"猪流感"证明是 1918—1919 年肆虐的 H1N1 病毒世系的变异。由 H5N1 亚类病毒造成的"禽流感"是另一种未来的危险。那些患病者都是因接触过得病的家禽（无论是死是活）而得病。2003—

2004 年亚洲大部分地区禽流感大流行，这种禽类病毒还传到了欧洲和非洲，在家禽中传染，有可能变异成很容易传给人的类型，而人对此几乎没有免疫力。更值得注意的是，在 21 世纪初因为 2001 年 9 月 11 日曼哈顿世贸大厦倒塌的恐慌带来另一种危险，政治恐怖分子有可能会想到采用生物武器作为大规模杀伤的手段。

231

消灭天花这一具体的成就激起了人们更大的期望，但因为有艾滋病存在以及其他更为人熟悉的顽疾难以治愈又让人感到失望，其中一个病是癌症。在 20 世纪后期的西方，难治的癌症是激起人们普遍忧虑的疾病，至少在艾滋病的威胁造成人们极度恐慌前是这样。与艾滋病相比，癌症是一种不传染的慢性衰竭病，主要受害者是中老年。虽然古代就已知道癌症，但大部分生活在过去时代的人都不能活得那么长，以致有可能面对癌症。因而颇为矛盾的是，癌症是西方社会普遍趋于长寿的见证者。同样重要的是，在 21 世纪初一半以上的新病例出现在发展中国家。

癌症严格地说根本就不是单单一种病，而是包括了许多病，按照世界卫生组织的计算数量超过一百种。它们共同的特点是，人体失去对正常细胞分裂过程的控制，最典型的是致使形成肿瘤的细胞增生。有时，这些"恶性"细胞转移，在体内扩散开来造成二次伤害。最容易生长肿瘤的部位是胃、肺、乳房、颈、结肠、直肠、前列腺和肝。

尽管人类多年来已大量投资于癌症研究，但仍不能基本解释癌变过程背后的原因，更不用说对其进行全面的治疗。不过可以肯定，至少在有些癌症中，基因特性或基因突变有可能是致病的重要原因，而别的原因有饮食、环境和其他外在因素，这些因素更有可能是诱因。早在 1775 年，伦敦的外科医生珀西瓦尔·波特就已经描述过一种男性生殖器癌症，这种癌症看来只有扫烟囱工人和其他衣服总是被煤焦油污染的人会得。自此以后，已知能够致癌的化学制剂种类大大增加。20 世纪 20 年

232

代，德国开始提出吸烟和肺癌之间是否可能有某种联系的问题。60年代前期，伦敦的皇家军医学院和美国卫生局长咨询委员会都明确肯定两者间有联系。以后，医务界就致力于与富有、有权势的烟草企业家院外集团长期（仍没有结束）斗争，烟草院外集团自欺欺人地否认不断增加的确凿罪证，并反对犹豫不决的政府对卷烟课征重税。至于核技术，最近50年的发展促使人们对核辐射致癌产生了日益增长且合理的恐惧。人们关注的类似方面围绕着其他的环境问题，比如认为皮肤癌发病增加与太阳紫外线强度变化有关。

到90年代末，据估计当时生活在经济发达地区的人至少有三分之一会得癌症。最近世界卫生组织2014年的世界癌症报告称，在全球范围，每年大约有1400万人被诊断患上癌症，到2035年每年得癌症的数字将会增加到约2400万人。这些统计数字令人震撼，因为治疗主要癌症（例如肺癌和胰腺癌）最常用的手术、化疗和放疗对存活率还不能有任何实际的根本改变。不过也有让人鼓舞的消息，2013年底权威杂志《科学》在"年度突破"中提到一种新方法，以免疫疗法作为更有效地治疗癌症的基础。文章中还称，有一种主要源自美国研究成果的"方式变化"，即采用防疫系统来抑制肿瘤细胞。这些防疫系统同样也被用来抵御病毒和微生物入侵我们的身体。

或许我们有理由宣称，癌症在20世纪已经代替痨病成为大卫·坎托所说的时代的"主要疾病象征"。然而，正如本书第七章末尾提到的，肺结核显示出其难以根除的程度要超出医学专家在一两代人之前所预料的情形。肺结核仍远未被征服，继续顽固地是一个世界性的问题，尤其是还影响着发展中国家的百姓，其中年轻人得病特别多。一些主要的疾病未能根除，比如霍乱，我们已经在第六章中注意到它最近的情况；还有疟疾，在第八章中已探讨了它在19世纪非洲探险中所起的作用。20世纪50、60年代，疟疾成为一项国际灭绝计划的对象，目的与最终征服天花类似。可悲的是，消灭疟疾的战役只取得了有限的成功。虽然在北美、欧洲和苏联大部分地区已根除了疟疾，但在非洲、亚洲和拉丁美洲的大片热带和亚热带地区，这种病仍是大祸害。蚊子已增强了对杀虫剂的抵抗力，与之相应，疟原虫也对像氯奎这样的药物增加了抗药性，同时国际航空旅行的发展也有可能散布传播疾病的昆虫。虽然近年来消灭疟疾的计划肯定降低了死亡率，但世界卫生组织2012年的估计是，每年的死亡人数约为60万，患病者超过200万，全球几乎一半人有得病的危险。

疟疾的意义还体现在，它反映了疾病与近来影响世界生态系统前所未有的迅速变化之间的联系。最让人担心的是人为的全球变暖问题。尽管有人否认，但绝大多数科学家现在都认为这是现实的危险。就像萃萃蝇与昏睡病的关系一样，在"全球变暖"的情况下，温度平均只要升高一两度就会造成按蚊成功孳生和再孳生区域明显扩大。诸如登格热和各类腹泻病也同样对现在气候的变化很敏感，也可以预料到旱灾和营养不良范围的扩大。在其他环境问题中，突出的是对空气、土壤和水的污染，尤其是化工产品带来的污染。含氟冰箱气体大量泄漏肯定对消耗大气上方的臭氧层有影响，因而导致其过滤紫外线辐射功能降低，使得患皮肤癌的危险增大。可能最引人注意的是核反应堆的灾难：1986年乌克兰的切尔诺贝利核反应堆爆炸，2011年日本的海啸造成福岛的冷却系统被毁。而且国际社会还不能长久地解决一个相关的问题，即如何及在何处储存核废料以使之能安全存放数千年。这些考虑关注的是对健康全球性的危害，且健康问题与人类对核能的控制密不可分，甚至是公开宣布和平利用核能也是如此。

在现在这个千年，对我们这个星球以及我们自己"中毒"的争论，不能与人口增长对全球环境的影响截然分开。20世纪医学取得的成功——例如使用抗菌素和免疫技术对付婴幼儿的死亡——最终证明其本

234

身也成为问题的根源。1750 年至 1900 年，全球人口大约从 10 亿增加到 16 亿。1950 年上升至 26 亿，此后人口数字以前所未有的速度增长。据联合国组织报告，1999 年人口已超过 60 亿；据最近的估算，到 2013 年将为 72 亿，预计到 2050 年将为 96 亿。前面一百年左右的历史表明，人类已经处于人口数量大增同时也要顾及质量的时期。在预计的人口数字中最引人注意的是，不断增加的人口至少有 90% 集中于全球较贫困的地区。但这一事实的意义或许在于，在 21 世纪初，这些地区有很多地方不正是艾滋病和其他主要疾病的肆虐横行之地吗？甚至就是现在，马尔萨斯和达尔文的著作仍在提醒我们有这样的可能，

235 高死亡率——不管是艾滋病造成的，还是由当代世界的环境和社会剧变引起的人们预见不到的其他疾病造成的——有可能会减缓现在预计的人口激增。

　　由于不断对疾病开战，现代医学——社会、治疗和预防——给人类提供了过上寿命更长、更健康生活的前景。但在促使全球人口增长的同时，这也造成了或许是无法解决的困难。与此类似，先进技术给许多社会带来了一个世纪前无法想象的享受和福利。为做到这一点，它也带来了一些可能是无法解决的问题。至于物质的东西，这两个过程合在一起使人类跑到了自己文明状态的前面。原始的东西没有为了安全深埋。这就使人类会经常像动物一样生活：不受限制的繁殖，弄脏自己的环境，耗竭自己的资源，不为未来着想。政府告诉我们："我们必须与环境保持和谐"，但这是回避问题。反之，人类必须与自身保持和谐。假如不学会自律，假如解决不了主要是由我们自己制造的困难，那么我们的问题看来就注定要用更严厉的方式来解决，至少是暂时这样解决。那时解决的手段就必然会在人类的一个或所有古老敌人手中，这些敌人是饥荒、瘟疫和战争——与这些《启示录》上的骑士一起来的灰马上还有死亡。

索 引

（条目后的数字系原书页码，检索时请查本书边码）

C

H

L

M

N

X

译者后记

在一场突如其来的"非典"风波已经基本平息之时，我译完了这本《疾病改变历史》(原书名为《疾病与历史》)，等到它出版，或许人们对这一度成为国人最关注的事件会淡忘一些。尽管如此，"非典"之灾仍给我们留下了深刻的启示，说明人类对自然尤其是对疾病的征服或了解还远未到大功告成之时，甚至随着科技进步，人类又会遇到新的亟待解决的疾病和健康问题。很巧的是，我们从这场意外之变中得到的启示却在这本数年前写成的书中论述精详。痛定思痛，亡羊补牢，在风波底定之际，我们可以平心静气地读点书，从前辈与病魔斗争的历史中有所借鉴，以便更深刻地认识我们人类与自然、环境和社会的共存关系。从这一角度考虑，这本书的出版其意深矣。

人类历史是一个宏大而复杂的系统工程，历史演进的最终结果受诸多因素影响。本书则侧重于以前史家关注不多的疾病因素，揭示了疾病对人类历史的影响，而引用的又多是鲜为人知的史料，其结论常常出乎我们的意料。就以书中重点探讨的拿破仑远征莫斯科大败而归为例，我以前读史时对此多有不解，以前是常胜将军的拿破仑为何这次征战如此大失水准，在拥有绝对优势兵力的情况下居然一败涂地，把一支

60万人的大军几乎全部葬送在俄罗斯荒原。以前也有史家试着寻找答案，比如俄国特有的寒冬以及俄国军民的积极抵抗，这都是原因，但似乎还难说是最主要的原因。此次本书给出了谜底，真正葬送拿破仑大军的是小小的斑疹伤寒细菌。实际到达莫斯科的拿破仑大军人数不到10万，来去沿途都因患病损失了大量兵员。前些年在立陶宛首都维尔纳挖掘出的当年拿破仑大军的丛葬墓，就印证了对这一历史之谜的解答。

再比如，英国维多利亚女王身带血友病基因缺陷，这一缺陷在家族内遗传。受她遗传的一个外孙女后来成为俄国末代皇后，这一疾病的遗传链传到了沙皇夫妇唯一的儿子身上，使小皇子得了血友病，而这个皇子又是皇位的继承人。这一宝贝皇子不时发病，病重时生命垂危，皇后忧心如焚。"国之将亡，必出妖孽。"末世的俄国就真出了个妖人拉斯普廷，他的妖术能让皇子病情有所减轻。当然他肯定用的不是医术，而是催眠、暗示一类的心理疗法。皇后将这位似乎能确保罗曼诺夫王朝香火延续的"圣人"奉若上宾，对他言听计从。而沙皇又惧内，拉斯普廷就通过皇后干预朝政，使得腐败的俄国政治更为黑暗，终于引发了严重的政治危机，最后竟使沙皇统治垮台。尽管不能说拉斯普廷应负俄国政权更迭的全部责任，但平心而论，他的胡作非为在其中确实起了关键作用。追根寻源，这一切又起因于皇室的家族遗传病。这一历史内幕我以前略有所闻，但本书的叙述最为详实，分析也最中肯。我想不但一般读者读了本书可以广见闻，就是史学工作者也可借此加深对历史真相的理解。

另外，经过这次防治"非典"的全民动员后，大家对公共卫生状况表现出前所未有的重视。在人们的印象中，西方发达国家一般是环境整洁，讲究卫生。殊不知，就在一百多年前，这些国家却是环境污浊，粪便、污水随意倒入河道，霍乱、痢疾等肠道传染病四处蔓延。

当年，恩格斯写《英国工人阶级的状况》时就是以此为历史背景的。1851 年，英国为举办第一届世界博览会才建造了收费的公共厕所。时至今日，这些国家为改善卫生条件走过的漫漫长路，值得我们探究，其经验教训应有所扬弃地为我们所用。这些内容，书中叙述颇多，读者可以留意。

本书结论部分作者语重心长地给我们提出一些警示。首先，治病救人的医学在给人造福的同时也会带来一些严重的问题，比如因治病而造成的"医源性"疾病。其次，基因技术的发展隐藏着潜在的危险，如关于克隆人引起的伦理争论。再者，还有艾滋病等难以治愈的新病出现。另外，人类对癌症、疟疾等传统疾病的征服也远未告捷。最后，人口激增对健康会产生巨大影响。这样严肃慎重地提出问题，使本书的价值超出了通常的历史著作。诚如有的评论者所言，其价值在于"无论是从医者还是不从医者，要想理解我们今天的处境，了解我们遇到的多种多样的严重问题，就需要阅读这本特别有趣、写得极好的书"。

下面谈谈我个人与医学以及医学史间的缘分。我的父母都是学医出身，两人曾在医学院长期任教，分别教授儿科学和药理学。我记得儿时家中的书大多是医学书。少年时我适逢"文革"的书荒之际，当时求知欲正旺，就曾以读家中书架上的医学书为消遣。"文革"后期，我父亲下放当了乡镇医生，我与他随行下乡。平时无事时，我就在父亲给病人看病时侍立一旁，通过耳闻目睹获得了不少医学知识。1978 年初，我参加刚恢复的高考，江苏的作文题是"苦战"。我灵机一动，从回忆的库存里编了个赤脚医生治牛皮癣的故事，获得高分，幸而能进南京大学历史系学习。

20 年后，1998 年我去美国南方的杜克大学访学，杜克大学历史系给了我一间办公室。这间办公室的原主人是个医学史专家，当时正在英国某医学史研究中心访学。我经常浏览他放在办公室的满屋子医学史著作，颇开眼界。当时给我留下的印象是，欧美大学的历史系都非常重视医学史研究，将其纳入史学通常的研究范围。这又勾起我对医学的留念，总想有机会能为医学史的研究做些工作。去年，我去英国访学，在伦敦的科学博物馆参观了馆里新设的医学史展览。展厅占两层楼，除实物外还制作了几十个复原医学史场景的大型模型，栩栩如生，至今记忆犹新。

现在，我终于有机会能为医学史做些事了，并且做的是很有意义的翻译工作。这是一本相当值得译的书，它不是一般性的专业技术类医学史著作，而是将医学与历史有机结合的医学社会史著作。作者文笔流畅，写得很生动，可读性较强。为增添译本的直观可视效果，我补配了一些与书中内容有关的图片。我的研究生熊莹翻译了其中第八、第九两章初稿，为我分劳不少。因限于本人的医学和语言水准，译文定会有不尽如人意处，尚望读者诸君不吝指正。

陈仲丹

书于南京北阴阳营寓所

2003 年 8 月

以科学的态度面对疾病

美国著名历史学家约翰·麦克尼尔说过，传染病是人类历史的决定因素之一。

纵观百年疫情史，疾病一直影响着人类社会的发展，这种影响往往比战争、革命更为深刻和全面，因为疾病直击的是文明的核心和根基——人类自身、人类躯体及其心灵。可以说，人类历史上每一次疫情的大流行，都可能对国家、城邦和文明产生巨大影响。

2020年注定是不平凡的一年，新冠肺炎疫情突然蔓延，这不由让人想起17年前那场令人不寒而栗的"非典疫情"。"非典"改变了不少个人及家庭的命运，颠覆了中国人对传染性疾病的认知。

就在那次疫情基本平息之时，南京大学历史系教授陈仲丹译完了一本名为《疾病改变历史》的书籍。

"《疾病改变历史》原书作者有两位，一位是伦敦大学医学史系原主任，已去世。另一位是英国雷丁大学历史系教授，他曾来南京大学讲学，与我有一面之缘。这本书原版书名为《疾病与历史》，中文版改了书名。我译此书花了约一年时间，先后由山东画报出版社和香港三联书店出了简体和繁体中文版。书中的插图大多是我配的。"近日，陈仲丹接受《华夏时报》记者采访时表示，最初决定译此书是山东画报出版社的编辑傅光中的主意。他在版权贸易活动中看中此书，当时"非典"尚未流行，等到书译好，正好"非典"结束，颇为巧合。当时国内很少人关注医学史，这十多年来医学史成了显学，数所大学以医疗社会史的名义成立研究机构，相关学者大增，有关的学术成果也出了不少。估计经此疫病之后，这一显学会更加显赫，人们会更加关注身体的历史。

17 年前抗击"非典"，如今再战新冠肺炎疫情。历史演进的最终结果受诸多因素的影响，但是历史洪流的走向在"偶然性"的背后是否也有其"必然性"的一面？

疾病是人类历史的决定要素之一

人类与传染性病毒抗争的历史，是一部充满血与泪的历史，也是一部社会经济变革史。

《疾病改变历史》侧重于以前史家关注不多的疾病因素，揭示了疾病对人类历史的影响，引用的多是鲜为人知的史料，结论又常常出乎我们的意料。书中叙述详实，分析中肯。阅读这本书不但一般读者可以广见闻，就是史学工作者也可借此加深对历史真相的理解。诚如有的评论者所言，"无论是从医者还是不从医者，要想理解我们今天的处境，了解我们遇到的多种多样的严重问题，就需要阅读这本特别有趣、写得极好的书"。

本书第一版出版于 1972 年，并多次重印，还被译为法文和日文。2000 年再版，做了增补，并进行了全面修订。如今，华夏出版社出版的是第三版，主要修订了最后一章，谈了新型疾病带来的、人们未曾料到的广泛而剧烈的影响。

"我翻译较多的书是外国人写的汉学研究著作，与历史相关，有七八本。我还写过《曾国藩治眼病》《男助产士》一类通俗医学史文章。但医学类图书的翻译，我只此一本。"陈仲丹表示，《疾病改变历史》一书有其特点，一是它的重点放在历史上，说明人们不太关注的影响历史的重要因素是疾病，如拿破仑大军远征俄国失败的关键是法军中流行伤寒。书中对医学的专门知识不深加发掘，属于医学史的外学研究，与技术型的内学研究有别。二是该书可读性强，每种传染病都讲几个历史故事，生动感人，有些描述栩栩如生，在同类书中这一优点特别明显。

以书中重点探讨的拿破仑远征莫斯科大败而归为例，陈仲丹表示，此前读史对此多有不解，常胜将军拿破仑为何这次征战如此大失水准，在拥有绝对优势兵力的情况下居然一败涂地，把一支 60 万人的大军几乎全部葬送在俄罗斯荒原。以前也有史家试着寻找答案，比如俄国特有的寒冬以及俄国军民的积极抵抗，这都是原因，但似乎还难说是最主要的原因。此次本书给出了谜底，真正葬送拿破仑大军的是小小的斑疹伤寒细菌。实际到达莫斯科的拿破仑大军人数不到 10 万，来去沿途都因患病损失了大量兵员。前些年在立陶宛首都维尔纳挖掘出的当年拿破仑大军的丛葬墓，就印证了对这一历史之谜的解答。

痛定思痛，亡羊补牢。当大家因疫情被迫"宅"在家中时，不妨平心静气地读一下这本书，从人类与病魔斗争的历史中有所借鉴，以便更深刻地认识我们人类与自然、环境和社会的共存关系。从这一角度考虑，这本书的出版其意深矣。

以科学的态度面对疾病

这本书内容丰富，介绍了在古时，瘟疫耗尽了雅典和罗马这两个盛极一时的国度的活力；14 世纪，黑死病肆虐欧洲，促使教会内部异端教派的兴起；性病对欧洲王室的深远影响；以及历史上一些著名人物由于疾病的不断折磨从英明睿智变得衰弱暴躁，使强大的国家最终变得昙花一现。

在人类历史上，疫情同时催生了现代公共卫生，推动了医学技术的发展。人类健康状况的改善、预期寿命的增加也正是有效控制了传染病的最大成果。

罗马人是第一个大规模在城市居住的民族。他们很快就认识到，没有洁净水的供应、洁净的街道和有效率的排水系统，大量的人不能在一起密集地生活。

这本书在"非典"后出版时，同样引起了很多关注。

"经过防治'非典'的全民动员后，大家对公共卫生状况表现出前所未有的重视。在人们的印象中，西方发达国家一般是环境整洁，讲究卫生。殊不知，就在100多年前，这些国家却是环境污浊，粪便、污水随意倒入河道，霍乱、痢疾等肠道传染病四处蔓延。当年，恩格斯写《英国工人阶级的状况》时就是以此为历史背景的。1851年，英国为举办第一届世界博览会才建造了收费的公共厕所。时至今日，这些国家为改善卫生条件走过的漫漫长路，值得我们探究，其经验教训应有所扬弃地为我们所用。这些内容，书中叙述颇多，读者可以留意。"陈仲丹称。

如今，近20年过去了，又一场疫病来袭。

对此，陈仲丹有几点想法想与读者共商。首先，疾病是人类必须警惕甚至敬畏的对象，对人类影响极大。按英国学者马尔萨斯的看法，疾病、战争、饥荒是减少人口最有力的三大手段。14世纪的黑死病减少欧洲人口三分之一，是人类历史上唯一一段人口只降不升的时期。疾病甚至如同没有硝烟的战争，破坏性有时超过战争。1918年短短几个月时间，西班牙流感造成死亡人数逾千万，破坏力就大于第一次世界大战。其次，当今现代化的发展给疾病的流行带来新的问题，比如食物安全、环境污染等。以医源性疾病为例，也就是因治疗疾病而带来疾病，如链霉素引起耳聋等，都是值得关注的现象。还有，现代人对疾病的承受心理很脆弱，会因疾病造成巨大的恐慌和反响。人们为获得优良的生活环境，就要以科学的态度面对疾病。

2020 年 2 月 27 日《华夏时报》王晓慧报道